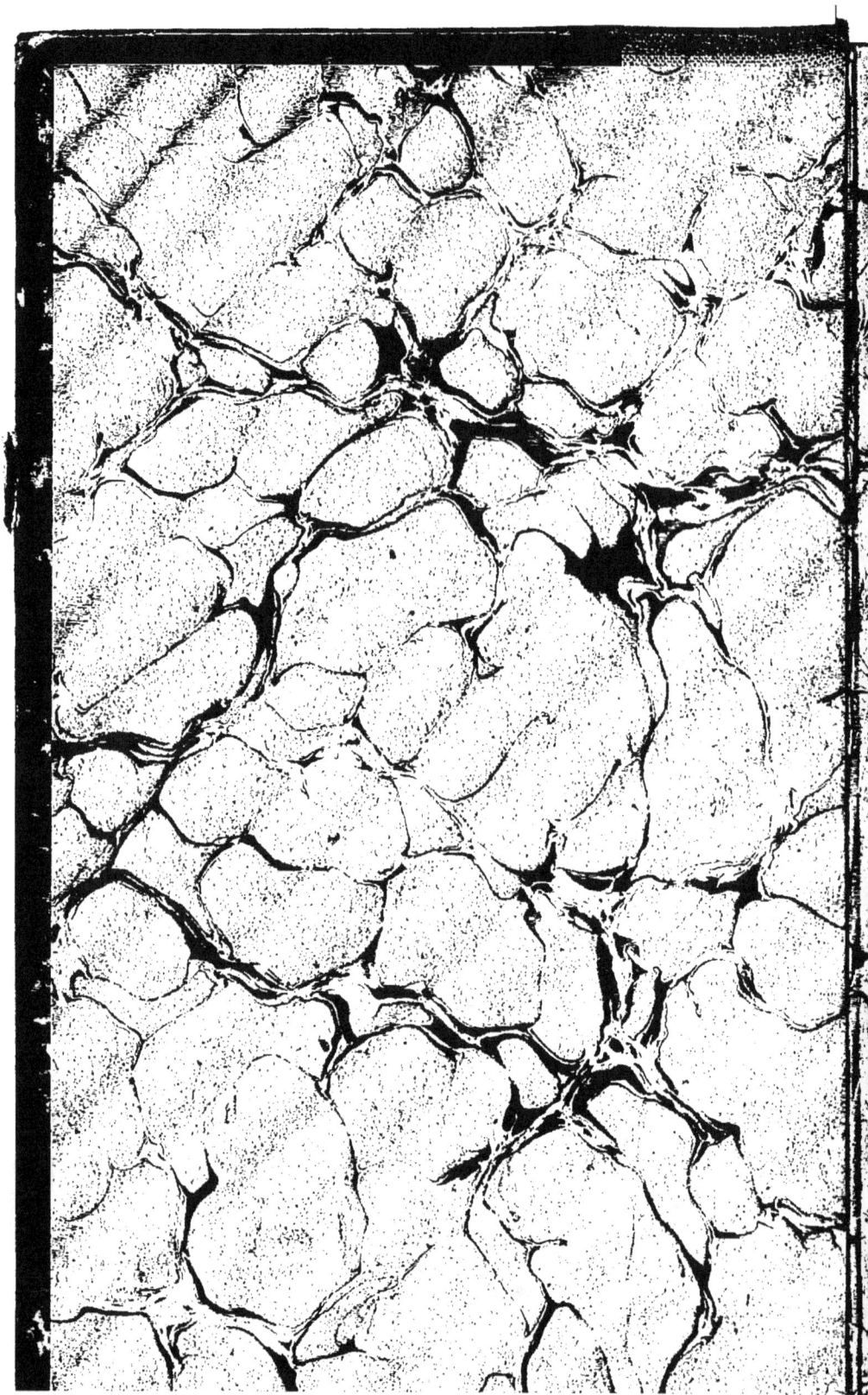

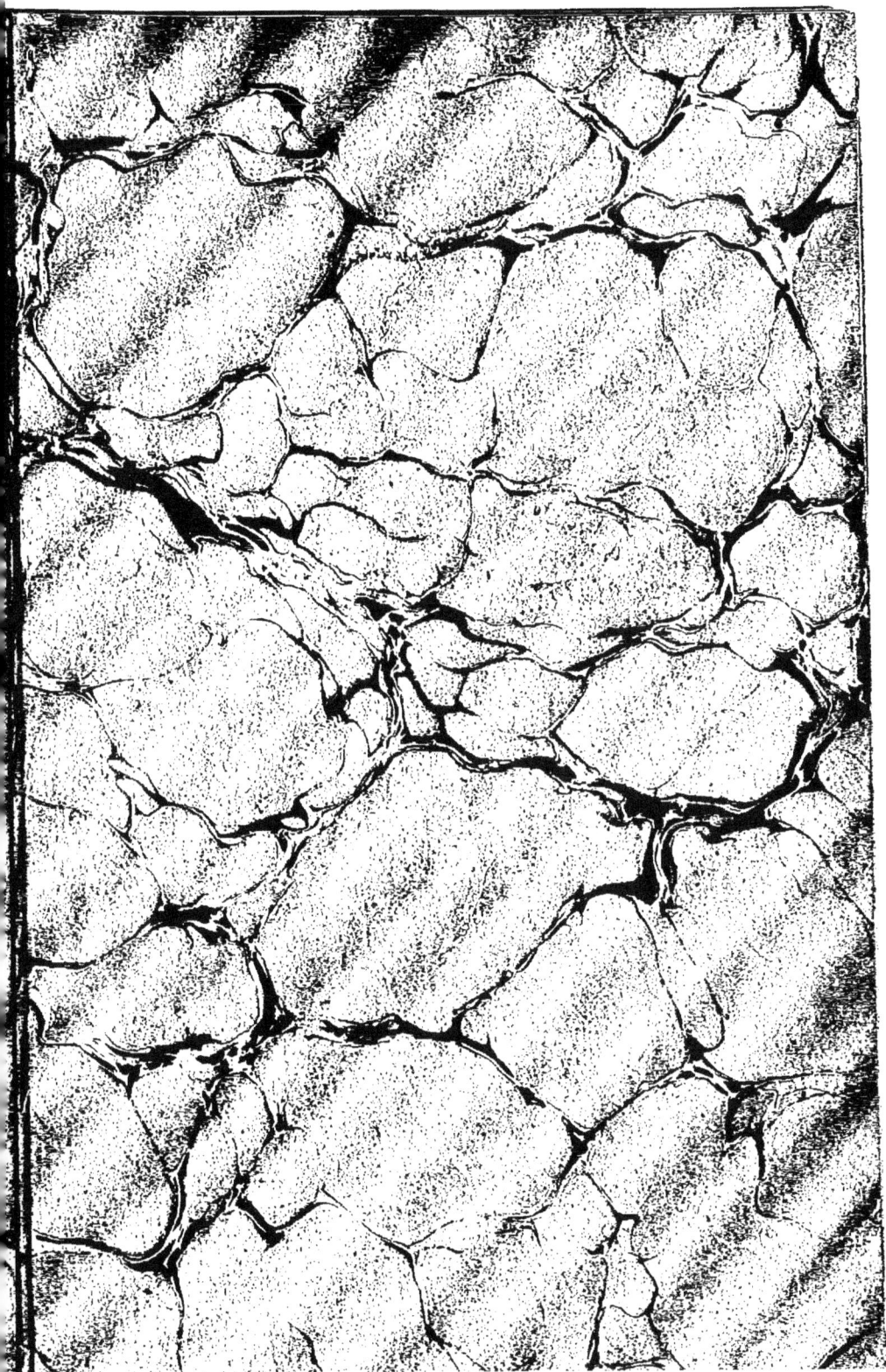

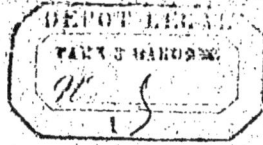

LES
RÈGLES ESTHÉTIQUES

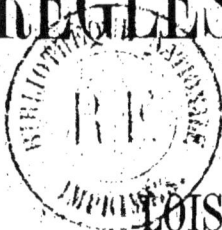

ET LES

LOIS DU SENTIMENT

THÈSE

POUR LE DOCTORAT ÈS-LETTRES

PRÉSENTÉE

A LA FACULTÉ DES LETTRES DE L'UNIVERSITÉ DE PARIS

PAR

Henri DUSSAUZE

MONTAUBAN

IMPRIMERIE COOPÉRATIVE (ANCIENNE MAISON J. GRANIÉ)

3, Avenue Gambetta, 3

—

1911

LES

RÈGLES ESTHÉTIQUES

ET LES

LOIS DU SENTIMENT

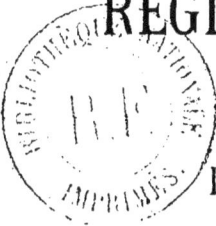

LES
RÈGLES ESTHÉTIQUES

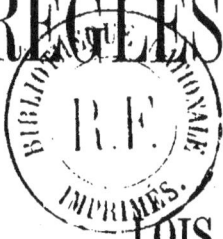

ET LES

LOIS DU SENTIMENT

THÈSE

POUR LE DOCTORAT ÈS-LETTRES

PRÉSENTÉE

A LA FACULTÉ DES LETTRES DE L'UNIVERSITÉ DE PARIS

PAR

Henri DUSSAUZE

MONTAUBAN

IMPRIMERIE COOPÉRATIVE (ANCIENNE MAISON J. GRANIÉ)

3, Avenue Gambetta, 3

1911

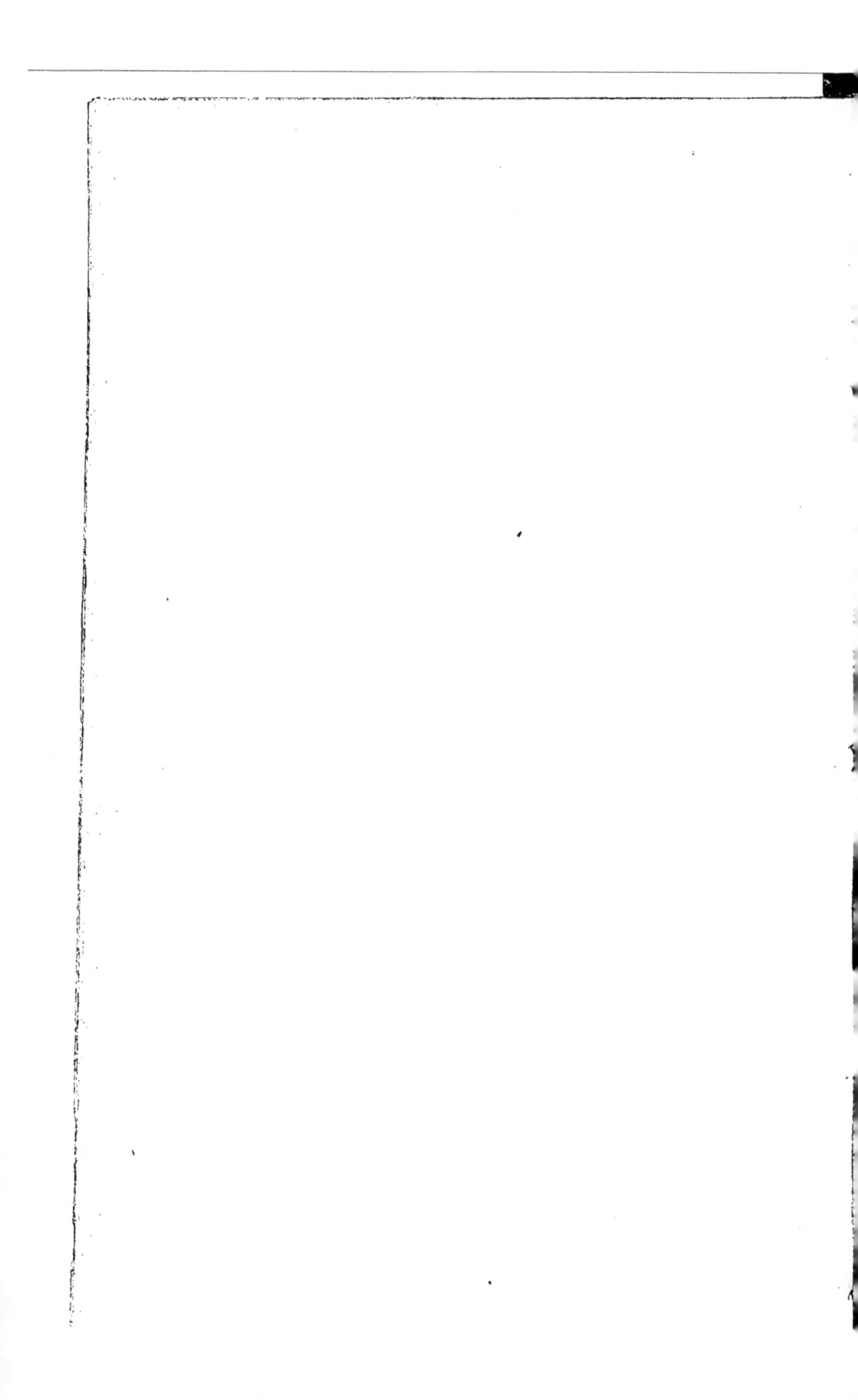

A LA MÉMOIRE DE MA SŒUR

ALICE CRÉE-DUSSAUZE

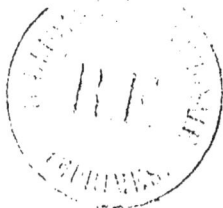

A MA FEMME

HOMMAGE RECONNAISSANT

ERRATA

PAGE	LIGNE	AU LIEU DE	LISEZ
33	16	objective	subjective
86	31	M. Paul Janet	M. Pierre Janet
100	24	chacun représente	ils représentent
112	3	Tyrthée	Tyrtée
130	7	Assises	Assise
142	18	innovations	invocations
168	13	Ils	Elles
230	6	entre	après
247	16	huit	six
270	10	main	mane
318	10	font	fait
450	26	il sera commenté	elle sera commentée
482	4	peuvent	peut
492	16	aux	des

INTRODUCTION

L'Esthétique et la Science morale

L'Art et le Sentiment.

L'art est un ensemble de procédés ayant pour but d'éveiller, de développer et d'entretenir des émotions.

Ces procédés, empiriquement découverts au cours de l'évolution humaine, nous fournissent la meilleure documentation dont nous disposions pour connaître les lois du sentiment. L'esthétique ainsi conçue permet d'établir des règles communes à tous les arts et de déterminer les lois affectives sur lesquelles elles reposent. Le but d'une telle étude est à la fois théorique et pratique; elle contribue à la connaissance du cœur humain, et fournit aux artistes des prescriptions utiles pour atteindre leur fin, qui est d'émouvoir.

On a cherché à définir l'art d'après une théorie métaphysique du beau, ou l'étude psychologique des tendances correspondantes. Nous définirons le beau d'après l'art. Est belle toute œuvre qui éveille et entretient l'émotion dans les conditions que nous déterminerons au cours de cette étude. D'autre part, l'esthétique ne saurait être fondée sur la connaissance de certaines tendances spéciales. Le beau ne consiste pas dans la satisfaction d'instincts préalablement excités et déterminables à l'avance. Au contraire, la fonction de l'œuvre d'art est d'éveiller des instincts dont elle ne saurait satisfaire aucun. Elle stimule l'émotion et elle la trompe. C'est une coquette qui ne se livre jamais.

A la vérité, l'art repose en partie sur deux tendances spéciales : le besoin d'imitation et l'instinct constructeur. Mais ni l'une ni l'autre ne saurait fonder l'esthétique. Les artistes ne se contentent jamais d'imitation pure. Même les plus réalistes interprètent et ont recours à des procédés spéciaux pour produire les effets voulus par eux. Tout artiste idéalise. Mais l'instinct constructeur ne saurait fournir de règles à l'idéalisation. De lui-même il ne peut que susciter des transformations indéfinies et arbitraires de la nature. Dans la vie pratique, il est réglé par des considérations d'utilité. Dans l'art, il doit être, ainsi que l'instinct d'imitation, qui coopère avec lui, subordonné à des considérations d'un autre ordre.

On a parfois supposé un troisième groupe de tendances spéciales qui s'appelleraient *esthétiques*. Nous ignorons l'existence de tels sentiments tout autant que de sentiments dits *religieux*. On a malheureusement encombré la psychologie de ces deux classes de prétendus instincts.

Pour nous, les termes « religieux » et « esthétique » ne font qu'exprimer certains caractères qui s'appliquent à des sentiments quelconques dans des conditions spéciales.

Les sentiments deviennent religieux lorsqu'ils sont harmonieusement combinés avec les autres fonctions intérieures et plus particulièrement lorsqu'ils sont étroitement unis à des croyances générales. Ce sont d'habitude des sentiments altruistes qui s'adressent à un être ou des êtres dont l'existence résume toutes les croyances du fidèle. La vénération y prédomine, mais sans exclure d'autres tendances ; tels l'attachement pour le Christ et les sentiments de bonté qu'éveille l'idée de l'Enfant divin chez les chrétiens. La vénération pour Dieu est la même que celle qui s'adresse à un homme supérieur, mais accrue, rendue plus absorbante par la conception de son objet. Ces êtres ont été jusqu'ici imaginaires, mais considérés comme réels. Les sentiments peuvent conserver le même caractère s'ils s'adressent à un être réel remplissant le même rôle synthétique que le ou les dieux d'autrefois. C'est ce qu'Auguste Comte s'est efforcé de faire en instituant la religion de l'Humanité.

Les sentiments deviennent esthétiques lorsqu'on les détourne de leurs objets réels vers des objets imaginaires ; mais ils se distinguent des sentiments théologiques en ce que l'irréalité de l'objet est reconnue. Cette transposition, loin d'altérer la nature du sentiment, le précise, le rend plus conscient, plus réel, parce qu'elle le dégage de ses concomitants physiques et lui permet de s'épanouir intérieurement. Il suffit, pour s'en convaincre, de comparer d'après quelques notions communes la vie réelle et la vie idéale propre à l'esthétique.

Leurs éléments diffèrent profondément. La première est basée sur des perceptions vives, fatales, indépendantes de notre volonté, imprévues, au moins dans leurs détails, qui sont très nombreux. La vie idéale procède d'images intérieures, faibles, plus ou moins librement formées ; les détails en sont peu nombreux, et nous voyons chacun naître, grandir, se préciser. On s'aperçoit de la simplicité des images intérieures quand on veut exécuter un projet et qu'on se trouve aux prises avec la réalité.

En outre, la vie réelle forme un ensemble coordonné d'événements dont nous ne voyons plus le commencement et dont nous ne saurions prévoir la fin. Au contraire, la vie idéale évoquée par l'œuvre d'art se distingue nettement de la vie réelle ambiante; l'ensemble des événements qu'elle embrasse peut être coordonné, mais il est restreint; c'est un trou dans la réalité, une fenêtre sur un autre monde. Un tableau pendu au mur paraît une ouverture sur un pays imaginaire que nous cherchions en vain à rattacher à la salle où il se trouve.

Si nous considérons non plus les émotions reçues, mais les désirs, nos désirs réels paraissent habituellement exécutables; dans la vie de l'imagination, le désir excité se pose immédiatement comme chimérique.

A première vue, il semble que de telles différences devraient altérer profondément le caractère des sentiments. Il n'en est rien.

Dans la vie réelle, l'émotion vive produite par les événements présents est passagère, à peine consciente, presque physique; elle aboutit soit à une activité immédiate pour repousser le mal ou obtenir le bien désiré, soit à des calculs longs et absorbants. L'homme toujours prêt à l'attaque et à la défense réagit immédiatement et emploie tous ses moyens d'adaptation aux nouvelles conditions. La véritable émotion consciente suit ou précède l'événement. Souvent, après avoir affronté un danger sans sourciller, on tremble quand il est passé. On ne sent pas tout d'abord une douleur physique ou morale avec l'intensité qu'elle acquiert dans la suite. Ne préfère-t-on pas la certitude d'un malheur à la crainte? On jouit d'un bonheur en espérance; avec l'événement vient la désillusion. La vie est faite d'enthousiasmes déçus. Ou bien c'est le contraire : on n'apprécie pas dans sa plénitude un bonheur présent; on ne le savoure vraiment que dans le passé.

> Un souvenir heureux est peut-être, sur terre,
> Plus vrai que le bonheur.

Que Dante ou Musset ait raison : c'est bien le souvenir qui est pour l'un et l'autre la source la plus vive d'émotion.

> ... L'éblouissement nous ôte le loisir
> De savourer les fleurs dont notre main est pleine.

> Nos merveilleux bouquets doivent, comme le foin,
> Se faner pour avoir leur plus suave arome ;
> C'est quand l'enchantement d'avril est déjà loin
> Que son ressouvenir nous suit et nous embaume.

> Le présent est pour nous un jardin défendu,
> Et nous n'entrons jamais dans la terre promise ;
> Mais l'éternel regret de ce bonheur perdu
> Donne à nos souvenirs une senteur exquise.

> (A. THEURIET, *Les Foins*.)

D'un autre côté, le jeu s'explique souvent par le désir de savourer plus pleinement l'émotion que la vie réelle amortit. Les félins ne jouent-ils pas avec leur proie, poussés par le besoin de savourer leur faim avant de la satisfaire? Les animaux en rut retardent la satisfaction de leur désir, afin d'en jouir davantage. Certains sauvages, avant de partir en expédition, chantent des refrains qui décrivent en détail les coups qu'ils porteront à l'adversaire : « Perce-lui le flanc, — perce-lui la tête, — perce-lui le bras, — perce-lui le cou », — etc. Ils semblent se repaître de leurs instincts destructeurs avant de plonger leur lance dans la chair de l'ennemi. Nous aussi, à l'approche d'un événement vivement désiré, n'avons-nous pas une tendance à le retarder pour en jouir intérieurement?

Il y a même des cas, dans la vie réelle, où l'imagination pure paraît être le vrai domaine du sentiment. Lorsqu'une émotion s'empare fortement de l'esprit, elle nous transporte hors de la réalité. Dans une grande joie, une grande douleur, ne s'écrie-t-on pas souvent : « On dirait un rêve! » ou bien : « C'est à n'en pas croire ses yeux, ses oreilles »?

Inversement, certaines natures émotionnables cherchent des objets imaginaires; elles se bercent volontairement d'illusions. On observe chez l'enfant une tendance très nette à se créer des émotions artificielles. Il ne transforme pas seulement les objets réels pour se forger des plaisirs imaginaires : on le voit inventer des déceptions, des frayeurs.

Cependant, de tels cas sont assez exceptionnels, et le vrai domaine de l'émotion réside dans le souvenir et l'expectative, lieu de rencontre de la réalité et de l'imagination. Souvenirs et prévisions ne sont que des images, mais d'un genre particulier. Les premiers sont des images fatales qu'on ne peut modifier volontairement; les secondes sont des images intéressantes, des images prophétiques.

Or, il semble que l'art cherche à se rapprocher de la réalité en se maintenant d'habitude dans cette région intermédiaire.

Si d'abord l'on considère l'artiste au travail, on trouve qu'il crée sous l'influence d'une illusion assez forte; elle se limite d'habitude à la conception, à la première ébauche de l'œuvre; l'exécution le désillusionne inévitablement, mais l'illusion peut encore revenir quand l'artiste est absorbé par la création d'un détail. On cite comme exemple l'hallucination du goût éprouvée par Gustave Flaubert en imaginant le suicide de Mme Bovary. Ce n'est certainement pas un fait exceptionnel.

De plus, comme il y a toujours une part d'imitation dans l'œuvre d'art, l'artiste exprime toujours

un ou plusieurs souvenirs. Pour lui, les éléments
de ce qu'il crée ont été; ils font partie d'un passé
fatal, indépendant de sa volonté. Parfois, il va
jusqu'à croire à la réalité de ses créations; dans
une discussion, Balzac citait Eugénie Grandet, le
père Goriot comme des exemples vivants.

Enfin, il y a dans l'œuvre d'art une part de réalisation, dans ce sens qu'au lieu de conserver à ses
images leur caractère intérieur, l'artiste les fixe au
dehors; quoique existant seulement sous forme de
signes ou de reproductions inanimées, elles appartiennent au monde extérieur, car elles existent également pour les autres. Toute expression est un
commencement d'exécution. Bien mieux : l'artiste
n'a-t-il pas souvent, en créant un type, l'idée qu'il
existe quelque part ou qu'il existera un jour, quand
l'homme réel se sera élevé à la hauteur de son
idéal?

Il y a peut-être encore plus de réalité dans l'art
pour le public que pour l'artiste. Les images qui
l'émeuvent sont en un sens fatales comme des souvenirs; elles s'imposent à lui. Leurs détails, au
moins dans les chefs-d'œuvre, sont inattendus,
surprenants, objectifs; le public se sent incapable
de les inventer.

De plus, il faut qu'il puisse croire que les êtres
fictifs ont réellement vécu, et ils ont vécu en fait
ordinairement; certains traits au moins sont des
souvenirs pour le public comme pour l'artiste.
« On sent que c'est vrai », dit-on souvent. Les personnages fictifs intéressent si on les retrouve, s'ils
rappellent telle ou telle personne rencontrée dans
la vie réelle.

Il faut aussi que le public croie les êtres fictifs
possibles dans l'avenir; c'est pour cette raison que
seul le vraisemblable est intéressant. On sent obscurément qu'il est utile; c'est une leçon pour l'ave-

nir. L'art est ainsi, dans une certaine mesure, une anticipation aussi bien qu'un souvenir : c'est une prophétie.

Il a souvent pris explicitement l'une ou l'autre de ces deux formes. On a toujours aimé l'art historique. Ce caractère est surtout marqué dans les œuvres primitives. Dès que l'art s'éloigne de la vie présente, il se rejette dans le passé. Il n'y a pas de romans primitifs : il y a des légendes. Il faut que le public « croie que c'est arrivé ». Les vieilles théories cosmogoniques, toujours intimement liées à la poésie, ne sont pas exprimées par des symboles indéterminés, mais par des faits passés. Maspéro remarque que les contes égyptiens revêtent une forme historique : « Quand le conteur mettait des rois en scène, l'image qu'il évoquait n'était pas seulement celle d'un mannequin superbe affublé d'oripeaux souverains; son auditoire et lui-même songeaient aussitôt à ces princes toujours vainqueurs dont la figure et la mémoire vivaient encore au milieu d'eux. Il ne suffisait pas d'avancer que le héros était un monarque et de l'appeler pharaon : il fallait dire de quel pharaon glorieux on parlait, si c'était pharaon Râ-mes-sou ou pharaon Khoufou, un constructeur de pyramides ou un conquérant des dynasties guerrières... Tous ces noms d'autrefois prêtaient au récit un air de vraisemblance qu'il n'aurait pas eu sans cela ; une aventure merveilleuse mise au compte de Sésostris devenait plus probable qu'elle n'aurait été si on l'avait rapportée simplement de quelque personnage inconnu[1]. »

On retrouve un peu le même esprit dans les *Mille et une Nuits*. L'art antique est sincère et crédule. Dans les temps modernes, Corneille n'a-t-il

---

1. Maspéro, *Contes populaires de l'Égypte*, préface.

pas manifesté la même tendance lorsque, dans ses *Discours,* il affirme que le sujet d'une tragédie doit avant tout être vrai, que même un détail peu vraisemblable est bon s'il est historique.

La peinture, encore plus que la poésie, tend à revêtir ce caractère. Il lui faut presque toujours des sujets historiques ou légendaires qui, fort souvent, ne sont que des prétextes.

Il existe aussi certaines œuvres qui parlent de l'avenir. Le christianisme a projeté dans un monde futur ses conceptions poétiques; la musique était une anticipation du chant des anges; les vitraux donnaient un avant-goût du Paradis :

> Paradis painct, où sont harpes et luz,
> Et ung enfer où damnez sont boulluz :
> L'ung me faict paour, l'autre joye et liesse.

La vieille mère de Villon n'était pas la seule pour qui la puissance émotive de ces naïves images était accrue par la perspective de leur réalisation future.

Les émotions éveillées par des œuvres splendides, comme le *Jugement dernier* de Michel-Ange et la *Divine Comédie,* devaient être rendues plus intenses par la croyance aux faits représentés ou relatés. Aujourd'hui que les esprits sont surtout préoccupés de l'avenir terrestre, on a usé et abusé, dans les romans utopiques, de l'intérêt qui s'attache aux prophéties sociales.

D'après ces considérations préliminaires, il semble donc qu'il n'y ait pas entre les émotions produites par la vie réelle et celles qu'éveillent les fictions esthétiques une différence assez grande pour en modifier la nature essentielle. Bien au contraire, leur libre développement est favorisé par l'absence de préoccupations pratiques entraînant un déploiement d'activité et d'intelligence. Aussi est-il vrai de dire avec La Fontaine, mais en faisant la part de l'exagération poétique :

> L'homme est de glace aux vérités;
> Il est de feu pour le mensonge.

Il est de toute évidence que le sentiment, sous sa forme esthétique, ne suffirait pas à l'existence; le dilettantisme ne nourrit pas le cœur; le désir demande à se réaliser. Mais l'art lui est également nécessaire de temps en temps pour qu'il prenne pleinement conscience de sa nature, pour qu'il jouisse de lui-même.

L'art, ainsi défini, est applicable à tous les sentiments quelconques ; l'homme peut jouer avec tous ses instincts. Cependant, tous ne s'y prêtent pas au même degré ; certains s'accommodent mieux que d'autres des conditions du jeu esthétique. Ce sont les instincts altruistes. En effet, les inclinations qu'il est le plus facile de cultiver sans les satisfaire sont les inclinations bienveillantes. Pour rester plaisir, l'art ne peut que réveiller vaguement et discrètement les instincts inférieurs. Autrement, ce serait un supplice de Tantale. Arrivés à un certain degré d'intensité, ils demandent impérieusement à se satisfaire. L'altruisme a également un but réel; il trouve sa satisfaction dans le dévouement, dans l'activité désintéressée. Mais bien souvent aussi il se meut en dehors des événements réels; il se contente d'images, de souvenirs, d'espérances. Il y a des moments où l'amour se borne à la reconnaissance, l'admiration, l'adoration. L'amour pour les morts reste nécessairement improductif; il n'en est pas moins réel et porte en lui-même certaines satisfactions intérieures. L'amour pour les descendants inconnus peut se borner à des souhaits. Dans toutes les religions théologiques, l'amour s'est adressé à des êtres imaginaires qui, étant plus puissants que leurs adorateurs, n'avaient guère besoin de leurs services. Bien souvent, la seule activité que réclame l'altruisme est précisément cette activité restreinte et indirecte qui est l'activité esthétique; le poète se contente de chanter son affection. Aussi peut-on dire que les instincts bienveillants, quoique réclamant à la fin leur réalisation, l'activité bienfaisante, peuvent demeurer longtemps à l'état de pur sentiment, tout en étant suffisamment intenses et parfaitement conscients.

Mieux encore : la sociabilité peut jouer à l'égard des instincts inférieurs un rôle analogue à celui que joue l'art; elle rend l'émotion plus consciente, elle développe le désir en en retardant la satisfaction. La tendresse véritable, sans être opposée à la sexualité, la règle et la modère. Les douleurs que l'on éprouve par sympathie sont souvent plus réelles, plus conscientes, que celles des êtres avec lesquels on sympathise. Les plaisirs partagés sont ordinairement plus réels que les plaisirs solitaires. On mange avec plus d'appétit quand on dîne en société. Une réunion de personnes des deux sexes tend à éveiller les instincts sexuels. Parfois, le désir ainsi stimulé l'emporte, et la réunion tourne en orgie. L'Arabe d'Anatole France (*Vie de Pierre Nozière*) croyait que tout bal européen se terminait par une débauche effrénée. Fort heureusement pour l'humanité, c'est habituellement le contraire qui a lieu : le désir sexuel se subordonne à la sociabilité; le charme des rapports sociaux fait dédaigner, au moins momentanément, le plaisir inférieur, qui toutefois s'y ajoute obscurément.

L'art partage avec la sociabilité ce rôle purificateur; il est aussi loin de la débauche que de l'ascétisme; il est une source de pureté toute relative, consistant non à supprimer les instincts inférieurs, indispensables à la vie affective, mais à les régler, à les tenir en laisse, à les subordonner harmonieusement à la sociabilité. Telle est la coquetterie moralisatrice de l'art.

Nous pouvons ainsi compléter notre définition en disant que :

L'art est un ensemble de procédés ayant pour but *d'éveiller, de développer et d'entretenir les émotions en les subordonnant aux sentiments altruistes.*

Le Beau esthétique implique la prépondérance des sentiments altruistes dans l'ensemble des sentiments éveillés par les procédés esthétiques. Il n'est nullement question ici d'imposer à l'art un but moral, de le mettre au service d'une doctrine éthique quelconque. L'art doit simplement inspirer des sentiments bienveillants ; il doit être une source de sympathie. Il n'est pas besoin que le vice y soit toujours puni et la vertu récompensée. Au contraire, c'est ordinairement l'injustice des choses ou des hommes qui excite le plus vivement nos bons sentiments. Aimerions-nous autant Desdémone si Othello ne la tuait pas ?

L'art est eudémoniste. Il contient une morale basée sur les plaisirs les plus élevés. Il veut être inspirateur d'amour parce que dans l'amour il trouve sa plus complète satisfaction.

En fait, il est généralement reconnu aujourd'hui que l'art est d'origine sociale. Le seul plaisir de savourer, de rendre plus conscients les états affectifs, n'aurait jamais suffi pour susciter l'art. C'est là un motif, ou mieux un mobile assez obscur qui a présidé à l'élaboration de ses moyens ; mais l'art existait avant une telle recherche ; c'est le désir d'exprimer des émotions à d'autres qui en est la première source. Aussi voyons-nous l'art, dans la danse primitive, surgir directement des rapports sociaux. Ce caractère persiste même dans les manifestations esthétiques les plus individuelles. Chaque œuvre porte toujours le cachet indéniable du milieu où il est né et la trace des efforts antérieurs. C'est ainsi qu'il se forme des écoles et des traditions artistiques; chaque auteur ne peut se passer de s'appuyer sur les acquisitions antérieures; même les écoles les plus révolutionnaires ne peuvent y échapper. Après tout le fracas fait par les romantiques, quand on compare aujourd'hui leurs œuvres à celles des classiques, on voit combien superficielles étaient les différences et combien persistantes les traditions de la poésie française, y compris ses défauts. La prépondérance spontanée des sentiments altruistes dans l'art est, dès lors, encouragée aussi bien par leurs conditions extérieures que par leur charme propre, puisque l'art implique la collaboration, soit directe, comme dans les cérémonies publiques, soit indirecte, comme dans les créations individuelles.

L'Art et la Science du sentiment.

L'esthétique, ainsi conçue, n'est qu'un chapitre de la science du sentiment. Elle nous fournit des données générales sur les lois affectives et des notions spéciales sur la nature des sentiments sociaux.

Un tel chapitre, sans épuiser en aucune façon le sujet qu'il étudie, est, croyons-nous, d'une importance capitale, tant pour les moyens de découverte qu'il offre que pour la solidité de ses affirmations.

Plusieurs méthodes ont été employées pour étudier le sentiment.

Les métaphysiciens ont recours à la méthode intuitive ou d'introspection. Cette méthode est légitime et même nécessaire tant qu'elle se borne à recueillir des matériaux. Il est évident que, si nous n'avions aucune connaissance immédiate des phénomènes intérieurs, si nous étions incapables de nous les rappeler, de conserver et de garder devant les yeux de l'esprit leurs caractères distinctifs, nous ne pourrions pas les étudier. Il faut d'abord savoir de quoi l'on veut parler. Toute science est fondée sur des observations directes de ce genre; un aveugle ne saurait étudier les lois de la lumière. L'introspection a une certaine valeur descriptive; elle peut même donner lieu à certaines hypothèses préalables; elle ne saurait révéler de lois. Ce n'est là que le seuil de la science.

Nous avons beau connaître toutes les couleurs du spectre, nous avons beau discerner les nuances les plus délicates et en conserver des impressions très nettes dans notre mémoire : nous pouvons en même temps ignorer complètement les lois optiques correspondantes. Un peintre n'est pas *ipso facto* un opticien. Celui-ci doit, par la comparaison de différents phénomènes, franchir les limites de ses impressions personnelles. De même, nous pouvons bien connaître nos émotions, les distinguer nettement les unes des autres : nous ne saurions inférer aucune loi générale de la simple considération de notre personnalité. Il n'y a pas de science de l'individu, physique ou moral; la science traite de phénomènes abstraits; si elle étudie l'individu, c'est en faisant de l'existence individuelle elle-même une conception abstraite et générale tirée de la considération de beaucoup d'individus. Pour des questions aussi difficiles, il ne suffit pas non plus d'étendre nos observations à quelques individus de notre entourage immédiat.

Les investigations doivent être portées sur un terrain infiniment plus vaste.

Même bornées au rassemblement de quelques matériaux, l'introspection et les observations de nos psychologues sont souvent très insuffisantes. Ce sont ordinairement de purs théoriciens vivant à une époque et dans un milieu où la part du sentiment dans la vie est bien réduite. Le développement anormal de leurs fonctions intellectuelles les met dans des conditions peu favorables à l'étude des affections. Plus compétents sont les grands poètes et même les mystiques chrétiens, chez qui la vie affective s'est pleinement développée sous l'action d'une culture constante.

Bien ou mal documentée, l'introspection n'est qu'un point de départ; il faut d'autres méthodes pour échafauder une science. On s'est adressé à la physiologie; mais elle ne donne que certains concomitants organiques des sentiments et ne nous renseigne pas sur leur vraie nature et leurs lois. On s'est adressé à la pathologie mentale; les résultats en sont plus intéressants, mais insuffisants. Pour tirer parti des anomalies, il faut d'abord connaître les conditions générales de l'état normal. Où les chercher?

Comme toutes les fonctions intérieures, le sentiment ne saurait s'étudier que dans l'Humanité, ou du moins dans un groupe social d'une étendue et d'une durée suffisantes pour manifester de véritables lois. L'examen des grands faits sociaux ne révèle guère directement que des lois de l'intelligence et de l'activité. L'étude des religions et des aspirations morales manifestées par les poètes et les artistes peut fournir des aperçus utiles. Mais à notre avis, rien ne saurait donner des renseignements aussi précis et aussi certains que les procédés esthétiques employés dans tous les arts.

L'esthétique est une œuvre collective, transmise
par la tradition, consolidée et perfectionnée par
les siècles. Ses règles sont l'expression de lois
affectives, découvertes plus ou moins consciemment et toujours empiriquement par les artistes
dans leur effort pour prolonger et accroître leurs
émotions, et pour les communiquer aux autres.

S'il est permis de comparer les petites choses
aux grandes, cette méthode peut être rapprochée
de celle qu'Auguste Comte a employée à l'égard de
l'intelligence. Selon lui, on ne peut connaître les
lois intellectuelles que d'après les efforts spontanés
de l'esprit, manifestés par l'histoire de la pensée
humaine. L'esthétique est l'histoire du cœur
humain. Auguste Comte fonde la logique de l'esprit
sur l'étude des sciences; nous tâcherons de connaitre la logique du cœur par l'étude des arts.

Il faut ajouter que les phénomènes esthétiques
ne sont pas purement affectifs; ils nous renseignent
également sur la nature des fonctions intellectuelles
et actives, mais seulement dans leurs rapports avec
le sentiment dont les caractères spéciaux prédominent. C'est ainsi que nous aurons l'occasion
d'étudier en même temps certaines lois de l'imagination, phénomène complexe où l'intelligence et
l'activité se subordonnent au sentiment.

Le problème ainsi posé consiste principalement
à dégager les règles permanentes et communes à
tous les arts, des règles passagères ou spéciales
dues soit à des conditions momentanées, soit aux
difficultés techniques propres au moyen d'expression dont l'artiste dispose. Pour une telle étude,
les esthéticiens, les critiques d'art, les faiseurs de
rhétoriques, peuvent fournir quelques indications;
mais ils sont capables aussi de nous mettre sur
une fausse piste. C'est aux chefs-d'œuvre eux-
mêmes, aux grands artistes et aux grands poètes

qu'il faut s'adresser d'abord. On peut ensuite consulter les ouvrages d'esthétique; nous avons donné la préférence à ceux qui sont écrits par des artistes, par des gens du métier, et surtout à ceux qui entrent dans les détails techniques. Les données précises sur ces questions sont incomparablement plus instructives et plus suggestives que les vagues élucubrations de littérateurs prétentieux qui n'ont jamais aligné un vers, jamais composé une page de musique, jamais touché un pinceau.

Nous aurons aussi parfois recours à l'histoire des religions, car elle touche de très près à notre sujet. L'étude des cérémonies et pratiques religieuses rentre naturellement dans le domaine des procédés esthétiques destinés à la culture des sentiments. Mais il est impossible de les séparer entièrement des dogmes qui les expliquent, et de plus offrent un intérêt qui leur est propre. Inspirés en partie par les besoins du cœur, ils en manifestent en partie les lois. C'est surtout le christianisme, religion essentiellement affective, qui nous fournira ces renseignements subsidiaires confirmant les données de l'art profane. Ses croyances mêmes peuvent être considérées jusqu'à un certain point comme des constructions esthétiques dont les auteurs ignoraient la source intérieure. Elles forment une œuvre d'art plus sincère que d'autres, puisqu'elles font complètement illusion; l'artiste, comme Phidias, tombe à genoux devant le Zeus qu'il a sculpté. En détournant leurs affections publiques et privées vers des êtres fictifs, les anciens ont laissé une expression fidèle de la nature humaine et aplani la voie à la science. Nous ne pouvons mettre en doute la spontanéité et la fixité de sentiments qui ont inspiré de telles illusions; et leur orientation vers un être ou une société imaginaires les a dégagés des phénomènes complexes

qui les voilent dans la vie réelle. Il s'est fait une
expérimentation automatique. L'humanité affective
a comme projeté hors d'elle sa silhouette, écrit sa
propre histoire sans la comprendre ; nous n'avons
qu'à regarder et à lire. L'erreur d'hier fait la science
d'aujourd'hui.

Pour tirer tout le parti possible de la méthode
esthétique, pour donner à ses résultats une valeur
scientifique, il importe de ne pas l'abandonner à
elle-même. Il faut appuyer nos recherches sur les
données d'autres sciences. L'art étant à la fois
l'expression des lois affectives de l'individu et le
produit de l'existence collective, on n'obtiendrait
aucun résultat précis et certain sans connaître
préalablement les lois de l'individu biologique et
du milieu social où il est plongé ; la tentative
avorterait fatalement si elle n'était pas fondée sur
la biologie et la sociologie.

Les difficultés sont très grandes. Car, d'une part,
si l'on s'entend à peu près sur les principales lois
biologiques dont nous avons besoin ici, la sociologie est la proie des méthodes et des théories les
plus diverses. D'aucuns même en nient l'existence.
D'autre part, quelque utile qu'elle soit, la méthode
esthétique est une méthode particulière qui ne
saurait fonder la science du sentiment, opérer
d'elle-même la synthèse des deux sciences qu'elle
suppose. Elle doit s'appuyer sur une théorie générale tenant compte et de la biologie et de la sociologie, et énonçant quelques principes généraux qui
puissent servir de guides à l'étude des lois affectives.

Ainsi présentée, la tentative semble prématurée
sinon impossible ; car elle suppose la construction
préalable de toute une philosophie. Au lieu
d'ajouter un nouveau système à tant d'autres et
d'ajourner ainsi indéfiniment les applications

utiles, nous avons cru mieux faire en prenant simplement comme base la synthèse d'Auguste Comte.
Nous l'adoptons à titre d'hypothèse préalable dont
la valeur réelle ne saurait être jugée *a priori,* mais
d'après ses résultats. Pour le but que nous nous
proposons, elle nous a paru très suffisante, et
nous donnons notre étude comme une application
spéciale des méthodes et principes généraux établis
par le grand philosophe dans sa *Politique Positive*
et sa *Synthèse Subjective.*

Notre étude rentre ainsi dans la *morale théorique*
telle que la définit Auguste Comte. Cette science
traite des fonctions intérieures dont l'ensemble
s'appelle « l'âme ». La morale théorique est la
science de l'âme; elle pourrait étymologiquement
s'appeler psychologie; Auguste Comte rejette ce
terme comme lié dans notre esprit à des méthodes
et des principes qu'il condamne; il est trop exclusif
parce qu'il ne comprend pas la notion d'organisme
vivant dont l'âme ne saurait être séparée. Auguste
Comte emploie parfois le nom d' « anthropologie »,
science de l'homme individuel. Mais ce terme est
trop purement théorique. Pour Auguste Comte,
aucune science ne saurait devenir vraiment systématique en dehors de la considération de son
utilité pratique. Ce caractère est encore plus important dans la science qui repose sur toutes les
autres, les embrasse toutes et leur confère un principe de systématisation définitive.

« En la qualifiant de morale, dit Auguste Comte,
on se dispense heureusement à n'y jamais chercher
que les bases normales de la conduite humaine en
écartant inexorablement des spéculations oiseuses,
qui seraient, en effet, les plus difficiles de toutes[1]. »

A l'âme correspond dans le monde extérieur le

1. *Pol. Pos.*, II, chap. vii, p. 438.

cerveau dont les modifications, selon une conception moderne confirmée par des faits nombreux et
adoptée à peu près universellement, sont liées aux
changements de nos états intérieurs. Il est indispensable de rattacher toutes nos spéculations sur
l'âme à des phénomènes cérébraux, car on ne peut
concevoir une existence purememcnt subjective, et
le point de vue exclusivement psychologique mène
infailliblement à des constructions métaphysiques,
tout arbitraires et fallacieuses.

Ni l'âme, ni le cerveau, d'après Auguste Comte,
ne peuvent être observées directement. La méthode
intuitive ne saurait mener à aucune connaissance
scientifique, et le cerveau est un organe trop délicat, toutes ses parties sont trop liées ensemble
pour livrer aucun de ses secrets aux moyens grossiers dont disposent l'observation anatomique et
l'expérimentation physiologique.

Mais âme et cerveau se rattachent à deux existences directement observables : l'organisme qu'ils
animent, et la société dont ils font partie. L'existence individuelle forme comme le lieu de rencontre de ces deux existences plus simples, elle en
est comme la synthèse passagère. Le cerveau, phénomène objectif, se rattache plus directement pour
nous à l'organisme, et l'âme, phénomène subjectif,
à la société. Mais leur correspondance parfaite les
lie également à l'un et à l'autre. Tous deux dépen-
dent de l'organisme et en même temps ils le dominent, étant le résultat de la vie plus complexe de la
société. L'âme est la société individualisée, le cerveau humain l'organisme socialisé. L'organe complexe, aux mouvements subtils, renfermé dans la
boîte crânienne, est la résultante d'une foule de
réactions sociales et la cristallisation momentanée
d'un long passé collectif. L'homme ne saurait être
séparé de l'être social auquel il appartient que par

abstraction. Si chaque âme était réduite à ce qu'elle contient de purement personnel, il en resterait bien peu de chose; sa conscience, si claire et si riche, serait aussi obscure et pauvre que celle du ver de terre. La plus grande partie de nos pensées, nos désirs, nos émotions, nos volitions ne nous appartiennent pas. Elles nous sont communiquées par d'autres, par notre entourage actuel, et surtout par ceux qui nous ont précédés, par des milliers et des milliers d'âmes qui ont vécu et disparu au cours des âges. Chacune n'a apporté qu'une infime contribution à la grande âme collective qui pense dans chaque conscience individuelle; et celle-ci attend son tour pour s'absorber dans les consciences de ceux qui arrivent. La seule nécessité du langage pour penser avec netteté montre suffisamment la nature collective de la pensée.

Pour connaître l'existence mystérieuse qui se cache sous la boîte crânienne, il faut s'en approcher lentement, avec prudence, en étudiant les deux existences dont elle dépend et sur lesquelles elle réagit, l'organisme et la société. Selon Auguste Comte, la biologie nous donne quelques lois élémentaires de la vitalité, la sociologie les lois élémentaires, statiques et dynamiques, de l'intelligence et de l'activité. Reste à déterminer les lois du sentiment et les rapports généraux qui lient cette classe de fonctions à l'intelligence et à l'activité, aussi bien qu'à la vie de l'organisme. C'est l'objet de la morale.

Pour définir conplètement le domaine de cette science, il faut se rappeler une conception fondamentale d'Auguste Comte. Le sentiment, selon lui, joue dans toute existence individuelle un rôle prépondérant; c'est le moteur suprême; l'activité ne fait que satisfaire nos inclinations, l'intelligence qu'indiquer les moyens de les satisfaire; le corps lui-même est sous l'influence constante de leurs réactions. Aussi la science, qui nous fait connaître les lois affectives et leurs relations avec les phénomènes vitaux et sociaux, doit-elle nous donner des aperçus tout nouveaux sur l'homme individuel sous tous les aspects de son existence. Sans la morale, ni la sociologie ni la biologie, ne sauraient nous donner de connaissances définitives même dans les domaines spéciaux qu'elles étudient.

La sociologie, dit Auguste Comte, « aborde l'étude systématique de l'âme en appréciant l'existence collective, d'abord statique, puis dynamique. Mais cet examen nécessaire constitue seulement une dernière préparation, dont le caractère incomplet reste irrécusable. On y sent que l'étude spéciale de l'intelligence et de l'activité, s'y trouvant séparée de celle du sentiment, elle n'y permet d'apprécier que des résultats, dont la source et la destination appartiennent à la science suivante[1] ».

La biologie est encore moins complète et satisfaisante quand elle est laissée à ses propres ressources. « La vraie biologie n'a nullement pour objet la connaissance individuelle de l'homme, mais seulement l'étude générale de la vie, envisagée surtout dans l'ensemble des êtres qui en jouissent. » ... La science de l'homme « se trouve aujourd'hui dépecée irrationnellement entre trois classes de penseurs : les médecins, qui étudient le corps; les philosophes, qui croient étudier l'esprit, et les prêtres, qui surtout étudient le cœur. Il résulte de ce déplorable morcellement que pas une de ces trois sortes d'intelligence ne comprend réellement la nature humaine dont l'ensemble reste nécessairement indivisible, malgré nos séparations anarchiques[2] ».

1. *Pol. Pos.*, IV, chap. III, p. 232.
2. *Id.*, II, chap. VII, p. 457.

La morale est ainsi la science du sentiment et de ses rapports avec les fonctions intellectuelles et actives de l'homme et avec ses fonctions vitales; en d'autres termes, c'est la science de ces fonctions considérées dans leur subordination naturelle au sentiment.

Quelques données importantes de cette science sont fournies par la sagesse populaire, par les observations faites au cours des siècles et transmises de génération en génération, rectifiées, complétées, consolidées par des applications nombreuses, fixées par le langage, par des locutions courantes, des proverbes, par le groupement de significations diverses sous un seul mot, etc.

Mais ces inductions spontanées ne sont que des données souvent confuses, et qu'il faut dégager de bien des opinions fausses. Elles ne sauraient constituer une science. Il faut les faire rentrer, en les rectifiant, dans un système général. Pour cela, selon Auguste Comte, nous devons faire la synthèse de la biologie et la sociologie, formant les hypothèses les plus simples[1] qui conviennent à la fois à l'ensemble des données biologiques et sociologiques préalablement obtenues.

Le septième et dernier degré de l'échelle des sciences « diffère des deux précédents en ce qu'il les combine intimement. En regardant la biologie comme ébauchant l'étude de l'existence humaine d'après celle des fonctions végétatives et animales, la sociologie fait seule connaître ensuite nos attributs intellectuels et moraux, qui ne deviennent assez appréciables que dans leur essor collectif.

---

1. Pour donner une idée complète d'une telle logique où l'esprit se fait « le ministre du cœur », il faut ajouter qu'A. Comte regarde comme vraie l'hypothèse non seulement la plus simple, mais la plus sympathique (et, en combinant les deux caractères, la plus belle) qui s'accorde avec l'ensemble des données.

Dès lors, la véritable science finale, c'est-à-dire la morale, peut systématiser la connaissance spéciale de notre nature individuelle suivant une combinaison convenable entre les deux points de vue biologique et sociologique qui s'y rapportent nécessairement[1] ».

Or, d'après notre conception de l'esthétique, l'art, création individuelle et résultat de l'existence sociale, est en quelque sorte la réalisation spontanée d'une telle synthèse. Il reste à en dégager les données au moyen des principes généraux que pose une philosophie placée au même point de vue. L'esthétique confirme et précise, achève la morale théorique. L'œuvre d'art manifeste des modifications spéciales de l'intelligence et de l'activité et même de certaines fonctions organiques, modifications dues aux émotions qui ont présidé à la création esthétique et au but de l'artiste qui est de les communiquer aux autres. L'œuvre porte ainsi écrites dans sa composition les lois affectives qu'il faut déchiffrer.

Avant de procéder à ces recherches, il importe de distinguer nettement le sentiment des autres fonctions intérieures et d'en définir la nature. Conformément aux méthodes de la morale théorique, nous diviserons ces fonctions en trois catégories : le sentiment, l'intelligence et l'activité. Nous remarquerons, en outre, que conformément à l'hypothèse fondamentale de la correspondance entre les fonctions psychiques et cérébrales, Aug. Comte les considère comme localisées dans certaines régions du cerveau, régions dont il spécifie la position, mais non les limites. On a parfois cherché à ramener ces fonctions à l'unité. Beaucoup de psychologues contemporains voudraient réduire

---

1. *Pol. Pos.*, II, chap. vii, p. 437-438.

l'existence subjective à des fonctions purement intellectuelles; quelques philosophes semblent considérer l'âme comme une sorte d'entité active, comme une volonté, une force; il n'est pas jusqu'au sentiment qui, d'après les théories mystiques, n'ait été érigé en substratùm de tous les phénomènes psychiques. Mais une telle unification n'offre au fond qu'un intérêt métaphysique; loin de nous aider à découvrir des lois, elle ne saurait qu'obscurcir chaque problème en faisant perdre de vue les différences réelles qui distinguent les fonctions multiples de l'âme. Tout en admettant l'unité de son existence, nous ne pourrions assez la caractériser d'après moins de trois fonctions élémentaires, et, d'autre part, une telle simplification est nécessaire à l'ordre et à la clarté de notre étude.

Considérée de ce point de vue purement théorique, notre classification ternaire semble justifiée à la fois biologiquement et sociologiquement. On distingue, en effet, des nerfs centripètes liés aux organes des sens et apportant au cerveau les matériaux de la pensée; — des nerfs centrifuges ayant leurs terminaisons dans les muscles striés et déterminant des mouvements volontaires; — enfin des nerfs nutritifs, centripètes et centrifuges, aboutissant aux organes végétatifs et dont l'excitation semble intimement liée aux émotions. Ces trois ordres de prolongements nerveux du cerveau relativement indépendants les uns des autres paraissent justifier l'application aux centres mêmes d'une classification analogue.

La légitimité d'une telle extension est confirmée par le spectacle social sur lequel se projettent amplifiés les phénomènes intérieurs. Toute existence collective peut en effet être considérée comme caractérisée par le concours de trois forces : intellectuelle, active et morale. Non seulement les phénomènes observés peuvent être ramenés à ces trois fonctions élémentaires, non seulement est-il impossible de les observer avec netteté sans une telle division, mais en fait, dès que la communauté s'étend, on voit les forces sociales se grouper spontanément en ces trois catégories et se concentrer dans des organes spéciaux. Dans les rapports sociaux, les influences affectives subies par les individus sont surtout exercées par la femme ; les travailleurs se rallient spontanément autour de chefs pratiques (militaires ou industriels) et les penseurs tendent à constituer des groupes à part, clergé, corps enseignants, etc., auxquels est confiée l'éducation des jeunes et même des adultes. C'est là une première division élémentaire des fonctions, sans laquelle aucune société ne serait possible.

La méthode positive donne ainsi à une telle classification une base extérieure et toujours vérifiable qui contraste avec le vague et l'arbitraire des classifications psychologiques habituelles.

Dans l'état actuel des études portant sur ce sujet, on peut réclamer cependant des définitions plus précises et même contester qu'à cette classification basée sur des faits extérieurs correspondent trois ordres distincts d'états intérieurs. Le mot de sentiment s'applique pour nous à la vie affective tout entière, aux tendances, inclinations, désirs, instincts, et à toutes les émotions reçues, qu'elles soient simples ou complexes, chroniques ou momentanées. Par intelligence, nous entendons tous les phénomènes mentaux habituellement compris sous ce terme depuis la perception jusqu'aux plus hautes opérations de la raison. L'intelligence est essentiellement l'aperception d'un ou plusieurs rapports. Une impression unique ne donne pas naissance à un phénomène d'intelligence ; il en faut plusieurs entre lesquelles l'esprit aperçoive un rapport; la simple localisation dans le corps ou dans l'espace en constitue un des modes inférieurs.

Comme phénomène psychique, l'activité est la conscience de la spontanéité de nos pensées et de nos mouvements, de leur indépendance par rapport au monde extérieur. Dans les classifications habituelles on parle de *volonté*. Mais en plus de l'inconvénient général résultant des théories métaphysiques qui l'obscurcissent, cette notion correspond en fait à un ensemble complexe de phénomènes. Ce n'est pas un élément simple de la conscience. Il importe de distinguer l'activité et de la volition et du sentiment de l'effort. Un acte de volition implique le concours des principales fonctions psychiques. Toute la vie objective est résumée, dit Auguste Comte, par « un tel résultat, où convergent d'abord les impulsions affectives, puis les délibérations mentales, enfin les qualités pratiques[1] ». D'autre part, le sentiment de l'effort est d'origine périphérique, provenant de l'exercice et de la fatigue des muscles; c'est une perception.

Là où l'activité comme fonction psychique se distingue le mieux des autres, c'est dans l'imagination créatrice et l'attention. Dans le fameux débat heureusement assez démodé du déterminisme et du libre-arbitre, on prenait presque toujours pour exemple d'acte libre un mouvement. C'était obscurcir inutilement la question. Le mouvement suit immédiatement et fatalement l'idée dès que celle-ci est assez vive. Notre liberté ne vient pas s'intercaler entre les deux ; elle n'a de pouvoir, réel ou illusoire, que sur les images qu'elle évoque ou qu'elle maintient dans le champ de la conscience claire. Un mouvement volontaire diffère

---

1. *Pol. Pos.*, IV, ch. i, p. 77.

3

d'un mouvement involontaire en ce que l'instant d'avant nous en avons eu l'image dans l'esprit; et le mouvement est d'autant plus volontaire que nous l'avons prévu plus complètement et plus nettement dans tous ses détails. Un mouvement volontaire est la réalisation d'une hallucination. Nous nous croyons déterminés ou libres suivant que l'image évoquée ou retenue présente des liens plus ou moins nombreux et étroits avec les perceptions et images, précédentes ou simultanées. C'est, semble-t-il, dans la conscience de cette liaison que se dégage le mieux le caractère spécifique de l'activité très souvent obscurci, lorsque le mouvement est réel, par le sentiment de l'effort.

Cette classification, nous le répétons, est toute relative; la vie psychique est une, et de là vient la difficulté, sinon l'impossibilité, d'en distinguer les fonctions diverses par des définitions psychologiques. En fait, aucune ne se présente jamais séparément, mais chacune peut prédominer assez pour être reconnue quand une fois elle a été définie d'après ses manifestations extérieures. Nous distinguons aisément quand l'âme est concentrée sur ses propres créations intérieures ou extérieures, quand nous réfléchissons sur les représentations que le monde extérieur nous impose, quand nous sommes envahis par l'émotion, transportés par le désir. Comme pour tous les faits intérieurs, une description analytique ne fait guère qu'obscurcir l'idée représentée par le mot; il faut s'en rapporter à l'expérience individuelle, mais seulement pour l'intelligence des phénomènes dont il est question. La discussion ne peut être basée que sur l'utilité théorique d'une telle classification, et nous laisserons aux résultats le soin de la justifier ou la condamner.

Les deux Vies.

Pour établir les rapports existant entre le sentiment et les deux autres fonctions principales, on
peut comparer le premier à l'ensemble des deux
autres. Cette répartition binaire est spécialement
favorable à une telle étude, parce que les deux
groupes de phénomènes vitaux et sociaux correspondants s'opposent symétriquement et peuvent se
comparer point par point en les plaçant en regard
l'un de l'autre.

Liées à la vie de relation les fonctions intellectuelles et actives s'opposent au sentiment dont la
base physiologique est la vie végétative.

On peut représenter schématiquement les conditions essentielles des deux vies par deux arcs
nerveux : dans l'arc sensitivo-moteur, on distingue
un organe externe, un nerf sensitif, un centre, un
nerf moteur et enfin un muscle. L'intelligence suppose l'existence des trois premiers éléments, l'activité celle des trois derniers, le centre étant commun aux deux; si l'on préfère, on peut regarder le
centre moteur et le centre sensitif comme distincts
quoique liés par des prolongements nerveux; ceci
n'a pas d'importance étant donné le caractère purement schématique d'une telle description.

Nous représenterons le système nerveux nutritif
ou sympathique par un arc similaire, mais dont
chaque élément présente avec l'élément correspondant du système sensitivo-moteur des différences
profondes. Ici les nerfs centripètes et centrifuges

ont leurs terminaisons dans les organes de la vie
végétative. Pour plus de précision, on peut classer
les nerfs ainsi schématisés en trois groupes de plus
en plus éloignés du système sensitivo-moteur : les
nerfs vasculaires, glandulaires et trophiques. A
vrai dire, une telle classification n'est pas toujours
admise ; l'existence du premier groupe seul est
incontestée, celle du second est admise par beaucoup (notamment Claude Bernard), celle du troisième est sujette à controverses[1]. Mais quel que
soit le nombre admis, cette classification suffira,
nous l'espérons, pour circonscrire le domaine de
la vie végétative.

Ces deux arcs simples schématisant des systèmes
beaucoup plus complexes correspondent en fait à
plusieurs neurones superposés. Pour nous rapprocher de la structure réelle, nous compliquerons le
schéma en supposant dans chaque cas un groupe
de deux arcs au moins dans lequel les branches de
l'arc supérieur aboutissent également au centre ou
système de centres inférieur. Nous placerons le
centre supérieur dans le cerveau et le centre inférieur dans la moelle ou le mésocéphale. Conformément à l'hypothèse que le cerveau est l'organe
de la pensée, quand les phénomènes vitaux sont
accompagnés de phénomènes de conscience, c'est
que l'arc entier fonctionne et la moelle joue un
rôle conducteur ; s'ils étaient limités à l'arc inférieur, il n'y aurait pas de conscience, ou du moins
il n'y aurait qu'une conscience locale entièrement
distincte de la conscience de l'individu. Mais cette
limitation n'est jamais absolue ; à moins de section
complète des conducteurs, on ne saurait concevoir
chez l'individu normal aucun phénomène nerveux

---

1. Voir entre autres : J.-A. Crée, Thèse sur les *Arthropathies tabéti-
ques*.

entièrement indépendant du cerveau, organe synthétique qui préside à la vie entière.

Notre distinction entre les phénomènes conscients et inconscients sera donc toute relative;
nous dirons simplement que la conscience est
d'autant plus claire que le rôle conducteur de la
moelle, du bulbe ou du mésocéphale l'emporte sur
sa fonction comme centre. Or, ce qui semble différencier tout d'abord les deux vies, c'est que dans
la vie de relation les phénomènes conscients prédominent; les mouvements réflexes ne font que
les compléter en permettant des coordinations trop
rapides pour pouvoir être volontaires; la moelle
et ses prolongements jouent surtout un rôle conducteur. Dans la vie nutritive, le rapport est inverse :
les phénomènes principaux sont d'ordre essentiellement réflexe, les centres inférieurs y jouent un
rôle capital, et leur liaison avec les centres supérieurs ne semble habituellement indiquée que par
les phénomènes végétatifs secondaires (irrégularités dans les battements du cœur, le pouls arté-
riel, etc.) qui accompagnent les émotions.

Les trois fonctions élémentaires, en s'exerçant
dans la vie sociale, se groupent naturellement
d'après la même division binaire, car l'intelligence
et l'activité se développent dans le même domaine,
qu'on désigne sous le nom de *vie publique,* et donnent naissance à des fonctions sociales officielle-
ment reconnues et rétribuées; au contraire, les
forces affectives, malgré leur importance, s'observent en dehors des grands événements publics,
dans les rapports entre individus, et ne jouent un
rôle marqué que dans la vie privée. L'opposition
souvent signalée entre la famille et la société n'est
que l'expression de ce contraste naturel entre la
vie affective et les deux autres fonctions.

Ces distinctions permettent de mieux embrasser

l'existence individuelle dans sa totalité indivisible; l'homme, organe social et organisme vital, exerce, principalement dans la vie publique, les fonctions cérébrales qui sont basées sur la vie de relation, et, dans la vie privée, celles qui sont liées à la vie végétative. En outre, ces quatre modes d'existence, depuis la vie publique jusqu'à la vie végétative, se superposent l'un à l'autre, le mode supérieur s'appuyant sur l'inférieur et réagissant sur lui.

Dans notre étude, il sera souvent utile, pour des raisons de clarté, de considérer l'existence sociale dans son ensemble, tout en maintenant la distinction entre les deux formes d'existence vitale; nous nous guiderons alors sur cette autre définition de l'individu : l'homme est à la fois un organe social, un animal et une plante. La vie végétative et la vie animale, observables à l'état d'indépendance dans le domaine biologique, reçoivent chacune de l'existence qui la domine des modifications profondes : la société fait de l'animal un être de progrès, et l'animal transformé fait de la plante une délicate sensitive. Suivant de ses mouvements incessants le jeu de la pensée, palpitant d'émoi au moindre souffle de sympathie, cette plante merveilleuse porte écrit en elle le secret de nos enthousiasmes et de nos douleurs.

Prenant successivement les deux expressions vitale et sociale de l'âme individuelle, il est possible de préciser davantage les différences qui distinguent les deux groupes.

Si l'on compare les arcs schématiques qui résument les deux systèmes vitaux, on voit que l'arc sensitivo-moteur est en contact direct et continuel avec le monde extérieur, tandis que l'arc nutritif en est isolé et ne communique avec lui qu'indirectement par l'intermédiaire de la vie de relation. En outre, les deux moitiés de l'arc sensitivo-moteur sont relativement indépendantes l'une de l'autre; il peut se passer quelque temps avant que l'ébranlement du nerf centrifuge réponde à l'excitation de l'autre moitié. Les centres intellectuels excités emmagasinent les excitations, les transforment, les combinent et, après un moment de suspension, répondent par des mouvements adaptés à une fin. La nature de la réaction n'est pas nécessairement déterminée par l'excitation; les deux branches de l'arc schématique représentent chacune une foule de nerfs ou de faisceaux nerveux. Or, une impression quelconque peut déterminer un mouvement quelconque; il n'y a donc pas de lien direct et absolu entre les deux prolongements nerveux de l'arc.

Au contraire, dans l'arc nutritif, ils sont étroitement solidaires; la réaction ne se fait pas attendre, et d'une manière générale les nerfs centripètes et centrifuges de chaque arc aboutissent à la même région du corps.

Les deux arcs se distinguent encore par la variété et l'irrégularité des phénomènes sensitivo-moteurs, la continuité et la régularité des phénomènes nutritifs.

La vie de relation est intermittente; elle est de temps à autre complètement ou partiellement suspendue. La vie végétative ne s'interrompt jamais. Les nerfs sensitifs et moteurs ne sont pas tous simultanément en activité : les uns se reposent pendant que les autres fonctionnent; le système végétatif tout entier se maintient dans un état de tension constante.

Ce contraste est complété par le mode d'activité des deux systèmes, dû à la fois aux organes auxquels les nerfs aboutissent et à la disposition et la structure des nerfs eux-mêmes.

Sous le rapport de la réceptivité, la nature des deux milieux où plongent les nerfs détermine la différence suivante : le milieu extérieur change continuellement; contact, lumière, son, chaleur, tout se modifie sans cesse et stimule constamment l'esprit; au contraire, les modifications intérieures dues aux fonctions organiques sont, à l'état normal, peu marquées et continues.

La disposition et la nature des organes récepteurs augmentent le contraste. Les organes des sens sont multiples et différenciés; une perception quelconque demande ordinairement l'emploi de plusieurs sens; en outre, chaque organe, étant donné le nombre de nerfs, peut recevoir une foule d'impressions différentes. Enfin, les sens les plus intellectuels, la vue et l'ouïe, ont deux organes symétriques qui s'emploient simultanément et semblent n'avoir jamais exactement la même forme, le même degré de puissance, d'acuité, de finesse; les papilles tactiles sont répandues sur le corps tout entier, et la différence radicale des impressions reçues permet la localisation; là où les terminaisons nerveuses sont le moins nombreuses et différenciées, les sens correspondants, le goût et l'odorat, sont le moins aptes à servir de base aux opérations intellectuelles.

Les terminaisons des nerfs nutritifs centripètes ne présentent pas une telle variété, et, sauf pour certaines douleurs aiguës, les impressions reçues ne sont pas assez distinctes pour permettre une localisation quelconque.

Il résulte de ces différences qu'à chaque moment les impressions transmises par les nerfs sensitifs sont d'une infinie diversité, tandis que celles des nerfs nutritifs sont diffuses, se confondent en une impression totale et varient avec lenteur.

Ce qui distingue l'activité animale de l'activité

végétative, c'est également l'irrégularité de la première, la généralité et la régularité de la seconde, qui est soumise à un certain rythme. La généralisation de l'activité nerveuse, dans le système végétatif, aboutit au tonus, comme dans le cas des artères. Elle est favorisée par la nature même des muscles lisses, dont l'excitation tend à se propager dans les muscles voisins, tandis que celle des muscles striés reste localisée.

Le caractère rythmique des mouvements de la vie végétative est surtout manifesté par les mouvements du cœur. Cette propriété est favorisée par la nature du muscle lisse, dont l'excitabilité tend d'elle-même à prendre une forme périodique (tétanos rythmique, inexcitabilité périodique du myocarde).

Mais les propriétés musculaires ne font que faciliter les mouvements, dont la forme dépend de la nature de l'innervation. Tonus et rythme se rapportent au même phénomène fondamental : la généralisation de l'activité nerveuse. Qu'il s'agisse des modérateurs et accélérateurs du cœur, des constricteurs et dilatateurs des vaisseaux, partout nous voyons la lutte entre des activités opposées ; il se peut qu'elle ait lieu directement, dans une certaine mesure, entre les nerfs eux-mêmes ; mais, quel que soit le mode exact suivant lequel elle s'accomplit, elle se manifeste surtout par l'opposition des mouvements musculaires, aboutissant soit au mouvement rythmique, soit au tonus, suivant que les activités opposées l'emportent à tour de rôle l'une sur l'autre, ou qu'elles s'équilibrent plus ou moins parfaitement. Dans tous les cas, il s'agit d'une innervation centrifuge considérable et généralisée.

Le système végétatif comporte également des mouvements irréguliers, mais la généralité et la

continuité de l'activité nerveuse les font contraster
avec ceux de la vie animale. Les mouvements
volontaires sont relativement instantanés; les
mouvements de la vie végétative résultent des
modifications secondaires d'une activité déjà com-
mencée. A vrai dire, les muscles moteurs du sque-
lette doivent présenter une certaine tension préalable pour pouvoir exécuter un mouvement volontaire adapté à un but. Mais les contractions
volontaires sont incomparablement plus prononcées que celles qui les préparent. Au contraire, les
mouvements subits exécutés par les organes végétatifs ne sont que des irrégularités plus ou moins
passagères au sein d'une activité continue; ils sont,
à l'état normal, beaucoup moins prononcés que
les mouvements rythmiques, ou supposent une
activité nerveuse très faible par rapport à celle qui
maintient le tonus général. Ainsi, sous l'influence
des émotions, le cœur bat plus ou moins vite, le
tonus vasculaire se modifie, les vaisseaux se relâ-
chent ou se resserrent. Mais ce sont là des irrégularités secondaires dans le rythme régulier des
mouvements généraux et le déploiement continu
de l'activité nerveuse; si elles prennent trop d'importance, elles amènent la destruction de l'organisme.

Cette description de l'activité des deux systèmes
précise les différences déjà signalées quant à la
réceptivité. Le contraste entre les deux ordres de
mouvements concourt, avec la nature du milieu
auquel aboutissent les nerfs centripètes, à différencier les deux ordres d'impressions. L'irrégularité des mouvements volontaires entraîne celle des
impressions intellectuelles; la régularité, la continuité, la généralité des mouvements involontaires
s'étendent à l'état émotif, et leurs irrégularités passagères y introduisent des émotions plus précises.

Si l'on considère la nature et la disposition des conducteurs nerveux, on trouve encore des différences analogues. Les nerfs nutritifs sont ordinairement privés de la couche isolante de myéline qui protège chaque fibre sensitive; l'excitation, au lieu d'être directement transmise au cerveau se communique ainsi en partie aux nerfs voisins, devient plus générale et plus diffuse. D'autre part, on a remarqué que la voie sensitive est composée de plusieurs neurones, tandis que la voie nutritive centripète est plus simple, ce qui semble s'accorder avec la complexité et la variété des sensations et la plus grande uniformité des impressions affectives. Au contraire, la voie motrice volontaire serait simple, permettant l'action directe sur des muscles spéciaux, tandis que la voie nutritive centrifuge s'opposerait à toute action précise. Seul le neurone périphérique présiderait à la fonction viscérale correspondante ou à la nutrition du tissu; les fibres préganglionnaires qui les relient à l'axe seraient fonctionnellement indifférentes et transmettraient aux viscères une influence générale dont la spécialisation ne s'accomplirait que dans les ganglions.

Pour arriver à des notions plus précises, il faut sortir de la biologie. Tout ce que nous avons obtenu jusqu'ici, c'est une vue générale des deux domaines intellectuel et actif d'une part, affectif d'autre part, définis seulement d'après leurs conditions organiques. Celles-ci peuvent être résumées par une image. L'ensemble de l'arc sensitivo-moteur est comparable à une membrane tendue, sensiblement immobile, et réagissant contre chaque impression qui, comme un projectile, vient la frapper; l'ensemble de l'arc nutritif est comme une membrane tendue toujours en mouvement, suivant un certain sens et communiquant au projectile qui rebondit un mouvement bien plus compliqué. De cette disposition il résulte que la première réagit. seulement quand l'impression a une certaine force, tandis que la seconde subit une modification dans son rythme au moindre effleurement. La première est plus exacte, c'est-à-dire que sa réaction est à peu près l'inverse de l'action ; la seconde est plus sensible, mais fausse la ligne que devrait suivre le projectile. On a une tendance à regarder le sentiment comme moins noble que la raison, parce qu'il est en rapport direct avec la vie végétative. Bien au contraire, il possède là un instrument infiniment plus compliqué et plus délicat.

Les trois fonctions élémentaires s'organisent dans la société comme dans l'individu. Tandis que les forces morales restent diffuses, étant répandues dans des centres innombrables, c'est-à-dire les familles, les forces intellectuelles et pratiques se forment en systèmes sous la direction d'un petit nombre. Les chefs pratiques se subordonnent naturellement les uns aux autres, se hiérarchisent, l'unité d'action étant nécessaire à l'existence sociale. La pensée théorique cherche également à se créer une hiérarchie : clergé, corps enseignants, etc. Même aux époques d'individualisme excessif, on voit les esprits, souvent à leur insu, se grouper autour de quelque écrivain célèbre dont le génie ou le talent s'impose à ses contemporains.

Or, les deux pouvoirs qui se partagent la vie publique sont relativement indépendants l'un de l'autre ; les connaissances s'accumulent et restent longtemps à l'état théorique avant de s'appliquer à la satisfaction des besoins pratiques. Cette indépendance, constatée par l'observation de la situation actuelle, ressort encore plus nettement de certains

contrastes historiques; ainsi on a vu chez les Grecs
l'intelligence se développer au détriment de l'activité, et l'inverse se produire chez les Romains. Au
contraire, dans la vie privée, les idées et les décisions pratiques restent intimement liées; ceux qui
ne jouent presque aucun rôle public, comme les
prolétaires et surtout les femmes, ne savent guère
distinguer entre la théorie et la pratique; leurs
idées générales sont déterminées surtout par leur
situation, croyances et connaissances sont inséparables des besoins moraux et matériels de la vie
journalière.

On observe, en outre, que la vie publique est intermittente; elle n'occupe qu'une partie de la journée. Pour les chefs, qui surtout manifestent les
hautes fonctions cérébrales, elle est parfois réduite
à des intervalles très courts et très espacés. La vie
privée, au contraire, est à peu près continue, c'est
la femme qui l'entretient pendant que l'homme
prend part à l'activité publique. On pourrait dire
que, dans certains cas, elle n'est presque jamais
suspendue. Même pendant son sommeil, la mère
veille encore sur ses enfants; le moindre bruit la
réveille; elle est l'âme toujours consciente du foyer.

Comparées dans leur durée, les deux vies présentent un contraste encore plus net. Quel que
soit le mode de transmission des fonctions publiques, elles subissent toujours, en passant d'un
individu à son successeur, des transformations profondes et même des interruptions partielles. L'histoire de la vie publique contient des stagnations,
des reculs et des bonds subits marqués par de
grandes découvertes et des événements décisifs.
En examinant l'ensemble de son évolution, on y
distingue des améliorations sensibles. La vie privée
se modifie très lentement; ses caractères représentés surtout par les traditions de famille, les

manières, les dispositions morales, se transmettent avec des modifications à peine perceptibles. Aussi le progrès moral ne fait-il que suivre lentement et sans étapes marquées l'évolution intellectuelle et pratique.

A cette continuité s'ajoute la périodicité des actes privés; les mêmes devoirs reviennent sans cesse; il n'est guère utile de faire remarquer la monotonie de l'existence d'une ménagère. Au contraire, les chefs publics, intellectuels ou pratiques, sont toujours à la recherche de connaissances et d'entreprises nouvelles; ils doivent s'adapter sans cesse à des circonstances différentes; leur existence même en dépend. Plus les emplois subalternes sont réguliers, moins ils exigent l'exercice des fonctions cérébrales.

Pour résumer cette double description des phénomènes vitaux et sociaux qui des deux points de vue opposés donnent un premier aperçu de la vie cérébrale, on voit :

1° Dans le groupe intellectuel et actif : retard et indépendance de la réaction; intermittence du fonctionnement; multiplicité et diversité des impressions; irrégularité et instantanéité des actes; combinaison des éléments en systèmes intellectuels et en systèmes actifs;

2° Dans le groupe affectif : solidarité des deux éléments réceptif et actif; généralité et continuité de leur fonctionnement avec des irrégularités et des impressions secondaires et spéciales.

Cependant, pas plus dans l'ordre social que dans l'ordre vital, les distinctions que nous avons établies entre les deux systèmes ne sont absolues. Les cas extrêmes admettent de nombreux intermédiaires. L'appareil respiratoire participe aux deux systèmes, son fonctionnement est en partie volontaire, en partie involontaire. Entre une société dans sa forme la plus complète et la famille, il existe des intermédiaires tels que la commune ou la paroisse qui sont des organisations à moitié domestiques, où l'influence morale de chaque personnalité est encore sensible; en même temps ce sont des acheminements vers l'administration générale du pays ou le gouvernement intellectuel dans sa forme la plus étendue.

En outre, les conditions mêmes de la vie publique et de la vie de relation admettent spontanément, dans certains cas, la régularité et la périodicité propres aux deux autres vies. Le milieu où s'exerce l'activité sociale est, entre certaines limites, favorable à sa régularisation, comme le montrent le retour des saisons, l'alternance du jour et de la nuit, etc. L'activité animale s'y prête encore plus facilement. Certains mouvements prolongés tendent à prendre la forme rythmique; elle leur est imposée par la disposition des organes. Dans la locomotion, l'animal est obligé de lever et de poser alternativement le pied; l'acte de voler et de ramper est également rythmique. De même beaucoup d'actes exécutés par les bras, comme de pousser, tirer, frapper, exigent une série de contractions à peu près identiques. Enfin l'animal obéit à la loi de la fatigue qui, après chaque effort, diminue peu à peu l'énergie du mouvement et rend même nécessaire un certain temps de repos pendant lequel les muscles utilisés réparent leurs forces.

Parmi les mouvements à tendance rythmique, on peut ranger ceux des muscles oculaires. Quand on examine un objet avec quelque attention, les yeux qui le situent et en évaluent les dimensions ne sont pas immobiles; ils obéissent à un continuel mouvement de va-et-vient de l'objet considéré aux objets qui l'environnent; c'est là une ébauche de rythme; quoiqu'il n'y ait aucun ordre fixe dans la série des directions suivies, l'effort des muscles croît et décroît alternativement suivant que le regard s'éloigne ou se rapproche de sa position initiale.

En outre, les émotions peuvent susciter des mouvements spéciaux des muscles volontaires qui revêtent certains caractères distinctifs de la vie végétative, ce sont les mouvements réflexes; et les plus remarquables de tous au point de vue esthétique sont les contractions secondaires de muscles déjà tendus ou fonctionnant avec une certaine régularité. Elles constituent *l'expression* proprement dite, dans le sens restreint de ce mot, comme distinct de l'attitude et du geste. Tous les muscles sont sans doute capables d'expression émotive, mais quelques-uns s'y prêtent mieux que d'autres. Ce sont les muscles de la face et de la phonation, auxquels on peut joindre les muscles de l'iris dont les mouvements involontaires peuvent cependant être réglés par ceux des paupières et des muscles oculaires. Ces groupes de muscles doivent leur privilège en partie aux conducteurs qui les innervent : le nerf facial, le trijumeau, le spinal, ont également des fonctions nutritives ainsi que des liens nombreux avec le pneumogastrique, le nerf par excellence de la vie végétative. On doit aussi tenir compte de la mobilité des muscles de l'expression, ce qui les rend propres à traduire le moindre ébranlement nerveux. Il faut ajouter que si les muscles de la face ont une telle importance pour l'expression, c'est aussi un peu parce que la plupart des autres sont habituellement couverts. En fait, les muscles de la main peuvent acquérir une certaine puissance expressive; aussi les Grecs et les Orientaux ont-ils donné à la chiroplastie une grande importance dans la danse et la mimique.

C'est ainsi que la vie affective, réagissant sur les muscles de relation, se traduit, tout comme dans les muscles vasculaires, par des mouvements peu sensibles qui s'ajoutent aux mouvements généraux.

Les deux systèmes ne sont pas seulement constitués de façon à se pénétrer mutuellement. En réalité, ce n'est que par abstraction qu'on peut les séparer; ils sont intimement liés et leurs différences mêmes proviennent en partie de leur solidarité fondée sur la division des fonctions. La continuité et la régularité de la vie végétative sont nécessaires au développement de la vie de relation ; la vie publique repose sur la continuité et la régularité de la vie privée. Le végétal isolé, la famille primitive, directement exposés aux variations du milieu physique ou biologique, présentent une existence bien moins ordonnée que les existences sur lesquelles se greffent la vie de relation et la vie de la société. L'animal perfectionne la plante et la société la famille.

Mieux encore si, reconstituant l'homme dans son ensemble, on superpose l'une à l'autre dans leur ordre réel la vie sociale (privée et publique), la vie animale et la vie végétative ; on trouve que la première exige une certaine régularisation de la seconde, ce qui la rapproche de la troisième.

Ce sont les exigences de la vie collective qui ont transformé l'activité animale en *travail*. Sous son influence, l'homme a appris à exécuter des actes continus et ordonnés. Aux mouvements irréguliers de la bête qui déchire sa proie, il a substitué des gestes de plus en plus réguliers ; il s'est mis à frapper, pousser, tirer avec un certain ordre ; les premiers instruments dont il s'est servi, la hache, la lance, l'arc, ont encore accentué cette régularité ;

4

le plus humble de tous, le bâton, nécessite déjà, pour être employé avec efficacité, un certain rythme étranger à la simple activité animale.

L'influence de la vie collective sur une telle transformation est facile à observer. Si, au lieu de considérer les chefs, types complets de la vie publique, on étudie les conditions générales de coopération dans l'exécution de leurs décisions, si l'on envisage, pour ainsi dire, les muscles de la société, on voit apparaître l'ordre et la continuité propres aux fonctions affectives et à la vie privée. Toute entreprise commune implique la régularité des mouvements accomplis par chacun et plus spécialement leur périodicité. Ce caractère déjà développé par la vie guerrière a été fixé plus complètement par la vie industrielle. L'emploi des machines tend de nouveau à la réduire, mais partout où plusieurs hommes doivent faire directement un effort commun, on aperçoit la nécessité d'une périodicité parfois mesurée avec beaucoup de précision. Que feraient une dizaine de haleurs tirant sur un même câble s'ils n'étaient guidés par un « oh! hisse! » très régulier.

L'existence collective tend de même à transformer les fonctions intellectuelles. La pensée collective ne vit que d'idées très générales et de symboles très précis. La complexité des croyances, l'excès d'analyse lui sont profondément nuisibles. Les esprits ne peuvent se grouper qu'autour d'une idée synthétique. Celle-ci doit s'exprimer par un emblème, riche d'associations, qui la résume pour tous et lui confère un pouvoir émotif; que ce soit un croissant, un dragon, un aigle, une croix, un drapeau, il faut un signe qui rallie toutes les âmes.

Le domaine de nos recherches ayant ainsi été

abordé des deux côtés, du point de vue biologique et du point de vue social, on peut maintenant tenter de pénétrer plus avant et de déterminer avec l'aide de la méthode esthétique les conditions de la vie affective et ses rapports avec les autres fonctions. Toutefois, il importe de préciser d'abord la nature du sentiment.

Considérés en eux-mêmes, et abstraction faite de leurs objets spéciaux, les sentiments revêtent des caractères généraux que l'art peut aisément reproduire.

Le sentiment sous sa forme active, le désir, est plus ou moins *intense*. Cette intensité est manifestée par les phénomènes d'activité qui l'accompagnent.

Le sentiment sous sa forme passive, *l'émotion* ou sentiment proprement dit, est *agréable* ou *pénible,* suivant que le désir correspondant est ou n'est pas favorisé par les conditions extérieures. La *qualité* de l'émotion est appréciée par l'intelligence.

Ces caractères généraux ne sont pas uniquement dégagés par l'abstraction. Ils s'offrent à l'observation directe, dans certains cas d'états affectifs ne correspondant à aucune inclination définie. Ainsi, l'on est parfois calme ou agité, triste ou joyeux, sans pouvoir en déterminer la raison avec quelque exactitude. Ce fait apparaît nettement dans nombre de cas pathologiques. La mélancolie des romantiques, la « sehnsucht » des Allemands en sont des exemples bien connus. La musique peut susciter un état analogue chez ceux qui ne la comprennent pas, et c'est l'effet produit sur tous par certains morceaux d'une valeur esthétique douteuse.

Le caractère général du sentiment ne peut être toujours défini avec précision. Parfois un désir ne parait ni intense ni faible, ni agréable, ni pénible; entre le calme et l'agitation, entre la tristesse et la joie, il est un état de tension morale et un état de trouble. Cet équilibre ne persiste pas; le sentiment est toujours en mouvement.

Considérés à la fois sous leur forme passive et active, par rapport à leur objet et à leur mode de satisfaction, les sentiments se divisent en instincts spéciaux. Les classifications sont nombreuses; nous adopterons celle d'Auguste Comte et que résume le tableau suivant :

Intérêt: ... {	Conservation {	de l'individu.	Instinct nutritif.
		de l'espèce.	— sexuel.
			— maternel.
	Développement {	par destruction.	— militaire.
		par construction.	— industriel.
Ambition. . {	Temporelle.	Orgueil.	
	Spirituelle.	Vanité.	
Spécial .... {	Attachement.		
	Vénération.		
Général ...	Bonté.		

(Égoïsme. — Altruisme.)

Ce tableau est tout abstrait; il n'a pas la prétention d'énumérer tous les instincts, mais de les classer par catégories générales. Une telle classification dérive naturellement du point de vue et de la méthode adoptés. L'homme étant à la fois un organisme vivant et un organe social, ses instincts se rapportent soit à l'individu, soit à l'être collectif dont il fait partie. Nier l'existence des instincts altruistes, c'est nier l'existence collective. Nous ne saurions les considérer comme dérivés des instincts égoïstes, puisque l'homme isolé est soit une abstraction, soit un simple organisme. Bien au contraire, si la conscience individuelle est considérée comme un phénomène surtout social, les instincts sociaux sont les plus réels, les plus complets, les plus conscients. Les autres, en tant que phénomènes subjectifs, sont incomplets et indirects; ils ne peuvent jamais s'élever au même degré de lucidité, de pureté mentale.

Ils se classent d'après les fonctions de l'individu et ses rapports avec le milieu. Pris isolément, l'individu manifeste l'existence d'instincts *conservateurs*; dans ses rapports avec le milieu physique se montrent ses instincts de *développement*, et dans ses rapports avec le milieu social son *ambition*. Si l'on considère la triple vie que comprend l'individu humain, on voit que les instincts conservateurs se rapportent plus directement à la vie végétative, où ils trouvent leurs stimulants et leur satisfaction, les instincts de développement à la vie animale, l'ambition à la vie sociale. Ce dernier ordre d'instincts se distingue des sentiments sociaux non par leur objet, mais par le point de vue de celui qui les éprouve.

PREMIÈRE PARTIE

Esthétique Cérébrale

CHAPITRE PREMIER

DONNÉES GÉNÉRALES

Avec l'aide des indications générales déjà obtenues, l'étude de l'esthétique nous permettra d'établir sur des bases plus solides les principes suivants.

Le sentiment, en devenant prépondérant dans l'économie cérébrale, tend à organiser le système intellectuel et actif sur le modèle de sa propre structure.

Cette transformation se traduit dans l'organisme par la transformation correspondante du système sensitivo-moteur et dans la société par celle de la vie publique.

La sociabilité, en réglant le système sensitivo-moteur sur le modèle du système végétatif, tend à rendre le sentiment prépondérant dans l'économie cérébrale.

L'art est une transformation analogue de la vie sociale sous l'influence des sentiments sociaux qu'il développe à son tour.

L'art, perfectionnement de la vie sociale, développe dans sa forme individuelle la vie affective de l'individu en donnant la prépondérance aux sentiments sociaux. Ce développement s'exprime par l'organisation du système intellectuel et actif sur le modèle du sentiment et de la vie de relation sur celui de la vie végétative.

L'Esthétique Cérébrale, qui traite de la disposition artistique des *idées* et des *images,* aide à déterminer les lois générales du sentiment dans ses rapports avec l'intelligence et l'activité.

Dans la partie qui traite de l'art collectif, elle complète ces données en montrant les caractères des sentiments altruistes.

L'Esthétique Vitale, qui traite de l'organisation artistique des *sensations* et des *mouvements,* précise les indications de l'esthétique cérébrale en dégageant le sentiment autant qu'il est possible de l'intelligence et de l'activité.

L'Esthétique Dynamique, ou étude de la Composition, montre les lois de l'évolution affective et de la logique intégrale, c'est-à-dire de la vie psychique sous la prépondérance normale du sentiment.

Principes Généraux.

Les relations du sentiment et de l'intelligence ont été énoncées dans la fameuse loi dite de Hamilton ou de Kant : La connaissance et le sentiment, la perception et la sensation quoique toujours coexistants varient en raison inverse l'une de l'autre. Un contraste analogue a été indiqué entre le sentiment et la volonté. À notre avis, cette prétendue loi est complètement fausse, si l'on n'y apporte une foule de restrictions.

Le grand obstacle à la conception du sentiment comme phénomène de conscience spécifique provient de cette idée erronée qu'il s'oppose toujours à l'intelligence et ne peut s'agrandir qu'à ses dépens. Au contraire, les deux peuvent se développer simultanément grâce à une organisation spéciale et des idées et des actes volontaires; et, dans le domaine physiologique, à une disposition spéciale de la vie de relation, ressemblant à celle qui caractérise la vie végétative.

Si l'on cherchait à réduire les fonctions intellectuelles et actives, on aboutirait non pas à un accroissement d'émotivité, mais au sommeil. Si le sentiment croît en raison inverse de certaines manifestations intellectuelles et actives, il y en a d'autres qui non seulement le favorisent, mais en sont inséparables.

Il est vrai que les cris, les gestes, servent de dérivatifs à l'émotion; que la réflexion sur les causes d'un sentiment, l'analyse de soi-même, diminue l'émotion et peut même la détruire. Mais il ne s'agit là que d'un genre d'activité, l'activité extérieure, d'un genre de pensée, la pensée analytique.

L'homme furieux qui rumine sa colère en silence est le siège d'un déploiement énorme d'activité à la fois vasculaire et animale; son cœur bat plus fort, sa poitrine se soulève violemment, il serre fortement les mâchoires, il crispe les poings, une foule de muscles sont énergiquement contractés.

Son intelligence ne dort pas davantage. Il ne médite pas sur l'ensemble des circonstances. Mais sa pensée, fixée sur l'objet de sa haine, évoque et groupe autour de lui des idées, des images, des souvenirs innombrables.

Si donc nous voulons produire artificiellement
des émotions, il ne suffit pas de réduire le rôle de
l'activité et de l'intelligence : il faut déterminer les
formes de l'intelligence et de l'activité qui conviennent le mieux au sentiment.

L'objet de l'intelligence est de connaître les conditions extérieures auxquelles l'homme est soumis;
l'objet de l'activité, de les transformer à son avantage. Pour réaliser le plus complètement possible
leurs fins, toujours dictées par les inclinations,
intelligence et activité tendent à s'isoler de leur
moteur affectif et en même temps à se séparer l'une
de l'autre; il est utile que la théorie se distingue
nettement de la pratique, que l'une succède à
l'autre sans se confondre avec elle. Dans son fonctionnement isolé, la pensée théorique n'embrasse
à la fois qu'un nombre restreint d'idées, et la volonté qu'un nombre restreint d'actes. L'intelligence
généralise et l'activité organise, mais l'une et l'autre
procèdent avec prudence, ne faisant entrer dans
l'idée générale et dans le système pratique qu'un
nombre limité d'éléments, afin de les avoir tous
également présents à l'esprit; l'intelligence se
préoccupe de revenir continuellement de l'idée
générale aux notions et aux faits qu'elle embrasse;
l'activité a besoin de présider toujours à tous les
actes élémentaires, afin de les faire concourir au
même but. Pour étendre le champ de leurs opérations, intelligence et activité procèdent par petites
étapes. La première s'élève à des idées générales
après avoir résumé par des signes et fixé dans la
mémoire ou sur le papier ses acquisitions antérieures. La seconde s'assure, avant de poursuivre
ses conquêtes, que les premiers actes combinés ont
produit dans le monde extérieur la modification
voulue, et, s'appuyant sur celle-ci, elle cherche à
réaliser des modifications nouvelles. Ces caractères

sont clairement manifestés par les grands faits sociaux, par la pensée scientifique et par l'activité
publique, militaire ou industrielle. L'observation
des pensées et des actes de l'individu les confirme.

Lorsque, dans l'économie cérébrale, le sentiment
devient prépondérant, les deux autres fonctions,
comme nous allons tâcher de le montrer, s'organisent tout autrement. Elles se lient étroitement
l'une à l'autre, et aux phénomènes intellectuels
répondent immédiatement des phénomènes actifs.
L'une et l'autre s'isolent du monde extérieur; elles
en tiennent peu compte, et dans les cas extrèmes
s'en désintéressent entièrement. L'intelligence se
préoccupe non de la réalité de ses constructions,
mais de l'organisation intérieure des perceptions
et des idées; l'activité perd son efficacité et parfois devient complètement inutile en se repliant
sur elle-même. L'une et l'autre tendent vers la plus
grande généralité possible; l'intelligence veut tout
embrasser; toutes les fonctions actives cherchent
à s'exercer simultanément.

D'autre part, dans cet état de généralité excessive, l'intelligence reçoit des perceptions ou des
images très concrètes et spéciales; l'activité réalise
extérieurement certains actes secondaires et passagers.

La présence simultanée dans l'esprit d'une idée
très générale et d'un fait très spécial n'admet entre
eux aucun lien abstrait; la chaine nombreuse des
rapports qui les unissent ne pouvant être aperçue
du même coup, les deux termes extrèmes sont liés
par une série d'images rapidement formées et hiérarchisées, suivant leurs degrés divers de simplicité. De plus, un tel état mental entraine une
grande instabilité : les images concrètes se succèdent rapidement, mais reviennent ordinairement à
une image dominante.

L'activité se régularise, devient rythmique; les divers mouvements tantôt s'équilibrent et arrivent à l'immobilité, tantôt se déséquilibrent, produisent plusieurs mouvements contraires et puis retrouvent leur équilibre, suscitant ainsi des oscillations relativement régulières.

Le spectacle social confirme cet énoncé général. Les influences morales, aujourd'hui dispersées, tendaient, dans les civilisations théocratiques, à se concentrer chez les chefs religieux, qui, par l'institution des fêtes et des rites, gouvernaient en partie la vie affective de la communauté. En même temps, la pensée théorique et l'autorité pratique étaient réunies chez le même organe ou chez un petit nombre d'hommes supérieurs. Au moyen âge, cette organisation affective était encore plus complète ; le clergé avait beaucoup de prise sur les aspirations individuelles, et, si les pouvoirs spirituel et temporel étaient en principe attribués à des organes différents, les croyances religieuses et les décisions pratiques étaient étroitement unies. On peut dire, d'ailleurs, d'une façon plus générale, que toute concentration de pouvoir tend à donner plus d'importance aux influences affectives, dans la vie publique, parce que l'individualité y prend une part plus directe.

Sous de tels régimes, les doctrines et le gouvernement pratique manifestent nettement les caractères de l'intelligence et de l'activité sous l'influence du sentiment. Les doctrines théologiques visent aux généralisations les plus ambitieuses et tiennent peu compte des rapports réels entre les phénomènes. D'autre part, elles s'expriment toujours par des symboles très précis, très concrets, permettant l'unité mentale de tous les croyants. De telles constructions font nécessairement une grande

place à l'imagination, seul lien possible entre les
idées nombreuses et disparates comprises dans ces
immenses synthèses. De plus, elles manifestent
directement l'influence morale subie, par la nature
même des théories et des symboles, dont la raison
dernière doit être cherchée non dans la logique
rationnelle, mais dans les lois affectives.

L'activité revêt le même caractère de généralité.
On cherche plutôt à faire exécuter les travaux par
un très grand nombre qu'à perfectionner les procédés. Les chefs vont au plus difficile : l'organisation des hommes. Le succès des expéditions militaires est dû beaucoup plus au chiffre des effectifs
qu'à la qualité de la stratégie. Dans chaque entreprise, bien des actes sont inutiles, sauf comme
permettant la coopération de travailleurs nombreux, et les travaux entrepris sont eux-mêmes
souvent sans intérêt pratique : telles les pyramides
d'Égypte.

Dans le domaine de la législation, on voit la
même préoccupation générale tendant à assurer la
solidarité en bloc plutôt qu'à fixer une valeur sociale
précise pour chaque acte. Pour cela, on a recours
à des actes matériellement inutiles, au culte. Dans
le fameux Décalogue attribué à Moïse, l'obligation
de célébrer le culte de Jahveh passe avant celle de
respecter la vie du prochain. Cette législation,
essentiellement affective, offre un singulier contraste avec le caractère pratique de nos codes issus
du droit romain. Le culte, qui se mêle ainsi à toute
la vie active, donne une grande régularité et une
certaine périodicité aux actes. Les nombreuses
cérémonies religieuses, les rites qui s'ajoutent à
toutes les entreprises retardent et encombrent le
travail effectif; mais, en faisant ainsi abstraction
de certaines difficultés, en simplifiant le milieu,
elles permettent plus d'ensemble dans l'œuvre

commune. Ceci touche de très près à l'art collectif, et il faut laisser pour le chapitre qui lui est réservé de plus amples détails.

Le Sentiment et l'Intelligence.

L'étude de l'individu donne lieu à des remarques analogues.

Pour rendre plus précises les notions fournies par un tel examen, il faut distinguer l'état émotionnel permanent de l'émotion passagère ou *choc émotif,* comme on l'a appelé. Quoique l'importance relative des deux modes puisse varier, il est difficile de concevoir un état affectif qui ne présente pas l'un et l'autre. Ainsi une inclination se manifeste par des élans de désir intermittents; la tristesse ou la joie occasionnent des crises passagères de douleur ou de plaisir. On ne conçoit pas d'émotion vive qui ne soit pas préparée par une disposition générale des sentiments, et un état moral chronique disparaîtrait de lui-même s'il n'était nourri par des élans toujours renouvelés. Suivant la prédominance de l'un ou l'autre mode, les sentiments sont plus vifs ou plus profonds. La vie affective atteint son plus haut degré de développement quand ils sont combinés selon certaines proportions que l'esthétique nous permettra de déterminer. Aux deux modes correspondent des modes spéciaux de l'intelligence et de l'activité.

L'état intellectuel qui accompagne les fortes émotions est caractérisé par une tension mentale très grande. Ce n'est pas le vide de l'esprit, un état où des idées et des images peu nombreuses flotteraient dans la conscience : c'est un état d'extrème généralisation, c'est la perception de quelques rapports simples entre une foule de représentations, état où les différences qui distinguent ces représentations simultanées et successives sont réduites au minimum, sont juste assez marquées pour en manifester la multiplicité, et où leur caractère commun prédomine constamment. Chaque idée qui se précise groupe autour d'elle des perceptions, des images, des souvenirs nombreux. Les grandes passions, colère, haine, jalousie, amour violent, rapportent à leur objet les faits les plus divers, faits où la pensée calme n'eût jamais découvert un lien quelconque avec l'idée dominante. Loin de se rétrécir, le champ de la conscience semble s'agrandir démesurément. Cela explique pourquoi les esprits les plus cultivés correspondent d'habitude aux sensibilités les plus délicates. Le sentiment est un orchestre dont la beauté augmente avec le nombre des instruments.

On a remarqué de même[1] que les hystériques, les personnes qui prennent du hachich ont ordinairement une imagination très vive, embrassant une foule d'idées et d'images en peu de temps, et leur sensibilité est d'autant plus grande.

Il ne s'agit pas de la simple vision d'une foule d'images; l'intelligence y a sa part, abstrait, généralise. Les écrivains ont souvent fait observer cette tendance généralisatrice de la passion. Cet homme m'a fait du tort; donc, tous les hommes sont mauvais. Une haine vive engendre la misanthropie, au moins pour quelque temps. Les bons sentiments ont la même propriété : l'amant heureux a de la bonté pour tout le monde; tout le monde lui inspire confiance :

1. Richet, L'Homme et l'Intelligence.

Tout ce que je voyais me semblait Curiace ;
Tout ce qu'on me disait me parlait de ses feux ;
Tout ce que je disais l'assurait de mes vœux.

(CORNEILLE.)

Cet état diffère, comme nous l'avons dit, de celui
où l'esprit se livre à un travail abstrait. La pensée
scientifique, en cherchant des rapports simples
entre des faits nombreux, tient compte le plus possible de toutes les différences, et cherche péniblement des liens réels. Mais, à mesure que ce travail touche à sa fin, que les rapports simples commencent à poindre, que la pensée, abandonnant
la recherche analytique, s'élève à l'état synthétique, le penseur paraît plus ouvert à l'émotion :
telle la joie désordonnée de Gay-Lussac après la
découverte d'une loi chimique ; telles les larmes que
répandit Auguste Comte en écrivant les derniers
chapitres du *Cours de philosophie*. Il semble bien
que cette émotion ne soit pas uniquement le plaisir
raisonné d'avoir trouvé la vérité, la satisfaction du
travail accompli ou la perspective de la gloire. C'est
plus spontané que cela, c'est que l'état mental lui-
même est des plus favorables et donne à l'émotion
une intensité qui autrement serait absente.

Préparée par l'état synthétique de la pensée,
l'âme est ouverte aux impulsions vives ; les conditions intellectuelles du choc émotif sont des plus
importantes pour l'art.

Les émotions fortes demandent, en général, à
être préparées par un ensemble de perceptions et
d'idées variées ; mais ce qui les fait éclater, apparaître subitement dans le champ de la conscience
claire, c'est le *détail* typique, le fait individuel,
concret.

Quand nous avons perdu un être cher, ce n'est
pas la considération générale de l'étendue de notre

perte qui nous émeut : c'est la vue d'un objet associé à sa personne, la pensée qu'il ne fera plus telle
chose qui lui était habituelle, son absence dans
l'accomplissement de tel acte fait en commun avec
lui :

> C'est aux premiers regards portés
> En famille, autour de la table,
> Sur les sièges plus écartés,
> Que se fait l'adieu véritable.
>
> (SULLY-PRUDHOMME.)

On peut en dire autant de nos joies.

Nos sympathies et nos antipathies subissent la
même loi : c'est tel trait spécial dans le caractère
d'une personne qui nous attire ou nous repousse.
Il nous faut très longtemps pour que, guidés par
la raison, nous basions notre sentiment sur l'ensemble de ses qualités ou de ses défauts. L'impulsion première n'a aucun rapport avec un jugement
aussi général, et beaucoup n'arrivent pas à s'en
défaire. La grâce, le charme, l'indéfinissable attrait
de certaines personnes sont faits de ces menus détails, parfois presque imperceptibles et vite oubliés,
ne laissant après eux qu'une émotion inexpliquée,
raisons du cœur que la raison ignore. De même,
les grands dévouements, qui, pour être compris,
demandent la connaissance de circonstances nombreuses, ne nous touchent pas comme un geste,
une exclamation trahissant la beauté d'une âme
généreuse.

Inversement, toute forte émotion cherche à se
préciser par la perception d'un fait concret, parfois
important dans l'ensemble des circonstances, mais
parfois aussi complètement insignifiant. Quand
l'émotion atteint un certain degré d'intensité, le
champ de la conscience claire semble subitement
se rétrécir, l'intelligence n'embrasse plus les rai-

5

sons du sentiment provoqué et finit par se concentrer sur un détail très précis. Observez un enfant quand il reçoit un présent qui lui cause une grande joie. Bien qu'il connaisse la valeur de l'objet, qu'il puisse imaginer tous les modes d'amusement qu'il lui procurera, son attention se porte sur les détails les plus insignifiants, parfois même sur la boîte où il était renfermé, sur l'enveloppe, sur la faveur qui l'attachait. N'y a-t-il pas aussi beaucoup d'adultes qui en font autant dans des occasions aussi insignifiantes, comme dans les plus importantes? Il semble qu'on n'ait pas la force de saisir l'ensemble de son bonheur, et le mince filet d'intelligence qui reste se promène sur les événements en n'éclairant à la fois que les plus petits détails. Par contre, ceux-ci sont vus avec une netteté exceptionnelle. L'effet ressemble à celui qui se produit pour la vision quand on regarde des lettres ou un dessin à travers un trou dans un carton : les traits, confus à l'œil nu, deviennent beaucoup plus nets et font même l'effet d'être plus grands.

Tennyson, qui, comme beaucoup de poètes anglais, avait une notion fort claire de cette loi, dit dans *Maud* :

> Fait étrange! quand l'esprit est plein
> d'une passion si intense
> qu'il devrait, semble-t-il,
> noyer toute vie dans les yeux, —
> l'esprit est tellement tendu
> que subitement il acquiert un sens plus pénétrant,
> pour un coquillage, une fleur, pour des riens
> qui autrement seraient passés inaperçus!
> Et maintenant je me rappelle, moi,
> Pendant qu'il était étendu là,
> Que je remarquai une de ses nombreuses bagues
> (car il en avait beaucoup, pauvre vermisseau!), et je pensai :
> Ce doit être les cheveux de sa mère.

Il s'agissait là d'un remords : le personnage qui parle avait blessé mortellement le frère de la femme qu'il aimait.

Dans une vive frayeur, l'attention se fixe également sur des détails. L'amour sexuel fournit aussi des exemples innombrables d'une telle tendance. Voici un passage de Flaubert d'une psychologie profonde. Salammbô vient de paraître sous la tente de Mathô :

« Mathô n'entendait pas; il la contemplait, et les vêtements, pour lui, se confondaient avec le corps. La moire des étoffes était comme la splendeur de sa peau, quelque chose de spécial et n'appartenant qu'à elle. Ses yeux, ses diamants étincelaient; le poli de ses ongles continuait la finesse des pierres qui chargeaient ses doigts; les deux agrafes de sa tunique, soulevant un peu ses seins, les rapprochaient l'un de l'autre, et ils se perdaient par la pensée dans leur étroit intervalle, où descendait un fil tenant une plaque d'émeraudes, que l'on apercevait plus bas sous la gaze violette. Elle avait pour pendants d'oreille deux petites balances de saphir supportant une perle creuse, pleine d'un parfum liquide. Par les trous de la perle, de moment en moment une gouttelette qui tombait mouillait son épaule nue. Mathô la regardait tomber[1]. »

Tel est le processus mental dans les grandes émotions. Mathô voit d'abord toute la personne de Salammbô, mais le champ visuel se rétrécit, ses yeux se portent successivement sur les plus petits détails jusqu'à ce qu'ils s'arrêtent enfin fascinés sur cette épaule nue où tombe une goutte de parfum.

Une fois le détail mis en relief sous l'influence de l'émotion, détail dont le choix dépend souvent des circonstances les plus fortuites, il peut garder

---

1. *Salammbô*, t. II, p. 32.

son caractère émotif, sorte de « mnémotechnie de l'émotion », comme dit Balzac. Chaque fois qu'il reparaît dans la conscience soit comme perception, soit comme souvenir, il entraîne le même état affectif à des degrés variés. Le Marc Antoine de Shakespeare n'ignorait pas cette loi quand il dit à l'envoyé d'Octave qu'il a fait fouetter pour avoir baisé la main de Cléopâtre : « Désormais que la main blanche d'une dame te donne la fièvre; tremble de la regarder. » On connaît le culte des amants pour des objets ayant appartenu à leur maîtresse, ou associés d'une manière quelconque à leur personne : un gant, un évantail, une fleur, etc. Poètes et romanciers en ont trop parlé pour qu'il. soit utile d'insister.

L'étude de la pathologie mentale fournit aussi des exemples frappants. M. Binet[1], dans une petite monographie, donne des cas fort curieux de folie érotique. Il cite des amants d'oreilles, de cheveux, d'yeux, de mains, à l'exclusion des autres parties de la personne; il y a même des amants de linge, de bas..., de clous de bottines! De telles aberrations ne sont que l'exagération du fait normal; chacun de ces détails, partie du corps ou objets de vêtement, a pu parfaitement concentrer l'attention dans un moment de passion maladive.

L'état émotif de l'esprit fortement tendu vers les plus hautes généralisations, mais fixé sur un détail, est comparable à une flèche appuyée sur la corde d'un arc fortement bandé. Retenue en un point fixe de la corde elle est prête à percer les nues. Mais c'est seulement dans les cas pathologiques que le détail s'immobilise. La tendance généralisatrice de l'esprit lui donne une grande instabilité, et il passe facilement à d'autres détails également précis

1. Binet. *Le Fétichisme dans l'amour.*

et liés au premier ; de plus, il revient volontiers à un détail privilégié auquel est lié un plus grand nombre des idées et images que l'esprit cherche sans cesse à embrasser.

L'étude des religions confirme l'existence de tels rapports entre l'intelligence et le sentiment. Si les vieux dogmes ont un but théorique qui est l'explication de l'univers, et un but pratique, la transformation de cet univers au profit de l'homme, ils sont en grande partie inspirés par les tendances affectives, et les raisons de ce qu'ils contiennent d'irrationnel doivent être cherchées dans les lois du sentiment. De plus, aucune religion solidement constituée n'a négligé cet autre objet important qui est la discipline des désirs individuels en vue du bonheur public et privé.

Sous ce rapport, le christianisme est particulièrement intéressant. Plus rapproché de nous qu'aucune autre religion, plus facile à observer et à comprendre, non seulement il est le couronnement d'une longue évolution et présente un ensemble de doctrines fort complet, mais son but suprême, nettement déterminé, est la culture des bons sentiments chez chaque individu. Dans les grandes doctrines polythéistes, les préoccupations sociales et intellectuelles laissent moins de place au sentiment pur. Nous y trouvons plutôt des exemples de logique des images. Dans le christianisme le cœur parle librement.

Suivant la morale paulinienne, l'homme ne doit pas agir par obéissance passive à des préceptes moraux ; il doit agir par amour, par enthousiasme pur. Cela suppose une transformation bien plus complète, plus intime que la résolution d'accomplir la loi mosaïque. Il s'agit de régler non les actes, mais la nature affective elle-même, les pen-

chants, les désirs. Une fois établies en nous ces
conditions permanentes du bien, il doit en découler
une vie vertueuse où la loi, sans être l'objet d'une
préoccupation énervante et paralysante, est spontanément suivie.

Mais l'homme ne peut transformer ses sentiments
à son gré. Foncièrement mauvais, selon le christianisme, il demande, pour éprouver de bons sentiments, l'intervention d'une puissance extérieure;
c'est la doctrine du don gratuit de la grâce. Le don
de la grâce est bien l'avantage d'éprouver et de
goûter l'émotion de l'amour. La grâce s'oppose à
la sécheresse qui est l'absence d'émotion, état qui
peut devenir une vraie souffrance pour ceux qui,
comme les mystiques, attachent au pur sentiment
une importance suprême.

Quoique cet amour fût exclusivement dirigé vers
un être irréel et qu'il fût regardé en théorie comme
le don gratuit d'une divinité arbitraire, le chrétien
ne pouvait aimer Dieu qu'avec ses affections naturelles, et allait au devant de la faveur divine en
multipliant les procédés psychologiques. C'est l'accumulation des expériences tentées dans ce but
qui est si instructive pour nous.

Tout dans le christianisme, dogmes et préceptes
moraux, converge vers le but suprême : le salut,
l'obtention de la grâce. Et cette préoccupation de
la culture des bons sentiments est au moins le
mobile latent qui a fait accepter et conserver pendant
des siècles des doctrines souvent absurdes pour la
raison, et que les Grecs et les Romains regardaient
comme des enfantillages.

Dans cette recherche, plus ou moins consciente,
le christianisme s'est engagé également dans les
deux voies que nous avons indiquées pour le développement du sentiment. Dans l'établissement
de ses dogmes, il a cherché à élever l'esprit à la

vue la plus générale de l'ordre universel ; il a mis
en relief certains détails concrets, particulièrement aptes à émouvoir, et insisté sur leur nécessité. Il a donné, pour arriver à l'amour de Dieu,
des préceptes conduisant à l'état mental le plus
synthétique possible, et en même temps il s'est
appuyé sur l'emploi constant de symboles très
spéciaux.

L'état synthétique qui accompagne l'émotion est
singulièrement favorisé par le dogme monothéique.
L'unification des existences théologiques n'était
pas exclusivement due aux besoins sociaux et théoriques. Le cœur y trouvait également son compte.
Aussi le christianisme ne s'est-il pas contenté de
l'affirmation toute pratique de l'unité divine telle
que nous la trouvons dans le Coran ; il s'est épuisé
en efforts de dialectique et d'imagination pour
arriver à une représentation complète de la suprême
existence.

Ceux qui ont porté ce travail à ses dernières
limites sont les mystiques, et l'on trouve chez eux
les documents les plus intéressants pour la science
du sentiment. L'état caractéristique de l'esprit
auquel sont parvenus les mystiques est l'extase.
Mais, pour l'étudier avec fruit, il faut distinguer
l'extase religieuse de l'extase pathologique. La
première, obtenue volontairement et méthodique-
ment, offre un exemple de cet état synthétique
dont nous parlons et n'exclut pas la mémoire,
comme le montrent les descriptions des mystiques.
L'extase pathologique, qui parfois résulte de la
première et parfois se produit sans préparation,
se réduit, semble-t-il, à un état de monoïdéisme,
à une seule image ou un groupe d'images qui
absorbe toutes les forces intellectuelles ; c'est celle
qui accompagne la catalepsie. Pour saisir le rôle de
l'intelligence dans les états de grande émotion,

les cas de mysticisme nettement pathologique ne nous donneraient donc pas de renseignements bien complets. Au contraire, nous aurons recours aux plus raisonnables, à Gerson, à sainte Thérèse, à l'auteur de l'*Imitation*; car on voit dans ces mystiques des esprits suffisamment équilibrés qui ont cherché plus ou moins consciemment, mais toujours d'une manière empirique, les meilleures méthodes pour développer en eux la vie affective. Ce sont des artistes du sentiment pur; leur expérience n'est pas à dédaigner.

Il faut, en outre, distinguer le mysticisme chrétien du mysticisme grec; celui-ci a pour but de connaître; celui-là d'aimer.

« Il faut remarquer, dit Albert le Grand, la différence qui existe entre la contemplation des fidèles catholiques et celle des philosophes païens. La contemplation des philosophes se fait en vue du perfectionnement de la contemplation; aussi réside-t-elle dans l'intelligence, et a-t-elle pour fin la connaissance intellectuelle. Mais la contemplation des catholiques est la contemplation de Dieu même; aussi n'a-t-elle pas pour fin dernière la connaissance et ne réside-t-elle pas dans l'intelligence; mais elle s'élève à l'affection par l'amour. C'est pourquoi les saints, dans leur contemplation, ont l'amour de Dieu pour objet principal[1]. »

D'un autre côté, les chrétiens ont aussi eu recours aux procédés dialectiques comme moyens; et si l'objet est différent, le résultat est à peu près le même. Disons aussi que les deux objets ne sont pas toujours aussi distincts que l'affirme Albert le Grand; la préoccupation intellectuelle est souvent en conflit avec l'effort moral; on l'observe chez beaucoup de mystiques allemands; les deux

---

1. *De Adhoer. Deo* : Dict. de Migne, art. Contemplation.

formes tendent à se confondre. Mais on peut aussi les dégager chez certains auteurs, et leur étude parallèle est des plus instructives, car elle confirme de deux points de vue opposés ce que nous avons dit du rapport entre l'état synthétique et le développement du sentiment.

L'extase mystique est admirablement décrite par Agrippa d'Aubigné :

Chétif, je ne puis plus approcher de mon œil
L'œil du ciel; je ne puis supporter le soleil.
Encor tout esblouy, en raison je me fonde
Pour de mon âme voir la grande âme du monde,
Sçavoir ce qu'on ne sçait et qu'on ne peut sçavoir,
Ce que n'a ouy l'oreille et que l'œil n'a peu voir :
Mes sens n'ont plus de sens, l'esprit de moy s'envolle,
Le cœur ravi se taist, ma bouche est sans parolle,
Tout meurt, l'âme s'enfuit et reprenant son lieu,
Extaticque se pasme au giron de son Dieu.

(Les Tragiques.)

Pour arriver à un tel état, les mystiques ont cherché à classer les étapes à suivre, en hiérarchisant les divers degrés d'abstraction de la pensée. C'est ainsi que saint Augustin a cherché à interpréter les trois cieux de saint Paul. Jean Gerson, dont le mysticisme lucide a d'ailleurs été qualifié de psychologique, a donné un résumé assez clair de la marche à suivre pour arriver à l'amour pur. Selon lui, l'ascension vers l'extase se fait graduellement suivant diverses étapes de ravissement, phénomène qu'il définit comme étant « l'élévation d'une faculté quelconque au-dessus des facultés inférieures par l'impulsion de cette faculté même dans son exercice, amenant la cessation ou l'affaiblissement des facultés inférieures ». Le ravissement de l'imagination au-dessus des forces sensitives est suivi de celui de la raison au-dessus des facultés

inférieures, et celui-ci du ravissement de l'esprit
au-dessus de la raison, chaque étape étant accompagnée d'un état émotionnel de plus en plus prononcé, *l'effort de l'amour*, *l'amour de la volonté*,
et enfin *l'amour extatique*. Cette ascension graduelle de l'esprit, où chaque faculté réprime l'activité toujours renaissante des facultés inférieures,
indique bien le caractère de l'extase religieuse.
Loin d'être un état léthargique, elle implique une
tension considérable de l'esprit qui cherche à
s'élever aux conceptions les plus abstraites; loin
d'être une suppression de la pensée, c'est un effort
prodigieux de généralisation.

Les descriptions de sainte Thérèse dans le *Château
de l'Ame* montrent également la nécessité d'une
préparation méthodique aux états émotionnels
intenses. Les trois premières demeures du *Château*
ne sont que les étapes d'une vie vertueuse. A la
quatrième commencent les quatre étapes de la vie
mystique proprement dite. L'oraison de *méditation*
est la prière ordinaire, où l'on contemple intérieurement les diverses perfections de Dieu; l'oraison
de *quiétude* est un premier état extatique. Celle-ci
est ordinairement préparée par l'oraison de *recueillement* qui exige une grande activité mentale. « Le
mieux est de tâcher, sans se contraindre ni se faire
violence, d'arrêter son entendement pour ne se
pas laisser répandre dans des pensées inutiles;
mais non pas de l'empêcher d'agir parce qu'il est
bon qu'il se souvienne qu'il est en présence de
Dieu et quel est ce Dieu qu'il adore ». (Quatrième
Demeure.)

Il se peut, il est vrai, que l'esprit soit subitement
ravi en extase; mais si une préparation immédiate
n'est pas nécessaire, c'est que les âmes y ont été
préparées antérieurement. « Ce qui ne se doit
entendre que des âmes qui après avoir satisfait à

tout ce que l'Eglise ordonne pour se purifier de leurs taches, se trouvent disposées à recevoir une telle grâce. » (Sixième Demeure.) La sainte met les religieuses en garde contre les faux ravissements à caractère léthargique dus à l'affaiblissement physique. Elles prennent « cette ivresse » « pour un ravissement et lui donnent ce nom quoique ce ne soit autre chose qu'un temps perdu et la ruine de leur santé ». (Quatrième Demeure.)

Dans sa description des divers degrés d'extase, plus le degré est élevé, plus la sainte insiste sur l'activité mentale qui l'accompagne. Déjà dans la Sixième Demeure elle dit : « Ceci n'est pas comme un évanouissement dans lequel on est privé de toute connaissance, tant intérieure qu'extérieure. Ce que j'ai remarqué en cette sorte de ravissement est que l'âme n'a jamais plus de lumière qu'alors pour comprendre les choses de Dieu. » L'auteur compare ce spectacle à celui d'une chambre de la duchesse d'Albe qu'elle a vue et où l'on apercevait à la fois d'innombrables curiosités ; elle ne se souvient plus d'aucune en particulier, mais il lui en reste seulement quelque idée générale.

Aussi plus l'état extatique se développe, plus la pensée devient synthétique et les conceptions compréhensives ; et chaque fois que l'âme revient de ses extases, mieux elle embrasse toutes les conditions de l'existence terrestre, toutes les manifestations de Dieu dans les créatures. Dans la Septième et dernière Demeure, c'est la Trinité elle-même qui pénètre dans l'âme, la remplissant de toutes les lumières et la disposant à la pratique de toutes les vertus.

Les mystiques alexandrins adoptaient des méthodes analogues. Ils nous fournissent la contre-épreuve des indications précédentes. En cherchant à ramener la multiplicité à l'unité, les philosophes

grecs ont trouvé l'émotion. La dialectique, cultivée
d'abord dans un but purement intellectuel, a manifesté spontanément ses propriétés affectives, et
après avoir bâti la plus sèche métaphysique, les
philosophes se sont subitement mis à parler d'amour.
L'évolution du platonisme dans le sens mystique
est significative; déjà chez Platon ses tendances affectives se sont nettement dessinées. Peut-être faut-
il chercher dans ce rapport entre l'intelligence et le
sentiment l'explication dernière de ces doctrines
que l'on chercherait vainement à fonder sur la pure
logique. La marche générale serait celle-ci : tâchant
de faire rentrer le multiple dans l'un, on élimine
successivement les idées particulières pour arriver
à l'idée pure d'Être ; cet effort aboutit à un développement du sentiment, d'où la tendance à donner à
cet Être comme substance l'amour, et finalement la
création d'une méthode affective pour passer de la
contemplation intellectuelle à l'union avec le Dieu.
Le christianisme intellectuel a adopté le Dieu-Unité,
ou Être de la Grèce, et le mysticisme moral ayant
pour but d'aimer cet Être ne pouvait faire autrement qu'adopter aussi les procédés alexandrins
en les modifiant, parfois même sans en connaître
l'origine.

Ces grands efforts de l'esprit vers l'abstraction
et la synthèse sont habituellement accompagnés de
perceptions ou d'images très concrètes; il s'agit de
symboles parfois très peu nombreux et d'une nature
très spéciale, tel le sacré-cœur, le baiser divin, etc.
Les mystiques ne sauraient se passer de pareilles
images. Chez ceux qui sont peu instruits comme
Marie Alacoque, les symboles prennent une importance exagérée ; et l'état extatique ne semble pas le
résultat d'un grand travail mental, il est sans doute
d'origine surtout physique. Quoi qu'il en soit, nous
touchons à un état pathologique qui nous rensei-

gnerait mal sur le rapport entre l'extase et la
perception concrète dans les cas normaux. Nous
trouvons dans les croyances chrétiennes acceptées
par toute la chrétienté des faits bien plus signi-
ficatifs.

Tels sont le dogme de la rédemption par le sacrifice
de l'homme-Dieu, et la croyance à la présence
réelle dans l'Eucharistie qui le complète. Ces doctrines sont fondées sur des raisons multiples; les
idées très anciennes d'expiation, de sacrifices
d'apaisement offerts à une divinité courroucée,
d'incorporation de la divinité par des procédés
matériels, ont joué incontestablement un rôle
important dans leur formation. Mais il est difficile
de croire que des notions aussi vagues et instables
eussent résisté pendant des siècles à la pensée
philosophique ou au bon sens populaire. Ces
dogmes reposaient aussi sur de profonds besoins
moraux, entretenus et renforcés par des nécessités
sociales.

Voyons comment pour la culture des émotions
élevées ils étaient indispensables, étant donné le
but extra-humain imposé aux affections humaines.

Dieu, l'Être invisible, universel, maître de tout et
adoré de tous, ne pouvait nous accorder la grâce, la
grâce de l'aimer, ou plus simplement éveiller en
nous l'amour, sans s'incarner, sans prendre une
forme concrète, visible, humaine, sinon pour le
fondateur saint Paul, du moins pour ceux qui lui
en ont transmis le récit. Il faut une personne
historique, car seule une personne humaine peut
inspirer l'amour. Et saint Paul s'écrie : « Je ne
veux savoir que Christ, et Christ crucifié. » Le
second membre de phrase nous avertit que le
personnage lui-même caractérisé par l'ensemble de
sa vie est encore insuffisant à notre réveil moral,
à notre conversion effective. Il faut un fait parti-

culier, un fait émouvant : le sacrifice. Dans cette
doctrine, c'est la mort du Christ qui importe ; le
reste n'en est que la préparation ou la conséquence.
Là est la source d'émotion.

Telle est la base morale peu consciente sans
doute de ce dogme singulier. Faire le bien par la
seule volonté, cela est impossible. Faire le bien par
amour, cela est encore impossible sans une intervention extérieure, sans un acte qui nous inspire
une pitié et une reconnaissance exceptionnelles,
où la notion d'une divinité éternelle est unie à des
détails concrets. Nous aimerons si nous *croyons*
au sacrifice divin ; et *croire* ce n'est pas seulement
l'admettre historiquement, c'est sentir qu'il est réel,
se représenter le drame comme actuel, en saisir la
portée par toutes les facultés à la fois. L'Église a
même donné aux fidèles un jour par semaine pour
y réfléchir spécialement, et quarante jours par an
pour en préparer la commémoration.

A la vérité, ce drame n'est écrit nulle part dans
son ensemble ; on le possède par fragments et
souvent sous forme peu artistique. Ceci ne lui
donne qu'un intérêt de plus, il existe ou a existé
dans la pensée humaine qui l'a complété, perfectionné, embelli. C'est une œuvre d'art collective
comme toutes les légendes. Mais jamais légende
n'a pris une telle netteté dans l'imagination populaire. Et qu'est-elle devenue entre les mains de
l'invisible artiste?

Pour les supplices comme celui qui fut infligé au
prophète galiléen, les Romains avaient l'habitude
d'attacher ou de clouer le supplicié à une planche
fichée en terre et exposée à toutes les intempéries.
Sous des influences diverses, peut-être par suite de
l'introduction d'un symbole oriental, la planche
est devenue une croix. Cette transformation fut une
bénédiction pour l'art plastique, permettant une

position du corps facile à représenter et réalisant une forme harmonieuse. Peut-être même la facilité d'imaginer et de reproduire une telle posture, l'aptitude caractéristique de la croix à servir de schéma au corps d'un supplicié, n'ont-elles pas été étrangères à l'adoption définitive de ce symbole. Quoi qu'il en soit de son origine, ce qui est intéressant, c'est le rôle joué par la croix.

Dans le drame rédempteur, source de pitié et de reconnaissance, le détail qui résume tout, le détail qui produit le choc émotif, c'est la croix. La croix est le centre du tableau qui a grandi peu à peu dans l'imagination chrétienne, le centre de tout l'évangile. La croix suit les lignes du corps suspendu et des bras ouverts, elle encadre la tête penchée et qui saigne sous la couronne d'épines. Près de la croix piaffe le cheval du centurion romain ; les lances des légionnaires l'environnent ; autour de la croix se presse la foule houleuse ; vers la croix les hommes lancent leurs railleries et leurs défis ; les femmes pleurent en lui tendant les bras... Lorsque le grand sacrifice est accompli, la foule se retire peu à peu ; les derniers disciples, les dernières amies, saint Jean, Marie, s'en vont. L'ombre gagne le Golgotha ; le garde qui veille sur les corps, les deux voleurs s'effacent, le crucifié lui-même disparaît ; et seule dans la nuit se détache la silhouette éternelle de la croix.

O *Crux ave* ! La croix, voilà le signe qui, pour le chrétien, résume tout un drame, toute une religion. Le mot lui-même est devenu synonyme de douleur, plus spécialement de douleur bénie, de douleur qui sauve. « Tout est dans la croix et tout consiste à mourir, dit l'auteur de l'Imitation... La croix est toujours préparée ; elle vous attend partout. Vous ne pouvez la fuir, quelque part que vous alliez, puisque partout où vous irez vous vous porterez et

vous vous trouverez toujours vous-même. Élevez-
vous, abaissez-vous, sortez de vous-même, rentrez-y ;
toujours vous trouverez la croix... Si vous portez de
bon cœur la croix, elle-même vous portera, et vous
conduira au terme désiré... Si vous la portez à
regret, vous en augmentez le poids, vous rendez
votre fardeau plus dur, et cependant il vous faut la
porter. Si vous rejetez une croix, vous en trouverez
une autre, et peut-être plus pesante... » Obsession
terrible, symbolisme magnifique et hallucinatoire
digne de la *Divine Comédie* ! On comprend en
lisant ce passage le pouvoir qu'un tel signe devait
avoir sur la vie émotive du chrétien. La croix
est sur toutes les églises ; la plupart sont bâties en
forme de croix. Que de miracles ne lui a-t-on pas
attribués ! Il suffit d'en esquisser la forme avec le
doigt pour que l'image aérienne mette en fuite le
mal. Cette puissance miraculeuse traduit bien sa
puissance réelle sur le cœur du croyant. Car c'est
le détail magique, riche d'innombrables associations, qui réveille subitement sa ferveur. C'est le
produit dernier d'une immense émotion collective,
et dès qu'il frappe les sens ou l'imagination, il
ravive l'émotion latente.

Le christianisme a été plus loin. Le sacrifice du
Christ n'est toujours qu'un souvenir. Le crucifix
peut jusqu'à un certain point éveiller dans l'âme
une émotion qui se rapproche beaucoup de celles
qu'éveille la réalité. C'est là le privilège de l'art.
Mais, comme nous l'avons dit, l'art ne suffit pas à
la vie ; il faut aussi des émotions mêlées intimement à notre activité. Le christianisme, en concentrant sur le ciel nos meilleures affections, refuse de
chercher sur la terre une source d'émotions vraiment
bonnes et salutaires. C'est par un nouveau dogme
qu'il a tâché de satisfaire cette exigence du cœur :
il a institué le mystère de l'Eucharistie. N'oublions

pas qu'il ne s'agit encore ici que d'une explication partielle; nous n'en indiquerons que la valeur affective, très importante d'ailleurs et la seule qui nous intéresse ici. Comme on le sait, le dieu est censé s'incarner encore aujourd'hui dans l'hostie. Il devient pain et vin; il devient visible, tangible, mieux que cela, sapide. Dans la communion, c'est l'éternel sacrifice qui se renouvelle non pas sous nos yeux, mais dans notre bouche ou dans celle du prêtre. Pour nous, il nous parait plus difficile de croire à un tel miracle que de créer en nous directement l'émotion que nous cherchons à produire. Mais à l'époque où le sacrement a été établi on acceptait le miracle assez facilement. Dans ces conditions, il était plus aisé d'émouvoir qu'aujourd'hui, et une fois qu'on avait éprouvé l'utilité affective d'une croyance, il n'en fallait guère plus pour l'adopter et la conserver fidèlement. Toutefois, l'Église catholique a cru devoir consolider l'effet moral du sacrifice eucharistique par les procédés esthétiques les mieux élaborés. Dans les ornements de l'église comme dans la cérémonie de la messe, tout converge vers l'acte de renoncement suprême. Mais nous n'avons pas à analyser ici les moyens employés; nous y trouvons un exemple frappant d'art social qui aura sa place tout indiquée dans le chapitre traitant de la composition esthétique. Il suffit de remarquer que l'âme chrétienne a senti le besoin d'un fait précis pour éveiller les émotions bonnes. Ne le trouvant pas dans la réalité présente, elle a encore eu recours à un fait imaginaire, mais par cela même elle s'est vue dans l'obligation de faire des efforts prodigieux de travail esthétique pour lui donner toute la valeur émotive dont un détail imaginaire est susceptible.

Telle est l'explication morale que nous croyons pouvoir donner de ce mystère qui a été regardé pendant des siècles comme essentiel à la vie religieuse. On ne peut recevoir la grâce, la crainte d'être rempli d'amour pour Dieu, sans croire à la mort du Christ, si sans communier avec la ferme conviction que le Christ est réellement présent dans l'hostie.

Le Sentiment et l'Activité Imaginative.

Tandis que les phénomènes intellectuels s'observent indirectement par leurs résultats qu'expriment les signes et le langage, l'activité peut s'étudier plus directement dans ses manifestations musculaires. Mais elle est également susceptible d'une étude subjective d'après les phénomènes de l'imagination, production, arrêt et succession des images.

Nous avons dit que sous l'influence du sentiment l'activité tend à se généraliser tout comme l'intelligence. Cette généralisation se marque suivant ses degrés tantôt par des mouvements périodiques, tantôt par une immobilité complète qu'on a appelée *immobilité active*.

On a considéré l'émotion comme un arrêt de tendances[1], les tendances étant simplement des mouvements en cours d'exécution. Mais l'arrêt ne produit l'émotion qu'au moment même; il ne peut être que passager ; s'il aboutissait à la suppression complète, il entraînerait la complète insensibilité. Prenant donc les conditions motrices de l'émotion dans leur ensemble, il faut dire qu'elles sont constituées par des séries de mouvements continuellement arrêtés et recommençant toujours.

Dans la vie animale, ces mouvements et ces arrêts sont déterminés par l'innervation successive d'un groupe de muscles adaptés à une fin, et de leurs antagonistes. Cette double innervation peut se produire dans un temps plus ou moins court.

---

1. Voy. Paulhan, *Les Phénomènes affectifs*, p. 23.

Tantôt elle se traduit par un véritable rythme, tantôt par l'immobilité active. Il n'y a qu'à regarder un peu autour de soi pour voir tous les degrés de cette oscillation entre des déploiements d'activité contraires occasionnés par les émotions. Sous l'influence d'une rage de dents, on a une tendance à balancer la tête ou le buste ; dans le peuple il n'est pas rare de voir une personne, une vieille femme, se lamenter en s'accompagnant de mouvements rythmiques du buste et même des bras ; à l'annonce d'une bonne nouvelle, les personnes émotionnables se mettent à danser. La douleur et la joie sont souvent l'occasion de chants au rythme accentué, et l'on a remarqué que les peuples les plus primitifs manifestent toutes leurs émotions par des chants[1]. Les personnages des Sagas improvisent fréquemment. Augustin Thierry, dans une page célèbre des *Récits des temps Mérovingiens,* nous montre Frédégonde au chevet de ses enfants malades exhalant sa douleur en de véritables strophes lyriques. « La reine... soupirant, promenant ses regards autour d'elle, tantôt sur l'un, tantôt sur l'autre de ses enfants, montrait par son attitude et ses gestes la vivacité et le trouble des pensées qui l'obsédaient. Dans un pareil état d'âme, il arrivait souvent aux femmes germaines de prendre la parole en vers improvisés ou dans un langage plus poétique ou plus modulé que le simple discours. Soit qu'une passion véhémente les dominât, soit qu'elles voulussent par un épanchement de cœur diminuer le poids de quelque souffrance morale, elles recouraient d'instinct à cette manière plus solennelle d'exprimer leurs émotions et leurs sentiments de tout genre, la douleur, la joie, la haine, l'indignation, le mépris. » (Septième Récit.)

---

1. Voy. E. Grosse, *Les Commencements de l'art,* citation de Grey.

Dans d'autres cas, ordinairement quand l'émotion est plus intense, les séries de mouvements contraires sont de plus en plus rapprochées et tendent à se neutraliser. C'est ainsi qu'une frayeur, une joie inattendue, une colère subite paralysent.

Les raisons immédiates de cette oscillation de l'activité sont variées. On peut supposer qu'elles sont dans certains cas à moitié volontaires ; l'homme qui souffre commence des mouvements destinés à écarter le mal, et devant leur inutilité il les arrête ; mais cette explication est insuffisante, car même lorsque l'activité est efficace pour modifier les conditions extérieures l'émotion peut être assez forte pour que les mouvements d'abord adaptés à une fin cessent de converger et deviennent plus ou moins rythmiques ; tel un homme en colère qui, au lieu de frapper son adversaire, bat l'air de gestes inutiles. On pourrait aussi, dans certains cas, regarder les mouvements rythmiques des muscles de relation comme l'imitation directe et spontanée des mouvements vasculaires et respiratoires devenus exceptionnellement accentués ; ceux-ci sont ainsi rendus moins sensibles, le corps entier se mettant en harmonie avec eux ; on berce sa douleur.

Mais il faut chercher la raison générale de tous les cas quelconques, raison qui d'ailleurs comprend les explications précédentes, dans une condition fondamentale de l'émotion : l'intensification et l'universalisation de l'activité nerveuse centrifuge. Dans l'émotion, l'activité nerveuse devient assez générale pour innerver à la fois un système de muscles adaptés à une fin et leurs antagonistes. Dans l'activité volontaire, l'innervation des antagonistes, sans être nulle, est négligeable, et plus ceux-ci sont actifs, plus l'émotion domine. Ici, comme pour tous les autres caractères que nous examinerons, il s'agit simplement de l'extension à la vie animale de

certaines conditions de la vie végétative et du fonctionnement harmonieux des deux vies.

Dans cette oscillation générale des mouvements,
plus l'émotion est intense, plus l'activité s'universalise et tend à amener l'équilibre dans toutes les
contractions musculaires. Mais il y a une limite à
cette activité et à cet équilibre. L'immobilité active
revêt, semble-t-il, sa forme complète dans l'état
cataleptique. On sait que l'individu atteint de
catalepsie devient semblable à une statue, et dans
la plupart des cas à une statue de cire extrêmement
malléable, conservant tant que dure la crise toutes
les positions, toutes les attitudes que l'expérimen-
tateur lui fait prendre; parfois même il continue
automatiquement certains mouvements des bras,
des jambes, etc. Cet état est habituellement produit
au moins à l'origine par une forte émotion, et son
caractère apyrétique montre qu'il est de nature
essentiellement cérébrale. Or la catalepsie implique,
ce semble, un déploiement anormal de l'activité
nerveuse centrifuge manifesté par les postures
extraordinaires que le malade peut maintenir pendant des heures et par l'épuisement général qui
succède à la crise. De plus, la facilité avec laquelle
on fait prendre au patient des positions quelconques indique un véritable équilibre entre les mouvements des divers muscles, équilibre qui se
rétablit à chaque nouvelle position. Ce n'est pas la
contracture violente de certains muscles, mais
l'innervation générale de tous les muscles. Enfin,
le monoïdéisme, qui, d'après M. Paul Janet, accompagne la catalepsie se rapproche de cet état
émotif déjà signalé où l'esprit se concentre sur un
fait spécial, précis. A notre sens, cette immobilité,
à la fois intellectuelle et active, représente la forme
extrême de la pensée émotive, forme vraiment
pathologique suivant laquelle la conscience, sans

disparaitre entièrement, est réduite à son minimum d'existence.

Dans l'émotion normale, l'immobilité active n'est que passagère et l'activité se manifeste également par des mouvements périodiques.

Leur combinaison peut produire un véritable rythme, l'oscillation n'est plus simplement marquée par une alternance de mouvements, mais par des variations périodiques d'intensité et de rapidité dans l'ensemble des mouvements en conflit. L'oscillation devient de plus en plus rapide jusqu'à ce qu'elle amène un véritable équilibre, puis celui-ci est de nouveau rompu pour se reformer ensuite. C'est sur ce type complexe qu'il faut sans doute concevoir les concomitants actifs d'une émotion forte, agitation produite par une grande passion, mouvements impatients d'une grande colère, etc.

Ce n'est pas tout. A l'intérieur de cette activité généralisée et à tendance rythmique, on discerne des mouvements secondaires répondant aux variations de l'état émotif. Il s'agit, en général, d'actes instinctifs en rapport avec la cause de l'émotion ou parfois complètement inutiles, comme les cris, les gestes désordonnés, etc. Mais si ces mouvements sont trop énergiques, ils tendent à réduire l'émotion consciente en même temps qu'ils épuisent les forces musculaires. Il faut qu'ils n'apparaissent que comme des variations secondaires du mouvement général. D'autre part, ces variations sont nécessaires à l'émotion consciente qui, réduite au simple rythme s'endormirait. Ceci n'est que l'extension de certains caractères présentés pas les mouvements vasculaires; les émotions s'y accompagnent de modifications légères et momentanées; un désordre trop grand produit une douleur purement physique qui tend à se localiser, à s'intellectualiser, et finalement peut compromettre l'existence de l'organisme.

Pour raviver l'émotion, l'intensité de la secousse secondaire doit varier avec le degré d'activité générale. Si le mouvement périodique est bien marqué, il faut une secousse relativement forte; mais plus l'état général se rapproche de l'immobilité active, plus les mouvements sont sensibles. Dans un état de tension extrême, le plus léger sursaut a son retentissement dans tout l'organisme et s'accompagne d'une vive émotion; alors il suffit des contractions à peine perceptibles des muscles de l'expression proprement dits, et souvent ces mouvements sont les seuls qui puissent se produire sans occasionner une désorganisation défavorable au sentiment.

Il reste à examiner comment se lient ensemble les transformations émotives de l'intelligence et de l'activité. Nous avons observé que l'extase religieuse tend vers l'état cataleptique, mais nous n'avons là qu'une indication tout extérieure et très spéciale. L'union de l'intelligence et de l'activité sous l'empire du sentiment se manifeste directement par les phénomènes d'imagination.

On peut considérer la formation des images élémentaires, due à la simplification des perceptions concrètes, comme un phénomène principalement intellectuel, procédant de l'intelligence abstraite unie au sentiment. Mais le mouvement des images, leur évocation, leur répression, leur groupement, leur enchaînement sont plus spécialement des phénomènes d'activité. On a d'ailleurs souvent signalé le lien qui existe entre les images intérieures et les mouvements musculaires : une image, comme nous l'avons déjà remarqué, est un commencement de mouvement.

Rien d'étonnant donc si les hautes généralisations produisent une universalisation de l'activité, car des rapports abstraits ne sauraient se soutenir dans l'esprit sans des images quelconques, et l'état synthétique, favorable au développement du sentiment, en implique un nombre considérable.

Toute idée générale suppose ainsi une grande activité imaginative, mais il est certaines représentations d'un caractère général qui tiennent plus de l'imagination que de la pensée abstraite ; de ce nombre sont les notions d'espace et de temps. Dans ce cas, ce sont les phénomènes d'activité qui semblent prédominer.

Quand nous cherchons à nous représenter de grandes étendues ou de longues durées, notre cerveau déploie une activité considérable. Comme dans la conception d'idées générales, nous embrassons d'un seul regard une foule d'objets différents. Mais en généralisant une notion abstraite, nous rendons les images le plus semblables possible et ne leur laissons que juste les différences indispensables pour les maintenir distinctes. Pour remplir le temps ou l'espace, nous imaginons au contraire les événements ou les objets les plus dissemblables ; au lieu de se fusionner peu à peu, ils tendent à se préciser et à se différencier. De là des efforts d'imagination incessants, et par suite une innervation centrifuge considérable, une foule d'ébauches de mouvements.

Aussi ne peut-on s'étonner que le spectacle des vastes étendues, des grands phénomènes cosmiques, la pensée des longues durées, aient toujours produit sur l'âme humaine une impression profonde. Et c'est avec une émotion toujours croissante, approchant de l'extase, qu'elle s'élève peu à peu à la contemplation de l'infini et de l'éternité. Peu importe que les métaphysiciens voient ou non dans ces deux notions des conceptions positives de

la raison; si l'émotion les accompagne, c'est surtout
que l'imagination, pour laquelle ces notions sont
toutes négatives et les mots synonymes d'indéfini,
d'illimité, cherche sans répit à embrasser toujours
plus d'images. Telle est l'émotion d'un Pascal
devant l'infiniment grand et l'infiniment petit;
telle l'émotion d'un Lamartine qui traduit ainsi sa
pensée :

> Pourtant chaque atome est un être!
> Chaque globule d'air est un monde habité!
> Chaque monde y régit d'autres mondes peut-être,
> Pour qui l'éclair qui passe est une éternité!
> Dans leur lueur de temps, dans leur goutte d'espace,
> Ils ont leurs jours, leurs nuits, leurs destins et leur place,
> La pensée et la vie y circulent à flot,
> Et pendant que notre œil se perd dans ces extases,
> Des milliers d'univers ont accompli leurs phases
>   Entre la pensée et le mot!
>
>   (*Jocelyn*, IVe Époque.)

L'adoration de la nature, le mysticisme panthéiste,
sont-ils autre chose que le résultat naturel d'une
telle propriété affective?

Inversement, les sentiments vifs et profonds
aiment à s'entourer d'immensité, le cœur a besoin
d'espace; les amants se plaisent à donner pour
cadre à leurs effusions des horizons lointains ou
une belle nuit constellée. Les grandes joies et les
grandes douleurs veulent être ou se croient éter-
nelles, elles se repaissent d'avenir sans fin. Ma
blessure, dit le désespéré, jamais ne se refermera.
« O temps, suspends ton vol », dit Lamartine, et
Musset répond : « J'ai cru sentir le temps s'arrêter
dans mon cœur. »

Même sans s'élever aux notions d'infini et d'éternité, l'espace et le temps semblent toujours liés
très étroitement au sentiment. La simple apprécia-

tion pratique des dimensions et des durées en dépend. La peur agrandit les objets, l'orgueil poussé jusqu'à la folie les diminue, comme dans le cas des mégalomanes qui se croient trop grands pour passer par une porte ordinaire. Le temps pendant lequel on s'amuse parait plus court que celui pendant lequel on s'ennuie.

Ce lien si étroit ne proviendrait-il pas de ce que ces notions sont toujours accompagnées d'impressions et d'actes très universalisés? Penser le milieu spatial, abstraction faite des objets qui y sont contenus, c'est éprouver à la fois confusément des sensations présentes ou rappelées de tous les sens extérieurs; penser le milieu temporel, c'est éprouver à la fois des sensations ou images simultanées de tous les sens extérieurs et de la vie organique. Nous faisons alors les mêmes efforts universels que pour nous représenter l'infini ou l'éternité, mais l'activité est moins prononcée et l'intelligence prédomine tout en maintenant un état nettement émotif. L'esprit tendu entre une idée très générale et une perception ou image concrète ne peut, sauf dans les cas morbides, s'immobiliser dans cet état. Abandonnant momentanément la représentation concrète, il s'élève sur l'échelle imaginative qui la lie à l'idée générale et fixe son attention sur des images plus simples pour redescendre ensuite vers une autre représentation concrète ou revenir à la première. A tout moment l'intelligence se dilate ou se rétrécit, comme la pupille, aux moindres changements d'éclairage et aux plus légers troubles intérieurs. Tandis que le mouvement d'abstraction et de concrétion, ou, pour employer des symboles spatiaux, le mouvement vertical de bas en haut et de haut en bas est un phénomène intellectuel, le passage d'une image à l'autre, ou la translation horizontale, est d'ordre actif; le mouvement général des images est la résultante des deux déplacements.

La pensée théorique ne peut entièrement se passer d'images. Mais lorsque les fonctions intellectuelles prédominent, elles sont rapidement simplifiées, hiérarchisées et réduites à des signes; alors l'activité peut à volonté, suivant les besoins de la pensée, ramener ceux-ci dans la région de la vision mentale distincte.

Quoique toujours présente dans nos opérations cérébrales, c'est seulement lorsque le sentiment prédomine que l'imagination manifeste clairement ses lois. La succession des images n'est alors que l'expression des lois de l'activité sous la dépendance du sentiment. Elle est caractérisée par la continuité et la périodicité.

L'imagination obéit à la loi de *liaison des images*. Cette loi a suffisamment été établie et commentée par les psychologues, mais sous un autre nom, celui *d'association des idées*. Le changement de nom suffira sans doute pour montrer les restrictions que nous y apportons. Il ne s'agit jamais pour nous d'idées, c'est-à-dire de perceptions de rapports. La pensée ne se décompose pas en une foule d'idées ayant leur individualité, chaque idée est la pensée elle-même variant suivant les objets auxquels elle s'applique. Il s'agit ici d'images, c'est-à-dire de sensations affaiblies, d'objets de pensée. Il n'est pas non plus question *d'association*, terme qui fort malheureusement est passé dans le langage courant, et paraît des plus malencontreux. Rien ne pourrait ressembler moins à une association. La seule explication possible d'un pareil abus de langage semble résider précisément dans cette étrange conception moléculaire ou monadique de l'esprit, qui voit dans les idées des individus psychiques indépendants.

Cette succession des images se fait, comme on le sait, d'après les ressemblances, ou mieux d'après les

éléments communs des images, que l'esprit ait ou
non conscience du rapport qui les unit. Dans les
raisonnements les plus soutenus, la loi de liaison
des images ne laisse pas de se faire sentir et de
guider en partie le développement de la pensée.
Mais l'intelligence et l'activité volontaire intervien-
nent sans cesse, dirigent en partie l'attention,
interrompent la chaîne, éliminent les images inutiles à la solution du problème cherché, ou à la
démonstration du principe énoncé. Elles organisent
les images utiles et les orientent vers un but
déterminé, tout comme dans la vie de relation on
voit les mouvements des muscles s'harmoniser et
s'adapter à une fin. Dans la pensée émotive, la
chaîne s'écoule presque sans obstacle.

En outre, sous l'influence du sentiment, la généralité de la pensée favorise l'évocation de toutes les
images liées indistinctement; mais toutes ne peuvent se présenter à la fois. L'attention, se concentrant sur un groupe privilégié de sensations ou
d'images, leur impose alors une certaine périodicité
caractérisée par les retours du groupe privilégié.

Cette périodicité existe sous une forme rudimentaire dans toute recherche mentale. Quand nous
nous laissons aller à la rêverie l'évocation successive d'images variées obéit simplement à la loi de
liaison ; mais quand nous voulons leur donner une
orientation définie, nous sommes obligés de les
soumettre à un certain ordre. Si, par exemple, nous
cherchons à rétablir nos souvenirs, nous fixons
l'attention sur le point de départ de nos recherches,
nous laissons arriver un à un les souvenirs liés,
puis nous ramenons notre attention sur le point de
départ et nous recommençons jusqu'à ce qu'il se
présente une série d'images qui nous conduise au
souvenir cherché. Voulons-nous nous rappeler à
quel endroit nous avons laissé un objet ? C'est

l'objet qui constitue le centre des séries d'images successivement évoquées. La même chose se produit quand un poète cherche une rime.

Sous l'empire de l'émotion, la liaison des images, indépendante de tout développement logique de la pensée, s'accentue, et le rythme devient plus marqué, plus régulier. L'image dominante revient plus fréquemment et avec plus de force. On pourrait comparer un tel état mental à ces roses décrites au moyen de tiers de cercles égaux dont les centres sont tous sur une même circonférence de cercle d'égal rayon. Du commun point d'intersection l'esprit voyage sans cesse sur une des courbes, rebrousse chemin sur une autre, repasse au centre et continue sa route sur une troisième pour revenir encore et ainsi de suite.

Le voyage parmi les images liées peut être plus ou moins long, les retours plus ou moins fréquents. Quand les digressions sont très courtes, c'est l'idée fixe ou mieux *l'image* fixe. Enfin, elles peuvent se raccourcir au point d'aboutir à l'immobilité, c'est l'extase pathologique et la catalepsie.

L'état de l'esprit sous l'influence de l'émotion est ainsi en parfaite harmonie avec les conditions générales de la vie végétative. L'imagination prédomine et revêt les mêmes caractères que les mouvements organiques ou ceux des muscles volontaires régis par l'émotion.

En résumé, on peut dire que les deux arcs schématiques décrits plus haut tendent, sous l'influence du sentiment, à s'organiser sur le même modèle. Les centres supérieurs de l'arc nutritif jouent un rôle plus important, et l'arc sensitivo-moteur emprunte à celui-ci ses principaux caractères. Grâce à cette transposition, il nous sera peut-être possible de jeter sur l'étude de l'arc nutritif, si difficile à observer directement, des lumières nouvelles fournies par le système intellectuel et actif que polarise l'émotion. Mais les lois que nous avons indiquées, fondées sur quelques observations dans différents domaines, ne doivent être regardées à cette phase de notre étude que comme des hypothèses ; il appartient à l'esthétique de les confirmer et les préciser.

CHAPITRE II

L'ART INDIVIDUEL

L'art soumet la vie de relation à une première condition propre à la vie affective, en isolant l'individu du monde extérieur, en offrant comme objet à son intelligence et son activité un monde purement imaginaire. On a toujours admis que l'art est mensonger, soit que l'on condamne ses illusions comme Platon qui bannit Homère couronné de fleurs, soit qu'on le préfère à la prose de la réalité, et que, changeant le sens des mots, on dise avec Musset : rien n'est vrai que le beau. On a décidé pour ou contre la fable suivant qu'on a accordé aux affections une place plus ou moins grande dans la vie humaine.

L'Art et l'Intelligence.

Les conditions intellectuelles de l'émotion sont manifestées surtout par le principe de l'unité dans la variété, principe fondamental admis par la grande majorité des esthéticiens avec des interprétations et des applications diverses.

Toute œuvre d'art digne de porter ce nom est

essentiellement constituée par une idée simple qui
en relie toutes les parties et reparaît sans cesse au
milieu des détails les plus variés.

Ce principe a été admis en général comme un
dogme sans démonstration. Pour nous, il repose
sur le principe de la concentration synthétique de
la pensée dans les grandes émotions et il en offre
une confirmation décisive. Ainsi interprété, il aide
à comprendre cet état de tension mentale que nous
avons opposé au vide de la pensée; l'unité et la
variété peuvent en effet se combiner dans des proportions diverses, mais il y a des limites au-delà
desquelles l'unité devient monotonie et la variété
incohérence; en d'autres termes, il en résulte soit
le vide intellectuel, le sommeil, soit la dispersion
des idées, deux états également défavorables au
développement de l'émotion. Qu'on se rappelle
l'état d'âme produit par une belle création artistique
et l'on comprendra ce qu'il faut entendre par le
sentiment comme état psychique, comme fonction
intérieure, séparé autant qu'il est possible de ses
concomitants physiques.

Considérant de ce point de vue supérieur le
principe de l'unité dans la variété, il faut déterminer d'après notre théorie la nature des deux éléments et leur combinaison, en nous guidant comme
toujours sur l'étude inductive des œuvres d'art.

Dans chaque œuvre on peut ordinairement distinguer plusieurs sources d'activité mentale, suivant
que l'on envisage l'ensemble de la composition ou
le sujet lui-même.

Tout d'abord, chaque œuvre est dominée par une
idée principale qui en forme le sujet constant; et
c'est surtout en poésie que cette condition est facile
à étudier. Or, pour répondre aux exigences du
sentiment, l'idée dominante doit être à la fois simple et générale.

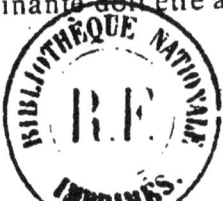

7

Elle doit être suffisamment simple, c'est-à-dire que, pour être comprise, elle ne doit pas nécessiter l'intervention trop fréquente de la pensée discursive, l'adjonction d'idées trop nombreuses dont l'effet serait de détruire l'unité mentale. Les développements doivent être moins des démonstrations que des énoncés différents d'un même sujet aperçu de points de vue divers et dans des circonstances variées. C'est, en somme, plutôt une notion qu'une vérité que le poète expose, et si elle contient une théorie, il la fait sentir sans la prouver. Rien de plus fastidieux que certaines œuvres littéraires à thèses ; les démonstrations trop abondantes tuent l'émotion ; l'auteur laisse voir trop clairement que son but est de prêcher, et si le lecteur intéressé par le sujet accepte la discussion, il est sans cesse impatienté par les digressions littéraires et les artifices poétiques qui entravent la marche de la pensée. Ces défauts viennent ordinairement de ce que l'auteur expose une théorie trop spéciale et trop personnelle ; il ne peut, par suite, espérer de se faire comprendre qu'en sacrifiant à la discussion le développement synthétique. Il est regrettable que nos contemporains ne retournent pas plus souvent aux idées générales et aux vérités morales traitées par les anciens, vérités toujours vieilles, parce qu'elles sont nées avec l'humanité ; vérités toujours nouvelles, parce qu'elles répondent aux aspirations vivaces de chaque génération. Ce double défaut, la complexité et la personnalité, est encore plus grave dans les arts plastiques d'où le raisonnement analytique est entièrement banni. C'est ainsi que certains symbolistes modernes sont obligés d'accompagner leurs fantaisies métaphysiques non seulement d'une « légende » pour l'explication des symboles, mais parfois d'abstruses dissertations gravées sur des tablettes au bas d'un cadre géant.

D'autre part, l'idée doit être générale et d'une portée universelle. A la vérité, on attribue souvent une grande valeur à certaines œuvres dont le sujet est assez spécial, parce que les meilleures conditions esthétiques y ont été réalisées, les meilleures proportions observées. Il y a tel poème, tel tableau fameux bâti sur une idée insignifiante. S'il est possible d'étudier une œuvre esthétique en dehors de sa valeur intellectuelle, notre point de vue nous empêche de tomber dans le culte mesquin de la forme pure, ou de l'exactitude de l'expresion. La pensée est importante esthétiquement en tant qu'elle concourt à la production de l'émotion. Or, les idées les plus générales, celles qui ont la portée la plus universelle, élèvent au maximum le ton de l'émotion en rapprochant l'esprit de l'état extatique.

Il en résulte que seules les œuvres d'une certaine étendue peuvent être considérées comme de vrais chefs-d'œuvre, quand les principales conditions de beauté sont réalisées. Un sonnet sans défaut ne vaut pas un long poème; car il est impossible en quatorze vers de développer une idée générale comme elle devrait l'être pour en sentir la généralité, il est impossible d'élever le ton de l'émotion à la hauteur qu'elle est susceptible d'atteindre par la méditation d'une grande œuvre. Il faut être aussi dépourvu de sentiments profonds que l'auteur du paradoxe célèbre pour borner l'idéal artistique à la perfection de certaines formes extérieures. La méthode adoptée dans nos recherches implique en quelque sorte la théorie de l'art pour l'art, mais seulement à la condition de donner à l'art une définition autrement compréhensive que celle qui est familière aux admirateurs de la forme pure.

En fait, les grandes œuvres artistiques sont avant tout caractérisées par une pensée synthétique.

Pour commencer par la poésie, voici, par
exemple, l'*Antigone* de Sophocle. L'idée est simple,
générale, et à cause de sa généralité même, facile à
comprendre pour tous : il s'agit du conflit toujours
possible, même dans les meilleures constitutions,
entre la loi morale et l'ordre social. Pas de vraie
démonstration, mais des énoncés différents d'un
même sujet. Les chants du chœur, les conversations d'Antigone et de sa sœur, le dialogue entre
Créon et Antigone, tout rappelle le poignant problème ; et quoique nos sympathies se portent toutes
sur Antigone, on ne peut dire qu'il soit entièrement résolu. Créon a eu tort d'enfreindre les lois
divines et il en est puni, mais Antigone a désobéi
aux lois humaines et troublé l'ordre social.

L'*Énéide,* malgré ses imperfections, ses longueurs
et ses froideurs, est un exemple remarquable d'unité
de l'ensemble obtenue par une idée simple et générale. Énée et son archétype Vénus, Turnus et son
archétype Junon, représentent respectivement l'esprit de soumission et l'esprit d'indépendance,
l'obéissance au destin révélé par les dieux et la
fierté héroïque, la vénération et l'orgueil. En outre,
chacun représente deux notions complémentaires,
mais encore très générales, intimement liées aux
premières, et d'un intérêt considérable pour tous
les Romains : Turnus représente les populations
indisciplinées du Latium, Énée la civilisation
théocratique dont la fusion avec les premières
devait peu à peu produire l'Empire romain. Ici
encore il y a exposition et non démonstration. On
nous laisse entrevoir une certaine conciliation des
deux principes d'ordre et de progrès, mais le protégé des dieux et le favori du poète est toujours
Énée, et cependant Turnus joue le beau rôle, et le
dernier vers exprime plus que le regret de sa défaite :

Vitaque cum gemitu fugit indignata sub umbras.

La *Divine Comédie*, qui idéalise toute une religion, toute une civilisation, apparaît comme une œuvre complexe, et cependant une idée simple et précise en relie toutes les parties, c'est l'idée (plus féodale que catholique) de la régénération totale de l'âme humaine par l'amour. Cette idée, telle qu'elle est comprise par le poète, implique toute une morale et toute une philosophie. Elle ressort spécialement de la magnifique confession que Dante fait à Béatrice sur les confins du Purgatoire, mais dans tout le cours du poème elle est présente à l'esprit. C'est Béatrice qui envoie Virgile au secours du poète, c'est l'amour qui anime l'art et par son intermédiaire protège l'âme indécise contre les bêtes allégoriques, qui lui révèle peu à peu toute l'horreur de l'enfer du vice. Pour l'élever jusqu'à un idéal moral positif et à une vue claire de l'ordre universel, il faut que l'amour parle directement. C'est Béatrice qui entraîne le poète vers les régions supérieures et ouvre son intelligence aux dogmes et aux raisons suprêmes qui fondent l'organisation religieuse de la société.

Un sujet très général et qui a souvent été traité par les poètes, c'est l'opposition qui existe entre la grandeur de l'individu et l'indifférence morale des forces qui le dominent, forces physiques et forces sociales. Depuis le *Livre de Job* jusqu'à la *Maison du Berger,* en passant par le *Prométhée* d'Eschyle et la *Mort de Pompée,* le problème du roseau pensant et du destin aveugle a animé nombre de poèmes sublimes. Les solutions, ou plutôt les indications de solutions, varient suivant les époques, les croyances et les tempéraments, mais c'est toujours le même thème d'une éternelle universalité.

Les vérités qui nous ont servi d'exemples sont émouvantes par elles-mêmes, parce qu'elles nous intéressent directement; et l'on peut en dire autant de toute idée très générale et d'une portée universelle. Mais elles n'ont pas la puissance émotive, immédiate, de nos intérêts présents et passagers. Elles émeuvent par leur généralité et leur universalité mêmes; parce qu'elles impliquent une vue enveloppante de l'âme entière et de l'ordre qui la domine; parce qu'elles concernent l'ensemble de notre vie, de nos espérances et de notre conduite; parce qu'elles se mêlent obscurément à toutes nos pensées et à tous nos actes; parce qu'en fixant sur elles notre attention, il monte dans notre âme comme le confus bourdonnement de tous les instants de notre vie, de tous les instants de l'existence universelle.

Les arts du dessin sont moins capables de représenter des notions de ce genre. Cela leur est plus facile quand, grâce à des croyances communes, l'artiste n'a qu'à utiliser des symboles familiers à tous. Mais il est possible d'exprimer des notions abstraites au moyen de certains procédés d'idéalisation bien connus; il faut cependant être extrêmement prudent, et nos symbolistes modernes ne le sont pas toujours. On peut considérer les tableaux qui représentent la Vierge et l'Enfant divin comme exprimant sans l'aide d'une convention passagère une vérité très générale. Qu'ils s'appellent Isis et Horus, ou Marie et Jésus, les personnages ne nous intéressent guère en eux-mêmes; le groupe est un symbole naturel de la réalité totale, aperçue d'un point de vue exceptionnellement compréhensif. Les plus anciennes cosmogonies ont conçu l'éternelle substance comme l'élément féminin, et l'élément masculin a représenté le principe actif; l'enfant dans les bras de sa mère évoque directement l'idée de l'activité mâle qui transforme et développe; avec une vue plus rationnelle, le symbole, tout en exprimant des notions plus abstraites, ne change pas de signification; la mère rappelle l'ordre immuable et l'enfant le progrès au sein de l'ordre.

Pour donner à une représentation de la maternité cette valeur symbolique, il suffit de l'isoler dans l'espace et dans le temps, en l'éloignant de la planète terrestre ou en l'entourant d'objets et de personnages très idéalisés, en donnant à la mère et à l'enfant des traits et des costumes qui ne rappellent pas trop une époque, etc. Si ces indications ne sont pas assez nettes, le tableau n'évoque que l'idée de la maternité humaine, et beaucoup de prétendues madones n'ont de général que le titre. Il y en a d'autres qui ne revêtent ce caractère que pour quelques-uns, parce que les auteurs se sont contentés comme indications de souvenirs bibliques; pour tous ceux qui ne partagent pas leurs croyances et leurs traditions, elles sont insuffisantes, même si les faits rappelés ne leur sont pas inconnus.

Les artistes catholiques ont ajouté à la signification philosophique du symbole maternel un sens moral non moins important au point de vue esthétique. La mère et l'enfant symbolisent un haut idéal, un idéal d'amour fait à la fois de tendresse et de pureté. Or, il est possible d'exprimer un pareil idéal sans symbole spécial, sans allusion directe au dogme chrétien de la parthénogenèse. Dans les plus belles créations artistiques qui l'évoquent, l'attitude et les traits des personnages suffisent. Si l'on rapproche cette représentation d'une idée morale du symbole philosophique, on comprendra le caractère éminemment synthétique de semblables peintures et l'émotion profonde qu'elles sont capables d'éveiller.

Il y a sans doute d'autres notions générales susceptibles de représentation graphique; nous n'avons cité que la plus célèbre; mais il importe surtout qu'elles soient facilement saisissables et que par conséquent elles ne soient pas trop personnelles à l'auteur. Rien de plus insupportable qu'un artiste métaphysicien. Il y a loin de la Vierge du Moyen Age aux enfantillages germaniques de certains contemporains. Toute création artistique gagne au point de vue de l'émotion par la profondeur du sujet. Mais pour cela l'originalité doit moins résider dans le sujet lui-même que dans son interprétation. La limitation que cette règle semble imposer au développement du génie artistique n'est qu'apparente. Les vérités générales solidement établies au cours de l'évolution humaine, susceptibles des applications les plus diverses, lorsqu'elles ont été réellement assimilées par un auteur, incorporées à sa personne et à sa vie, prennent une forme individuelle et d'une attrayant originalité, présentant des aspects absolument nouveaux. La notion de la Vierge fut, initiée par des générations d'artistes et elle fut, à l'époque où ces œuvres étaient sincères, une source de beautés.

Les idées générales qui forment le fond des grandes compositions esthétiques s'en dégagent peu à peu. Il en est d'autres qui sont inconnues et peuvent paraître seulement comme la forme d'une seule chose, en d'autres termes, chacune de ces formes les fécondé...

pensée analytique opposée au sentiment. C'est là le défaut caractéristique de la poésie française qui chez les auteurs les plus célèbres, classiques et romantiques, reste parfois déplorablement abstraite.

Dans la représentation des objets, comme dans l'expression des idées, il est possible et ordinairement utile d'observer certaines conditions favorables à l'état synthétique de l'esprit. Pour cela, il faut pouvoir retrouver dans l'objet ou l'être individuels le type général auquel il appartient avec les caractères principaux qui le définissent. À cette seule condition, en effet, un objet individuel peut éveiller obscurément la représentation de tous les objets de la même catégorie, connus ou imaginés.

C'est dans le dessin qu'il est le plus commode d'étudier ces conditions, quoiqu'elles soient observables en poésie. Il ne s'agit, en somme, que de l'idéalisation entendue dans le sens très spécial que nombre d'esthéticiens donnent à ce mot. Ils ont même souvent eu le tort de lui accorder trop d'importance dans la détermination du beau, sans doute parce qu'ils se sont trop attachés à l'étude des arts plastiques.

Est beau dans ce sens spécial tout objet qui présente à un degré suffisant les caractères que nous nous attendons à y trouver. Les exemples que l'on prend d'habitude sont empruntés au monde organique. Telle fleur, tel animal, pour être beaux, doivent présenter le développement normal des individus de leur espèce. Comme les être vivants sont déterminés surtout par leurs fonctions, ils doivent, pour être déclarés beaux, paraître capables d'exercer ces fonctions avec facilité. Ainsi un beau lion doit avoir des muscles et des griffes solides, un beau cheval doit être bien bâti pour la course. Ces traits caractéristiques sont d'ailleurs partiels; le lion et le cheval ont d'autres fonctions qui limitent le développement de ces qualités. Comme chaque animal est défini par un certain nombre de propriétés différentes, notre conception de l'espèce peut ne point trouver sa réalisation complète dans la nature, chaque individu ayant toujours quelque imperfection. De plus, il n'y a pas d'espèce absolue ; toute espèce rentre dans une famille plus générale, celle-ci dans une autre, et toutes dans la catégorie des êtres vivants. De sorte que les espèces elles-mêmes sont plus ou moins belles suivant qu'elles rappellent plus ou moins l'ensemble des principales propriétés des classes les plus générales, suivant qu'elles évoquent plus ou moins complètement la notion de vie.

Mais il ne faut chercher ici aucun mystère. Cette beauté est subjective, elle dépend de nos propres généralisations basées sur nos propres expériences. Aussi varie-t-elle avec chaque individu. Charles Lévesque dit que « le beau lis est celui dont la forme visible, aussi grande et aussi ordonnée que la forme idéale de l'espèce, manifeste une puissance vitale agissant avec toute la grandeur et tout l'ordre propres à la puissance idéale de l'espèce[1] ». C'est exact, mais à deux conditions : que l'on admette que cette puissance idéale est une donnée de l'expérience, et que l'on voie dans cette idéalité *une* condition du beau parmi beaucoup d'autres. Un lis parfait, au point de vue botanique, pourrait être fort laid, s'il ne présentait pas également certains caractères tout à fait individuels provenant de son environnement, du degré d'épanouissement des fleurs, de l'inclinaison de la tige, etc.

Cette condition de la beauté n'est pas propre au monde biologique, elle est commune aux objets

1. *Science du beau*, chap. ii, p. 58.

inertes et à la personne humaine physique et morale. Une chaise, une table peuvent être laides si elles ne rappellent pas assez les chaises et les tables auxquelles nous sommes accoutumés et les usages auxquels on les destine. Une femme n'est belle que si sa forme et ses traits reproduisent les principaux aspects caractéristiques de notre race et de son sexe. Tel caractère peut être laid s'il se trouve dépourvu de certaines tendances naturelles à l'homme, qu'elles soient bonnes ou mauvaises; ou bien si certains instincts sont anormalement développés de façon à détruire l'harmonie naturelle des fonctions morales.

On peut rapprocher de cette idéalisation générale certaines idéalisations plus spéciales, telles que la représentation de types historiques. Les personnages de Corneille ou de Walter Scott, irréels si l'on veut, évoquent néanmoins par quelques traits frappants tout un peuple ou toute une époque. On préfère aujourd'hui des tableaux plus exacts du passé ; la recherche de la couleur locale, tant prônée par les romantiques, est devenue presque une superstition. Il est incontestable que l'art peut tirer de grands avantages des travaux patients d'un Flaubert. Mais il ne faut pas que des détails plus véridiques nous fassent perdre l'intérêt d'une vue idéalisée de l'ensemble. Ni la pensée scientifique ni la pensée esthétique ne doivent se perdre dans le détail ; l'érudition exagérée est la mort de l'art historique comme celle de la sociologie. On a dit que la fable est plus vraie que l'histoire, on peut au moins dire sans crainte qu'elle est plus belle.

Tous ces cas particuliers rentrent dans notre règle générale : chaque fois que les autres conditions esthétiques le permettent, il est utile de donner à l'objet une certaine généralité en l'idéalisant. Par ce moyen on élève l'esprit à la contem-

plation synthétique d'objets multiples, rappelés ou
imaginés sous une forme plus ou moins rudimentaire. L'âme en est d'autant mieux ouverte à
l'émotion.

Nous avons cherché à élargir le principe d'unité
dans l'art en le rattachant à celui de la généralité.
De même le principe de variété est basé sur des
raisons plus profondes que le plaisir du changement. La variété n'a pas uniquement pour fonction
de rompre la symétrie ; si on ne la recherchait que
dans ce but, elle pourrait être tout aussi peu
esthétique que la monotonie. Son rôle est de maintenir l'état de tension cérébrale par l'apparition
incessante d'idées spéciales et d'images qui entretiennent la conscience claire de l'idée dominante
et en développent toute la richesse. Ce principe a
de plus une valeur positive qu'on n'a pas assez fait
ressortir ; il est impliqué dans une condition
nécessaire de toute émotion : la stimulation directe
des sentiments par le détail concret, individuel,
distinct de tout ce qui l'entoure, sans précédent et
sans répétition.

En effet, un des traits qui caractérisent la vraie
poésie est l'apparition fréquente de détails concrets
qui frappent par leur netteté et leur précision,
retiennent l'attention, élèvent subitement jusqu'aux
régions de la conscience claire une onde d'émotion
intense. La véritable éloquence doit ses moyens les
plus puissants à l'évocation de ces images vives
et en relation directe avec les circonstances du
moment.

Voici, par exemple, comment s'exprime le *Henri V*
de Shakespeare avant la bataille d'Agincourt :

« Cette journée s'appelle la fête de Crépin ; celui
qui survit à cette journée et retourne chez lui sain

et sauf, celui-là se haussera sur la pointe des pieds quand on nommera cette journée; il se redressera au nom de Crépin. Celui qui survit à cette journée et qui atteint la vieillesse, celui-là chaque année, la veille de cet anniversaire, régalera ses voisins et dira : « Demain, c'est la Saint-Crépin »; puis il retroussera sa manche, il montrera ses cicatrices et il dira : « Ces blessures, je les ai reçues le jour de la Saint-Crépin. » Les vieillards oublient; mais il aura tout oublié, qu'il se rappellera encore en les exagérant les exploits qu'il fit ce jour-là[1]. »

Telle est la véritable éloquence, celle qui, par l'évocation de menus incidents, d'actes familiers à ceux qui écoutent, pénètre jusqu'au cœur. Ce n'est pas par de sonores généralités qu'on inspire à un homme l'amour de la gloire; c'est en faisant surgir dans son imagination, avec la netteté de la réalité présente, le milieu où il jouira de cette gloire, et en faisant ressortir les faits insignifiants qui plus tard provoqueront chez lui un sursaut de vanité et de plaisir.

On ne peut saisir la nature du détail poétique qu'en multipliant les exemples. Les bons poètes nous en fournissent par poignées. Nous ne plaidons pas la cause du réalisme, bien au contraire. Le réalisme n'est pas moins abstrait que le rationalisme classique. Le réaliste, du moins en principe, s'applique à la description exacte et complète des objets à représenter ou des faits à exprimer, il accumule les détails, il fait pour ainsi dire le tour de chaque objet et veille avec sollicitude à ce que rien n'y manque.

Telle n'est pas l'attitude de l'esprit sous l'influence d'une forte émotion ; il voit les objets sous un angle spécial, n'aperçoit que certains aspects et laisse

1. *Henri V*, acte IV, scène III.

dans l'ombre ce qui ne l'intéresse pas directement. Une description réaliste ne diffère guère d'une description scientifique quoique moins méthodique, et serait favorable à l'étude des phénomènes; rien n'est plus contraire à l'observation scientifique que la vision des faits tels qu'ils se présentent à un esprit que domine l'émotion.

Si l'artiste veut émouvoir, il doit se placer lui-même dans les mêmes conditions; s'il nous catalogue les détails recueillis au cours de ses patientes recherches, il nous invite à reprendre son étude et fait uniquement appel à la pensée analytique défavorable au développement du sentiment. Les plus belles descriptions ne sont pas celles où l'auteur note avec exactitude les moindres détails de tout ce qu'il est possible d'apercevoir. Il suffit de quelques traits bien nets, bien précis, parfois d'un seul, pour évoquer tout un paysage, et ce n'est pas l'observation froide et systématique qui révèle à l'artiste le détail individuel, émouvant, c'est la sensibilité.

Lafontaine possède ce secret. Il décrit peu et c'est un grand peintre. Qu'il nous montre simplement le héron « côtoyant une rivière » ou le bras du semeur « qui par les airs chemine » ou une hirondelle qui dans son vol a emporté une toile d'araignée « et l'animal pendant au bout »; il évoque dans notre esprit par un détail insignifiant pour la raison, mais important pour le cœur, riche de souvenirs et d'images, tout un tableau, tout un monde fourmillant de vie, qui flotte avec persistance devant les yeux et s'empare peu à peu de tous les sens.

Faut-il avouer que, depuis la Renaissance, la poésie française nous fournit relativement peu de ces exemples? Les poètes de la Pléiade, les classiques, les romantiques, les parnassiens n'ignorent pas le secret de ces évocations magiques, mais ordinairement ils restent trop abstraits, trop analytiquement descriptifs. Après Villon, il faut, sauf de rares exceptions arriver jusqu'aux contemporains pour trouver ces tempéraments plus profondément poètes qui, comme Verlaine, Samain et d'autres, ont à un haut degré le sens du concret.

On a dit que nos meilleurs poètes lyriques sont nos écrivains en prose. Il y a une grande part de vérité dans cet apparent paradoxe. Dans certaines descriptions des romanciers modernes, on moissonnerait beaucoup de ces détails concrets, individuels dont nous parlons. Mais en général la prose manque des ressources dont dispose la poésie pour donner à ces traits toute leur valeur, pour les mettre en relief et y retenir l'attention, ressources dues au mètre, au rythme, à tous les procédés propres à l'esthétique de la sensation. Pour obtenir l'effet voulu, il faut avoir recours à une préparation à la fois plus longue et plus facile à exécuter, et pour cette double raison condamnée à une efficacité incomparablement moindre.

Qu'on se remette pendant quelque temps à l'école d'Homère dont la simplicité et la sensibilité sincère serviront toujours de modèles au vrai poète, ou bien qu'on se pénètre des œuvres des écrivains septentrionaux, des poésies légères des Allemands, de Gœthe, de Heine, de Lenau, du lyrisme pénétrant qui s'est développé en Angleterre pendant le XIXᵉ siècle, et l'on comprendra combien l'abstraction de la poésie française en général est peu favorable à l'émotion.

Si les objets inertes et les êtres vivants, plantes ou animaux, offrent à l'esprit artiste de ces détails émouvants, l'homme, physique et surtout moral, est une source encore plus riche de poésie.

C'est au moyen de traits précis, caractéristiques

que les Grecs nous font vivre leurs hommes et
leurs dieux. Pour faire honte aux jeunes et les
encourager au combat, Tyrtée leur montre les
vieux tombant à leur place « avec leurs membres
virils traînant dans la poussière. » Homère, décrivant
la marche rapide d'Apollon, nous fait écouter le
cliquetis « des flèches trébuchant dans le carquois. »
Voici comment Théocrite dépeint de pauvres
pêcheurs :

Sous une hutte au toit de joncs entrelacés,
Aux parois de feuillage, ensemble et harassés,
Dormaient deux vieux pêcheurs sur un lit d'algues sèches ;
À côté d'eux gisaient leurs instruments de pêche,
Petits paniers, roseaux, lignes, forts hameçons,
Appâts que le fucus doit cacher aux poissons,
Verveux, nasses d'osier au fond en labyrinthe,
Deux rames de leurs doigts calleux gardant l'empreinte,
Puis une barque usée à plus sur des rouleaux
Leurs hardes avec leurs bonnets de matelots
Une natte et voilà le cheval de leur état.
C'est de ce pauvre peu que leur logeage est fait,
C'est là tout l'attirail des pêcheurs, tout leur bien,
Rien de plus. Et leur seul lit n'apporte, et si rien
À quoi bon. C'eût été de la peine absolue.
Pas de voisins ! Partout autour d'eux, l'étendue,
La hutte est toute seule et la mer à côté
Et ce qui les gardait c'était leur pauvreté.

Cette traduction si admirablement rendue est de
Richepin, qui cherchait dans l'Ami Théocrite une
autorité pour laquelle d'abord son réalisme et se
sumait ainsi sa théorie esthétique.

Il nous faut du détail et point de rhétorique.

Remarquons cependant que nous faisons ici le
vrai réalisme analytique qui accentue les détails et
détruit l'émotion. Nous ne pensons pas qu'il

soient trop nombreux, parce que la situation le permet, et ils sont relevés à temps par une pensée générale. Mais il ne faudrait pas que la description se prolongeât.

Toutes les littératures anciennes ou modernes dignes d'être appréciées au point de vue esthétique nous fournissent des exemples de ce genre. Il n'est pas jusqu'à la littérature hébraïque, si souvent gâtée par son demi-spiritualisme où un symbolisme de mauvais goût, qui ne témoigne à certains moments d'une vraie inspiration poétique. La charmante idylle de la Sulamite, connue sous le nom de *Cantique de Salomon*, et à laquelle les théologiens ont cherché à donner les plus étranges interprétations, renferme des traits de ce genre : « Je me suis levée pour ouvrir à mon bien-aimé, et de mes mains a dégoutté la myrrhe, de mes doigts la myrrhe s'est répandue sur la poignée du verrou. » Ce poème fait d'ailleurs exception dans cette littérature monothéiste, et il n'est pas étonnant qu'on lui ait cherché une origine étrangère. Franchissons de nouveau les siècles et revenons en France. Pourrait-on mieux peindre de pauvres vieilles que Villon dans ces quelques vers des *Regrets de la belle Heaulmière* :

> Ainsi le bon temps regrettons
> Entre nous, pauvres vieilles sottes,
> Assises bas, à croppetons,
> Tout en ung tas comme pelottes,
> A petit feu de chenevottes,
> Tost allumées, tost estainctes.

De pareils traits sont bien rares, comme nous l'avons dit, dans la littérature classique. Et si l'on excepte Lafontaine, il faut presque attendre les contemporains pour retrouver dans la poésie ce même fourmillement de vie. Les vieux paysans

8

d'Albert Samain sont décrits dans le même esprit :

> Et les vieux en bonnet, le menton sur les mains,
> Respirent le soir calme aux portes des chaumières.

La littérature italienne est plus riche en détails
évocateurs. L'*Enfer* du Dante en est semé ; il en est
qui paralysent. Regardez Lucifer tenant Brutus
dans une de ses trois gueules :

> Vedi come si storce, *e non fa motto*.

C'est aussi par des actes insignifiants que se
peint le mieux l'homme moral. Pour nous dire
qu'Antoine est en colère, Shakespeare raconte qu'« il
se promène au jardin et repousse violemment du
pied les joncs qui se trouvent sur son chemin[1] ».
Ce que nous retenons des héros de Plutarque, ce
sont certains actes familiers qui les caractérisent.
Pour nous peindre une amitié profonde Lafontaine
ne nous conte pas tout au long une vie de dévouement ; il nous montre l'un des deux amis allant
trouver l'autre au milieu de la nuit, parce qu'un
songe lui a inspiré des craintes à son sujet.
Les êtres que l'on peut le mieux décrire d'un trait
rapide et émouvant sont les femmes et les enfants.
Ces êtres délicats, chez qui le sentiment prédomine,
peuvent éveiller dans une âme sensible par un
geste, un regard, un mot, une attitude, tout un
monde d'émotions. Ils n'ont qu'à faire le plus léger
mouvement, il se dégage de toute leur personne un
charme divin qui étonne et ravit :

> Vera incessu patuit dea.

Recueillir ces traits découverts par la sensibilité
et immortalisés par le génie, ce serait évoquer

---

1. *Antoine et Cléopâtre*, acte III, scène v.

dans sa mémoire les gestes les plus touchants, les figures les plus gracieuses qui ornent la littérature de tous les pays et de tous les temps. C'est Nausicaa jouant à la balle avec ses suivantes ; l'enfant d'Hector qu'effraie le casque du héros ; c'est Lesbie pleurant un oiseau mort ; c'est Béatrice debout à côté du Dante et le regard fixé sur le point où va paraître le céleste cortège ; c'est Laure lavant un voile dans la fontaine de Vaucluse, ou revenant s'asseoir, âme pure, sur le bord du lit du poète ; c'est Andromaque qui s'écrie parlant de son enfant : « Je ne l'ai pas encore embrassé d'aujourd'hui », c'est Desdémone interrompant la chanson du *Saule* pour poser à sa servante cette question naïve : « Croyez-vous en toute conscience, dites-moi, qu'il y ait des femmes capables de tromper leurs maris de façon si grossière ? » c'est Marguerite au rouet ; c'est la petite cousine d'Hégésippe Moreau ; c'est la petite-fille de Victor Hugo à laquelle sa grande sœur apprend à lire dans la bible de famille ; c'est la fillette de Wordsworth qui ne pouvant croire à la mort de son frère, répète : « Nous sommes sept !... »

Ces exemples, glanés au hasard et jetés pêle-mêle sur le papier, suffiront sans nul doute pour montrer ce qu'il faut entendre par le détail concret, suggestif, émouvant.

La peinture, la gravure, la sculpture, sont aussi riches en traits de ce genre ; si leur caractère est plus spécial, ils n'en sont pas moins utiles pour en préciser la notion. Qu'un peintre, voulant nous représenter un lion, cherche à le faire le plus parfait possible au point de vue anatomique, et à lui donner une attitude qui permette de voir assez complètement tout le détail de sa forme, nous n'aurons qu'un animal très bien fait et très peu intéressant. Qu'il lui donne au contraire une

attitude et des proportions nettement individuelles,
qu'il exagère, par exemple, la tête, les mâchoires,
les pattes de devant sans sortir de la vraisemblance,
qu'il le représente terrassant sa proie et à un instant
nettement caractérisé de cet acte, un zoologiste
trouvera peut-être à y redire; mais si nous sommes
émus, si nous éprouvons une impression de puissance, de brutalité superbe, cela suffit. Il y a entre
les deux lions toute la distance qui sépare une
planche zoologique d'un tableau.

On peut en dire autant de toute œuvre artistique ;
l'artiste n'est pas chargé de photographier un objet
ou un fait que nous connaissons déjà ; son rôle
n'est pas de nous éviter la peine de voyager, d'aller
voir les choses de nos propres yeux. Il cherche à
exprimer et à communiquer une impression. Celle-ci
a été reçue sous forme de détails émouvants, de
traits individuels, et c'est par son talent à reproduire ces traits et à les faire ressortir qu'il peut
transmettre directement l'émotion à d'autres sensibilités. On en trouverait des exemples dans tout
tableau ayant une valeur réelle : c'est une silhouette
d'arbre, la courbe d'une route, un coin de mur,
l'attitude d'un personnage, etc. Il y a dans telle
scène d'intérieur de Téniers des détails insignifiants
qui vous attirent et vous mettent en un instant en
pleine réalité. Il faut dire d'ailleurs que les peintres
septentrionaux possèdent au plus haut point le
secret des détails révélateurs.

Parfois on trouve un trait frappant dans les
objets inertes qui accompagnent les personnages
représentés. La lampe dans la belle fresque de
Sainte Geneviève par Puvis de Chavannes, ou, dans
le *Songe du Dante* par Rossetti, le petit escalier qui
monte vers la lumière, sont des trouvailles. Les
désignations de certains tableaux de madones,
comme *la Vierge au coussin, la Vierge à la chaise,*

la Vierge au chardonneret, la Vierge à la grappe, ne sont pas toujours inventées pour la commodité de la nomenclature. Ces objets insignifiants ont de l'importance par leur spécialité même; ils sont plus que des signes, plus que des moyens de reconnaissance utiles à la mémoire; on ne peut plus les séparer du reste parce qu'ils motivent l'attitude de la mère et de l'enfant; par suite, ils fixent l'attention, ils incorporent, solidifient l'émotion que dégage le tableau entier.

Mais, comme pour la poésie, c'est toujours l'homme qui fournit la source la plus abondante de traits individuels, par son attitude, ses gestes et surtout l'expression de sa physionomie.

Dans la *Mise au Tombeau* du Titien, que l'on suppose cachée la main pendante du Christ et l'on comprendra l'importance de cette main dans l'effet général. D'ailleurs, les exemples sont oiseux; un tableau qui n'en fournirait pas serait-ce un tableau? Chacun n'a qu'à passer en revue ce qu'il connaît de beau en fait de peinture de genre. Comme toujours, ce sont les représentations de femmes et d'enfants qui nous touchent, non pas peut-être le plus vivement, mais le plus profondément par des attitudes, des gestes, des expressions riches d'émotion subtile et envahissante; c'est le sourire de *la Joconde*, le front penché du *Petit Mendiant* de Murillo, ce sont les traits inoubliables des enfants de Mme Vigée Lebrun, de Fragonard, de Reynolds, c'est un nombre infini de Vierges et d'enfants Jésus dont quelque geste, quelque jeu de physionomie, caractéristique, unique, laisse en nous une trace distincte et ineffaçable.

Nous n'avons cité que des peintres. Les mêmes observations s'appliquent à la sculpture et la gravure. La sculpture, plus rapprochée de la nature,

obligée d'exprimer chaque objet plus complètement
que la peinture, rencontre bien plus de difficultés
si elle veut faire spécialement ressortir des traits
frappants.

Cependant, il y a des sculpteurs inconnus qui
ont laissé sur les murs des églises gothiques des
modèles d'impressionnisme lapidaire; Michel Ange
fournirait aussi des exemples sublimes. De nos
jours, Rodin a fait un grand effort dans cette
direction ; sans le juger, on peut dire que son
œuvre est des plus intéressantes, malgré certains
excès dus à l'esprit de système.

Quant à la gravure, elle semble au contraire
souvent plus favorable que la peinture à l'expression rapide de certains détails pris sur le vif. C'est
le cas de certaines œuvres où l'on veut communiquer une impression de force, de vigueur; l'exemple
de Rembrandt est significatif.

Il est maintenant plus facile de comprendre la
nature des traits concrets. Ce sont souvent des
détails physiques perçus directement par les sens,
comme dans le cas du dessin ou des descriptions
poétiques. Parfois, ce sont des actes ou des paroles
résumant toute une situation; mais dans ce cas,
spécial à la littérature, il faut remarquer que les
actes sont ordinairement traduits par une image
concrète, et les paroles expriment une action très
précise qu'une image concrète pourrait traduire
également. De cette manière, les traits émouvants
se ramènent tous en fin de compte à des traits physiques, perceptibles aux sens, et plus ils sont
présentés sous forme sensible, plus ils sont vivants
et capables de produire une émotion.

Cet avantage qu'ont les arts du dessin d'éveiller
par quelques traits une foule d'émotions justifie
dans une certaine mesure la supériorité qui lui a

parfois été attribuée. Dans son *Trattato della
Pittura*, Léonard de Vinci revient souvent sur ces
avantages :

« Il y a tel rapport entre l'imagination et la réalité
qu'entre l'ombre et le corps qui la projette. C'est
le rapport de la poésie à la peinture ; car la poésie
suggère les choses à l'imagination par les mots,
tandis que la peinture les place réellement en face
de l'œil qui en reçoit les images comme d'objets
naturels. »

Et ailleurs :

« Le peintre joue avec les émotions humaines...
S'agit-il d'une bataille, le poète aurait usé sa plume,
desséché sa langue par la soif, exténué son corps
par le manque de sommeil et la faim avant d'avoir
décrit ce qu'avec sa science le peintre montre en un
instant[1]. »

Quoiqu'il insiste trop sur les avantages des
arts du dessin comme moyens de représentation,
Léonard laisse entrevoir l'avantage véritable, celui
« de jouer avec les émotions », de les exprimer et
les stimuler directement « en un instant ». Quelque
habile que soit le poète, les mots dont il se sert
sont entachés d'abstraction ; pour exprimer un
détail concret, il devra réunir plusieurs termes
ayant une signification générale, et, avant de recevoir l'impression voulue, le lecteur devra les comprendre séparément, avec leur signification générale ; il en résulte un retard et un amortissement
du choc émotif. Au contraire, même si le peintre a
dû d'abord analyser l'image concrète, le spectateur
ne recevra que l'impression complexe, et celle-ci
éveillera directement l'émotion sans être arrêtée,
réfractée en partie par la pensée analytique.

Un moderne s'exprime ainsi :

1. Voy. G. Séailles, *Léonard de Vinci*.

« Mais combien s'en faut-il que la plasticité
mimique du langage égale celle de la physionomie
corporelle, que les phrases soient aussi dociles aux
battements du cœur, aussi souples, aussi·mobiles
que les traits, surtout quand elles sont soumises
aux lois inflexibles de la versification ! Combien la
phrase, qui est une ligne brisée, est-elle moins
sinueuse qu'une ligne courbe (celle du sourire, par
exemple), et combien la mosaïque des mots est-elle
moins nuancée qu'une gradation et un mélange de
tons (telle la rougeur pudique sur un front lilial[1]. »

Ce n'est pas un peintre qui parle ainsi, c'est un
poète, c'est Sully Prudhomme.

Ces remarques demandent de nombreuses restrictions. L'avantage de parler plus directement au
cœur ne confère pas aux arts du dessin une supériorité absolue. La poésie exprime bien des choses
que la peinture ne saurait représenter, et même, au
point de vue de la seule émotion, la possibilité
d'énoncer des idées générales quelconques constitue un avantage que rien ne peut remplacer. La
peinture ne saurait jamais susciter des extases
aussi puissantes. D'autre part, nous verrons que la
supériorité attribuée ici aux arts du dessin appartient encore plus aux arts qui s'adressent non à
l'imagination, mais directement à la sensibilité,
comme la musique et la peinture décorative. L'importance du concret dans l'art et la poésie est
tellement grande qu'on serait tenté de tomber dans
l'exagération et en bannir toute idée générale. On
sent vite cependant l'insuffisance esthétique d'une
œuvre qui ne fait qu'éveiller des émotions passagères. On éprouve le besoin d'une notion synthétique qui rassemble toutes ces impressions éparses,
les prolonge et les intensifie en les reliant les unes

1. *Réflexions sur l'art des vers*, p. 7.

aux autres, qui propage les frémissements de
chaque corde sensible à travers l'âme entière et
l'élève à un haut degré de tension émotive.

L'absence continue d'idée générale mène à la
trivialité, et il n'y a pas de détail qui soit trivial
s'il est intimement lié à une idée générale. Rien
n'est moins poétique qu'un mouchoir, et cependant
le mouchoir de Desdémone entre les mains
d'Othello devient un puissant moyen dramatique;
il n'a pas moins d'importance pour nous que pour
le terrible Maure, car il résume toute cette admirable étude de la jalousie.

Le besoin d'idées générales se fait encore plus
sentir quand il s'agit de ces êtres que nous avons
considérés comme les meilleures sources de détails
émouvants, les enfants et aussi les femmes qui, à
l'abri des grandes luttes de la passion et des grands
efforts de la vie publique, ont conservé quelque
chose de la fraîcheur et la spontanéité enfantines.
Rien ne saurait contribuer davantage à rendre un
poème émouvant que l'apparition de ces êtres
pleins de grâce et frémissants de sensibilité, mais
il suffit qu'ils paraissent; on ne doit que les laisser
deviner par quelque trait rapide; leur beauté ne
doit être qu'entrevue, elle s'évanouit à être regardée
de près. La *May Queen* de Tennyson est touchante
pendant un court moment, ses regrets naïfs d'enfant gâtée sont d'un charme pénétrant. Mais
156 vers de délayage deviennent écœurants et, au
lieu d'émouvoir, laissent une impression de sensi-
blerie monotone et niaise. Ce n'est pas ainsi que
Shakespeare traite ses héroïnes dont il veut montrer
la tendresse et la pureté. Elles vont et viennent,
laissant à chaque apparition un trait qui les fait
aimer sans nous permettre d'analyser leurs sentiments. Quand nous pensons à Dante, nous pensons
à Béatrice; c'est elle qui anime toute son œuvre

poétique, et cependant elle n'est jamais qu'entrevue; nulle part on ne nous décrit sa personne entière, ni physique ni morale. L'image qu'il nous est donné de reconstituer est tellement incomplète que nous ne savons même pas la couleur de ses cheveux.

La grâce ne s'analyse pas. Les êtres qui en sont spécialement doués ne peuvent remplir une œuvre de leur personnalité. Une jeune fille, une fillette, un gamin ne doivent être qu'entrevus. Un petit épicier de Montrouge serait très bien en trois vers, mais en faire un poème!...

En général, les faits qui s'adressent directement au sentiment sont des faits familiers, insignifiants en eux-mêmes, et ont pour conséquence la trivialité ou la niaiserie, s'ils n'ont pas pour but de faire vivre quelque vérité importante. C'est cette vérité qui leur donne leur valeur, qui, maintenant l'âme au-dessus des petitesses de la vie, confère à l'incident le plus futile la gravité d'une péripétie dramatique.

Les détails concrets peuvent être plus ou moins rattachés à l'idée principale; ils peuvent dans certains cas être tout à fait accessoires et sans lien apparent avec le sujet; un poème serait pauvre sans digressions de ce genre; mais elles doivent au moins contribuer indirectement à l'effet général. Il est des détails, au contraire, qui résument toute une situation, qui sont à eux seuls l'expression vivante de l'idée générale, qui sont gros des vérités enveloppées qu'ils symbolisent. Tel est le « fait normal » dont Gœthe fait un des ressorts principaux de la poésie. Tels sont les traits qui résument un caractère, un drame entier, tels les mots célèbres de Corneille ou de Molière qui définissent un personnage et condensent en une phrase, voire en une simple exclamation, la pensée entière d'une tragédie ou d'une comédie.

La peinture nous offre, pour ainsi dire, des exemples tangibles de la combinaison entre l'idée générale de l'œuvre et ces images spéciales, en nous montrant les rapports entre l'ensemble et les détails. Dans la *Cène* de Léonard tout converge vers la figure du Christ à la physionomie si individuelle. Chaque disciple a une attitude et une expression également individuelle et attachante ; mais tous nous ramènent vers la figure centrale et tous nous rappellent la grande idée du tableau, l'idée du chef religieux qui va se sacrifier pour les siens ; chaque physionomie traduit l'effet différent que produit sur chaque âme cette même idée exprimée avec plus de force par la physionomie du Christ.

La poésie ne saurait présenter aussi clairement ensemble les deux pôles extrêmes de la pensée émotive. Cependant les détails particulièrement frappants autour desquels tourne l'idée de l'œuvre, sans être répétés extérieurement dans la composition même, se maintiennent dans la mémoire et, comme dans le cas d'émotions naturelles, attirent sans cesse l'attention. Ainsi, les mots sublimes de Corneille reviennent à l'esprit dans les scènes qui suivent, surtout lorsque reparaissent les personnages qui les ont prononcés. Ce retour de la pensée est à la vérité moins sensible que pour l'art plastique, puisque dans ce cas les yeux mêmes du spectateur se reportent vers le détail central.

Cependant on obtient un effet encore plus direct dans certaines comparaisons entre une idée très générale et une image concrète : Les générations des hommes sont comme celles des feuilles ; l'homme est un roseau pensant ; l'homme est un apprenti, la douleur est son maitre, etc. ; phrases concises qui, mieux que toute représentation graphique, élèvent la pensée à un état de grande abstraction et en même temps font surgir dans l'esprit une image nette et précise. L'émotion produite par de telles phrases est due à la réunion subite des deux pôles extrêmes de la pensée.

Toutes les idées ne sont pas également favorables à de tels rapprochements. Les seules qui soient pleinement compatibles avec la vraie poésie sont les notions positives, c'est-à-dire celles qui peuvent s'exprimer par le simple énoncé d'un caractère général ou d'un rapport entre des faits réels. Les exemples cités à propos de l'élément unité sont de cet ordre. En effet, une vérité positive, simple énoncé d'un fait général ou d'un rapport, s'accorde facilement avec l'expression concrète au moyen de détails réels, vivants. De telles abstractions ne sortent pas de la réalité, elles sont le produit de l'observation et de l'induction ; elles peuvent être erronées, mais ,n'ayant d'autre but que d'établir un rapport entre des faits, elles n'ont aucune signification en dehors de ceux-ci. Dans le développement d'une notion positive, les faits concrets trouvent donc leur place toute marquée, ce sont des exemples.

Il appartient au goût poétique de décider dans chaque cas suivant quelles proportions il convient de combiner les deux termes extrêmes de la pensée. L'énonciation concise et abstraite d'une vérité est belle en elle-même, mais il ne faut pas en abuser et laisser le plus de place possible aux faits concrets. Dans le *Jules César* de Shakespeare, Cassius veut à propos de César développer cette idée que les grands de la terre sont sujets aux mêmes faiblesses que les moindres mortels. Il ne disserte pas sur ce sujet rebattu en termes généraux et vagues comme le font trop souvent nos classiques ; il raconte des anecdotes : un jour César a voulu traverser le Tibre à la nage, il a failli se noyer, et a

crié : « Au secours, Cassius! » et Cassius l'a sauvé.
Une autre fois, César a été pris d'une fièvre violente,
il tremblait et gémissait, et criait : « Donne-moi à
boire, Titimus! » comme une jeune fille malade.

Des idées tout à fait abstraites et des faits très
concrets, tels sont les deux modes qui conviennent
le mieux à l'émotion esthétique. Il ne faudrait pas
cependant bannir entièrement les modes moyens
représentés par les images vagues au caractère
général. Le symbolisme qui exprime des idées
abstraites en termes imagés, l'allégorisme qui fait
surgir des êtres indéterminés et des événements
irréels ont parfois leur utilité. Le rapprochement
des pôles extrêmes de la pensée n'est pas toujours
possible, la fantaisie offre au sentiment un moment
de repos partiel qui le prépare à de nouveaux
élans, à de nouvelles extases. Mais il ne faudrait
jamais oublier ce rôle subordonné du symbolisme,
et s'en servir avec une extrême prudence. Quand
il se développe en un allégorisme continu, l'effet
est pitoyable; le *Roman de la Rose* en est un exemple
célèbre. C'est aussi l'allégorisme qui gâte la sublime
création du Dante. Il faut reconnaître cependant
qu'un tel sujet demandait une part de symbolisme,
et le poème est encore plus allégorique pour nous
que pour l'auteur qui croyait jusqu'à un certain
point au monde surnaturel qu'il décrivait. Il n'en
reste pas moins vrai que la poésie ne gagne presque
jamais rien à envelopper de symboles les idées
générales. L'émotion sincère se nourrit de réalités
vivantes et de vérités positives.

On se rend mieux compte des conditions de la pensée poétique si l'on étend le champ d'observation à
toute l'histoire de la littérature et de l'art à travers
les âges. Il est intéressant d'observer combien le fétichisme primitif est plus favorable à l'art que les
divers systèmes théologiques ou métaphysiques qui

représentent des degrés plus élevés de la pensée abstraite, mais toujours mêlés d'imagination.

Nous donnons au mot fétichisme un sens très général, comme le faisait Auguste Comte; il représente pour nous un état mental où l'intelligence est encore intimement mêlée au sentiment et d'où l'abstraction est presque entièrement absente. Il embrasse ainsi des formes diverses de religions primitives comme le totémisme qu'on a voulu lui opposer.

Le fameux renne de Thaïngen, les casoars et les kangourous des sauvages australiens montrent ce que peuvent exécuter avec des moyens grossiers et sans connaissances techniques des hommes primitifs, guidés par la seule observation et poussés par l'intérêt que leur inspirent les êtres ou objets représentés. Le primitif reproduit ce qui l'a frappé, tel qu'il l'a vu; il ne s'embarrasse d'aucune idée préconçue; en gravant son dessin sur la corne il ne se demande pas si un renne doit ou ne doit pas être ainsi; il l'a vu ainsi pendant qu'il le chassait, ou pendant qu'il regardait paître l'animal précieux qui constitue toute sa fortune. De là le naturel de la pose, la réalité vivante du dessin. Les rares spécimens que nous possédions de la poésie vraiment fétichiste montrent la même tendance à la reproduction fidèle d'attitudes, de détails frappants. Grosse cite le poème d'un Esquimau racontant l'histoire d'un gamin merveilleusement fort, le petit orphelin Kagsagsouk. Lorsque Kagsagsouk partit combattre les trois ours qui menaçaient le village, « il traversa la foule comme si elle n'eût été qu'une école de petits poissons et courut si violemment que des talons il se frappait la nuque et que la neige volait autour de lui étincelant comme un arc-en-ciel[1] ». Ce trait est d'un poète.

1. Ernest Grosse, *Les commencements de l'Art.*

La supériorité esthétique de l'esprit fétichiste est encore plus évidente chez les peuples dont on peut suivre le développement. On a souvent remarqué le contraste entre l'art égyptien primitif et l'art postérieur à l'époque memphite. Le *Scribe accroupi*, le *Scribe agenouillé*, le *Scheikl el Beled* sont des chefs-d'œuvre de naturel et d'expression. Quelle différence d'avec les froides images de divinités qui ont peu à peu envahi les temples et les tombeaux! Dans la réalité vivante des portraits primitifs il y a plus que le désir de faire revivre le double par l'exactitude de la représentation; l'artiste ne se contente pas de cataloguer fidèlement chaque trait du personnage; il reproduit avec un art supérieur une pose, une attitude prises sur le vif. C'est qu'il n'a aucune préoccupation abstraite; il regarde et il est ému; il dit ce qu'il a vu, ce qu'il a senti.

Sans doute, le polythéisme était déjà plus ou moins constitué à l'époque memphite; mais il ne semble pas qu'il eût pénétré la société comme aux époques postérieures. L'art était encore vivant, parce que cette civilisation était plus rapprochée de ses origines fétichistes, et, plus on s'en éloigne, plus la pensée polythéiste étouffe les manifestations spontanées du sentiment. Quand les notions générales se sont développées, que les dieux sont devenus de plus en plus des symboles, que tout s'est organisé et hiérarchisé, que la croyance au double, sans jamais perdre son caractère pour le peuple, s'est davantage spiritualisée chez l'élite, les efforts des artistes se dirigent ailleurs au détriment de l'art; ils se préoccupent d'exprimer les grandes notions des dogmes polythéistes; l'observation cède la place à l'imagination, et celle-ci se plie à des conventions indispensables à l'intelligibilité des symboles. Certes, l'art thébain ne manque

pas de beauté et de grandeur; mais est-il capable
d'éveiller les mêmes émotions que l'art si naïf et si
vivant de la période memphite? D'ailleurs, cette
distinction n'est que générale, les époques ne sont
pas nettement tranchées, elles se pénètrent mutuellement; l'époque Saïte a même vu un réveil de
l'art primitif; et l'on peut dire que partout où persistent les tendances primitives, l'inspiration fétichiste manifeste sa puissance émotive.

Un des plus beaux monuments laissés par l'esprit fétichiste est l'admirable *Hymne au Nil* conservé
au Musée Britannique. Que l'on compare aux invo-
cations à Apollon, ou à l'apparition du Tibre dans
l'Énéide, cet hommage d'une reconnaissance sincère
au « Dieu caché... qui n'a pas de statues..., dont le
travail signifie le repos des doigts pour des milliers
de malheureux..., qui boit les pleurs de tous les
yeux et verse avec libéralité sur chacun ses biens
abondants ». C'est encore le même esprit qui ani-
mait les sculpteurs de lions et de chevaux assyriens,
chez un peuple sur qui les prêtres, contrairement à
leurs voisins Chaldéens, avaient peu de pouvoir.

Si la littérature et l'art grecs ont atteint un haut
degré de perfection, n'est-ce pas précisément parce
que le polythéisme ne s'est jamais complètement
constitué chez ces peuples? La mythologie grecque
est esthétique autant qu'une mythologie peut l'être,
parce qu'elle n'a pas été fixée par le sacerdoce,
mais a été plus ou moins abandonnée aux poètes;
parce que les dieux sont des individus vivants;
parce qu'ils ont toutes les passions des hommes;
parce qu'ils peuvent se chamailler, se battre, rire et
pleurer; parce qu'on ne craint pas de faire de Zeus
un don Juan et d'Héra une mégère. Un polythéisme
mieux constitué n'aurait jamais admis pareille
irrévérence et aurait donné plus d'importance aux
idées symbolisées.

Le monothéisme est encore plus défavorable à l'art, parce qu'il est plus abstrait sans être plus positif. L'art soi-disant religieux est en réalité une réaction contre le monothéisme chrétien. Qu'on se rappelle ce qu'a produit la religion grecque orthodoxe qui a conservé le monothéisme abstrait; pas de drame, pas de vie, rien que de froids symboles. Dans l'église romaine, au contraire, les influences les plus diverses, favorisées souvent par un clergé intelligent, se sont infiltrées dans le dogme et ont permis à l'art de se développer. Et quels sont les sujets traités? La sainte famille suffisamment humanisée pour représenter une famille quelconque; les saints, dont le culte n'a rien de chrétien, et qui ont en même temps gardé fort peu de traces de polythéisme; c'est surtout la Vierge, dont l'adoration, d'origine nettement féodale, a longtemps été combattue par l'Église avant d'y être définitivement incorporée. Rien ne saurait mieux indiquer l'incompatibilité du monothéisme avec le sens artistique que certains tableaux des meilleurs maîtres, où, au-dessus d'une madone exquise, l'on voit un Bon Dieu grotesque couché sur un monceau de nuages.

Le fait n'est pas moins visible dans la littérature. Ce qui est poétique, c'est ce qui est humain et, pour parler de façon plus générale, tout ce qui est réel. Dante ne cesse d'être poète que là où domine l'allégorisme théologique; il le redevient lorsque la description des êtres allégoriques est assez réelle et vivante pour nous faire oublier les notions représentées. Les écrivains classiques ont eu raison de réagir contre le monothéisme: mais en ranimant un polythéisme usé, ils n'ont pas fait mieux; aussi les vrais génies l'ont-ils également évité. Dans la fable *L'Huître et les Plaideurs*, La Fontaine ne dit pas : « La Justice passa sa balance à la main », mais « Perrin Dandin accourt. »

Le déisme, qui a banni des doctrines mono-
théistes tout ce qui leur restait de poésie, manifeste
mieux encore ce caractère antiesthétique. On fait
apprendre aux enfants des morceaux déclamatoires
du XVIIIe siècle sur la nature. Qu'on y compare
Le Cantique des Créatures de François d'Assises,
cette naïve effusion où le fétichisme spontané du
saint l'emporte sur ses croyances théologiques. La
froide idée de Dieu n'a-t-elle pas pour effet de tuer
l'émotion qu'inspirent directement aux âmes sensibles les grands phénomènes naturels? A plus
forte raison, l'intervention de la notion de Dieu
est-elle funeste à la poésie de l'âme humaine. Le
vrai poète concentre l'attention sur l'homme lui-
même, sur ses passions, sur les traits émouvants
qui les révèlent. On peut comprendre dans la même
condamnation les notions métaphysiques, souvent
venues de l'Allemagne, qui encombrent la poésie
et l'art contemporains. Il faut retrancher tout ce
qu'il y a de métaphysique dans la poésie de Shelley,
dans les opéras de Wagner, pour en sentir la beauté
réelle.

Le caractère antiesthétique des notions théologiques et métaphysiques ne vient pas seulement de
ce qu'elles sont éloignées de la réalité concrète; il
est dû au fait qu'elles ne sont pas assez abstraites.
Les idées de Dieu, de Trinité, de Force, d'Ame du
Monde, etc., ne sont pas entièrement dégagées de
certaines représentations imaginatives, si faibles
soient-elles. Elles peuvent renfermer certaines
vérités positives qui seraient susceptibles d'expression esthétique. Mais alors, il faut les dégager de
leur enveloppe et les ramener à leur vrai caractère
abstrait. Ce n'est pas l'abstraction, c'est l'abstraction à demi réalisée, revêtue d'une vague forme
humaine, qui est hostile à la poésie.

L'état intellectuel qui lui convient le mieux est donc l'état positif tel que le définit Auguste Comte. Quoique caractérisé d'abord par la pensée scientifique, il devient favorable à l'émotion par un simple changement de degré. Les vérités établies par la science sont habituellement assez spéciales, et les faits comparés sont des faits déjà généralisés en partie, des phénomènes. Tout en conservant la même attitude positive, la pensée émotive préfère les vérités les plus générales et ramène les phénomènes généraux aux faits concrets dont ils sont dérivés. Ceux-ci conservent toujours le même rapport aux vérités générales ; mais au lieu de les consolider par des preuves, ils les animent par des exemples.

L'Art et l'Activité imaginative.

Le seul fait d'isoler l'esprit du monde extérieur tend à organiser l'activité d'une manière favorable à l'émotion en suscitant certains mouvements de va-et-vient au moins ébauchés intérieurement. Les événements réels entraînent la réaction immédiate et complète de l'individu qui dépense toutes ses forces pour s'adapter aux nouvelles conditions bonnes ou mauvaises. Devant un objet imaginaire (qu'il soit fictif, rappelé ou anticipé), l'individu commence aussitôt à réagir ; mais en reconnaissant que l'objet est illusoire et son activité inutile, il s'arrête ; l'attention fixée sur l'objet provoque au bout d'un moment une nouvelle tentative de réaction et une nouvelle désillusion, et ainsi de suite. C'est par ce va-et-vient intérieur que s'entretient l'émotion. Devant la représentation d'un événement effrayant, nous nous préparons imperceptiblement à fuir ou à lutter, et sans cesse nous nous arrêtons, parce que nous savons que c'est une illusion. Une belle académie fait sans doute obscurément appel aux instincts sexuels, les excite et les réprime; et c'est ce qui en fait le charme. Plus l'activité ainsi généralisée et contenue se limite au cerveau et à ses prolongements, plus le sentiment est conscient. Aussi, les illusions du théâtre, qui sont les plus rapprochées de la réalité, sont-elles les moins favorables au plein développement de l'émotion. Parfois, l'illusion est complète, comme cela arrive dans les théâtres populaires quand le spectateur charitable avertit un acteur que son adversaire se dispose à l'assassiner. Chez ce spectateur, l'émotion momentanée est vive; mais il ne la réalise pas, n'en jouit pas, le sentiment disparaît vite sous l'effort mental et physique pour intervenir dans le drame.

Cet effet de l'illusion sur l'activité est surtout sensible pour les arts d'imitation, dessin, peinture, sculpture. Il est encore appréciable dans les cas d'œuvres littéraires ayant une certaine puissance descriptive. Il est à peu près nul pour la musique instrumentale où l'élément descriptif est réduit au minimum. Quand cet effet d'oscillation intérieure n'est pas obtenu ainsi directement, on y supplée par des procédés spéciaux que nous étudierons plus loin, en introduisant le rythme dans l'œuvre même. Inversement, les arts imitatifs, sans en être complètement privés, ne demandent pas un rythme très accentué, tandis que, pour les autres, il devient une nécessité.

Le contraste est facile à saisir en littérature. On a senti de plus en plus que le simple récit ne demandait pas le secours du mètre pour renforcer l'émotion, et le roman en prose s'est substitué à

l'épopée en vers. Au contraire, les essais de poésie
lyrique en prose ont toujours échoué. Il est vrai
que, dans les romans modernes, il y a des pages
d'un beau lyrisme; mais, pour peu qu'elles se prolongent, elles deviennent artificielles et déclamatoires; l'émotion n'est pas assez soutenue. La
littérature contemporaine aime la description,
l'évocation réaliste, on pourrait presque dire le
trompe-l'œil; aussi, la prose y prédomine-t-elle.

En dehors de ces considérations hypothétiques,
l'esthétique générale nous permet d'étudier l'activité comme phénomène d'imagination. Nous avons
dit que la poésie évite ou réduit à son minimum
l'emploi de l'imagination sous sa forme intellectuelle, mode moyen entre la méditation abstraite et
la contemplation concrète. Au contraire, sous sa
forme active, l'imagination joue un rôle prépondérant dans l'évocation et l'enchaînement des idées
et des représentations concrètes. Cette règle s'accorde avec le rôle subordonné et préparatoire que
nous avons déjà assigné à l'imagination. Le poète
évite de développer les symboles vagues, les images
irréelles; il tâche sans cesse de descendre aux
faits concrets ou de s'élever aux idées abstraites;
ces états extrêmes constituent le but; quand il les
atteint, il s'y arrête et il les multiplie le plus possible
dans le cours du poème. Mais si les images sont
constamment transformées par l'émotion intense,
elles tendent à reparaître entre les moments de
crise quand l'émotion s'apaise, et manifestent
ainsi les lois de l'activité sous l'impulsion continue
de l'émotion. La pensée analytique va constamment
des faits aux principes et, sans supprimer toute
imagination, interrompt la suite des images, en
brise la chaîne pour y intercaler des séries logiques;
la pensée esthétique la suit avec docilité, mais en
s'arrêtant souvent, soit pour s'élever aux grandes

généralités, soit pour descendre aux détails concrets.

Le déploiement considérable et la généralisation de l'activité intérieure sous l'influence de l'émotion sont indiqués dans les œuvres esthétiques par deux traits caractéristiques: le recours fréquent aux notions d'espace et de temps et, spécialement en poésie, la comparaison.

Les grandes étendues, les longues durées, l'infini, l'éternité reviennent souvent dans les œuvres poétiques. Les romantiques comme Lamartine et Musset en ont souvent abusé. Maintenues trop longtemps dans l'esprit ou trop fréquemment répétées, ces images fatiguent et endorment. Mais quand elles surgissent subitement dans une phrase concise et évocatrice elles peuvent porter l'âme à un haut degré d'émotion. Nous ne resterons pas insensibles lorsque devant nos yeux

     Les grands pays muets longuement s'étendront.

Dans tous les cas, il importe de conserver à ces notions leur vrai caractère qui les distingue nettement des vagues symboles théologiques ou métaphysiques. On leur ôte toute leur valeur en y mêlant des notions spiritualistes ou panthéistes. L'espace et le temps sont empruntés à des caractères de la réalité, l'étendue et la durée; ils sont considérés comme distincts des objets étendus et des événements durables, mais ils ne revêtent jamais l'individualité des dieux et des entités; ils ne sont pas concevables sans les objets et les événements; ils sont *pleins*; pas de vide absolu, pas de lacune absolue dans le temps; ils restent définis d'après les objets et les événements qui les emplissent; ils en sont *l'ensemble*. Aussi, ne revêtent-ils pas le caractère artificiel et froid des symboles. Ils font appel au sentiment comme tout ce qui est réel et vrai, étant l'expression de rapports spatiaux et temporels vrais entre des objets et des événements réels.

La peinture ne pouvait manquer d'utiliser une tendance aussi spontanée. La grande majorité des paysages et des marines doivent au moins une partie de l'effet produit à quelque échappée sur de vastes étendues. Cela justifie dans une certaine mesure l'habitude qu'avaient les vieux maîtres Vénitiens et beaucoup d'autres d'encadrer leurs portraits ou leurs madones dans un paysage. Le caractère trop conventionnel, la netteté parfois exagérée des objets éloignés atténuent souvent l'effet; mais l'intention y est. Poussin, Claude Lorrain avaient tellement besoin d'espace pour émouvoir, qu'ils ont cherché à transporter le drame dans le paysage même et à faire exprimer par le ciel, les arbres, les jeux de lumière, les sentiments des acteurs.

L'espace et le temps ont souvent aussi servi de support aux idées générales. C'est ainsi que, dans son délicieux petit tableau des *Semailles*, Victor Hugo, voulant exprimer par un symbole la majesté du travail, nous montre l'ombre envahissante qui

> Semble élargir jusqu'aux étoiles
> Le geste auguste du semeur.

Dans un sonnet fameux, Hérédia voulant peindre un grand général sacrifiant la gloire à l'amour, dit simplement qu'Antoine penché sur Cléopâtre vit dans les yeux de sa maîtresse

> Toute une mer immense où fuyaient des galères.

Comme nous l'avons vu, c'est là aussi un procédé familier aux peintres pour donner à un groupe une

signification générale; on place souvent une madone
dans un paysage immense, dans le ciel ou debout
sur notre planète infiniment diminuée. De telles
représentations, tendant à généraliser l'activité,
renforcent les propriétés extatiques qui caractérisent les idées très générales.

L'activité imaginative qui accompagne l'émotion
se manifeste plus spécialement en poésie par la
comparaison. Nous avons vu que, par la comparaison, la poésie rapproche d'après certaines ressemblances les notions les plus abstraites et les
images les plus concrètes. Cet artifice, qui s'accorde
avec les conditions intellectuelles de la grande
émotion, est beaucoup plus général que le cas dont
il a été question; le poète ne se contente pas de
rapprocher l'abstrait du concret; il compare fréquemment entre elles deux idées, ou deux images
d'un même degré d'abstraction ou de spécialité; il
compare même les sensations de différents sens. Le
rapprochement peut être plus ou moins explicite:
dans le cas le plus rudimentaire, il est indiqué par
les mots: tel, de même, ainsi, etc. Tout le monde
connaît la nature des comparaisons homériques et
virgiliennes. Parfois, le rapprochement se laisse
seulement deviner; parfois il est marqué uniquement par le choix des mots, c'est le cas du
langage imagé, celui où la comparaison est la plus
discrète et la plus efficace. Ce rapprochement
artificiel de notions et d'images très différentes
répond aux conditions actives de l'émotion. Lorsque
l'âme est dans un état de forte tension émotive, à
chaque impression reçue, à chaque idée, elle répond
par une réaction de l'imagination. Plus l'émotion
est grande plus la réaction tend à se généraliser et,
par suite, plus l'image suscitée a de chances d'être
éloignée de l'impression ou l'idée primitives. Le
rapport peut être tout à fait superficiel et même ne

pas être aperçu par d'autres que par celui qui l'a évoquée. On a souvent reproché à Shakespeare d'amener subitement un calembour au milieu de la situation la plus tragique. Il serait difficile de le défendre sur ce terrain-là. Néanmoins, le grand analyseur de la passion n'avait-il pas observé cette tendance dans son entourage? Le rapprochement de deux idées, d'après l'analogie des sons des mots, est fondé sur les rapports les plus superficiels; il n'en est pas moins naturel à l'esprit, surtout lorsque la pensée analytique est réduite à son minimum. Il y a certaines plaisanteries macabres, certaines bravades qui sont probablement dues à une semblable réaction. Il va sans dire que, dans un drame, pour faire admettre de pareilles liaisons d'idées, il faudrait avoir préalablement porté l'esprit du lecteur ou du spectateur à un haut degré d'émotion.

Inversement, quand une idée nous est présentée accompagnée d'une image, nous déployons pour retrouver le lien une activité semblable à celle qui a été nécessaire pour créer l'image, passant rapidement par les mêmes images intermédiaires, ce qui produit également une émotion. Pour obtenir un tel résultat, il faut évidemment que le rapport entre les termes réunis soit assez facile à saisir pour ne pas exiger de recherches analytiques; mais, d'autre part, les termes doivent être éloignés pour stimuler à un degré suffisant l'activité mentale. Aussi, les comparaisons les plus émouvantes sont-elles celles qui lient le monde intérieur au monde extérieur, comparaisons dans lesquelles rentrent comme cas particuliers les exemples déjà cités où le concret et l'abstrait sont réunis. On ne saurait trouver à l'intérieur de l'un ou l'autre domaine des distances aussi grandes, impliquant l'accumulation obscure d'un aussi grand nombre d'images. C'est dans cette direction que l'imagination trouve le plus grand recul. En même temps, les rapports sont faciles à trouver, les comparaisons viennent naturellement.

Lamartine compare son âme « au bronze épuré par la flamme » qui répond au moindre choc. Dante, ranimé par les paroles de son guide, s'écrie :

> Quale i fioretti dal notturno gielo
> Chinatie chiusi, poi che'l sol gl'imbianca,
> Si drizzan tutti aperti in loro stelo,
> Tal mi fec'io di mia virtude stanca,
> Et tanto buono ardire al cor mi corse...

Alfred de Vigny dit à Eva :

> Ton cœur vibre et résonne au cri de l'opprimé,
> Comme dans une église aux austères silences
> L'orgue entend un soupir et soupire alarmé.

Pour montrer la beauté du dévouement d'hommes âgés, Agrippa d'Aubigné écrit ce vers célèbre :

> Une rose d'automne est plus qu'une autre exquise.

On s'est parfois servi de comparaisons inverses, rapprochant les phénomènes moraux des objets extérieurs. Chateaubriand compare une belle colonne à une grande âme.

On comprend que de tels rapprochements nous émeuvent en suscitant les images les plus variées; il surgit en même temps tout un paysage et toute une vie, tout un drame intérieur, avec les objets innombrables et les innombrables idées qui les composent.

Ces rapprochements sont possibles parce que l'esprit y est habitué, parce que le parallélisme

entre les deux domaines intérieur et extérieur
constitue un élément essentiel de cette logique
intégrale où se réunissent toutes les fonctions psychiques. Le langage ordinaire réunit étroitement
les deux domaines dans nombre de locutions et
même dans les mots. Les faits intérieurs s'expriment par des images physiques; dans la description des phénomènes extérieurs se glissent sans
cesse des expressions purement morales qui rendent
le discours profondément anthropomorphique.

La comparaison entendue dans ce sens très large
contribue à la beauté d'un ouvrage, aucun poème
ne peut s'en passer. Mais le choix des comparaisons
et des images dépend du goût, et il ne faut pas en
abuser. Il faut, entre les idées ou les faits présentés
et les images inventées, un certain équilibre pour
provoquer l'émotion: l'absence d'images l'empêche
de surgir, l'accumulation d'images la détruit. De
même une comparaison peut devenir fastidieuse
quand on la prolonge et qu'on développe trop les
différents rapports entre les deux termes comparés.
Il est même souvent bon d'exprimer certaines
vérités abstraites avec les termes abstraits qui leur
conviennent; un langage trop imagé devient insupportable.

Le symbolisme et l'allégorisme exagérés, sans
parler de l'inconvénient propre aux images irréelles
et vagues dont il a été question, produisent un
effet défavorable à l'émotion, parce que la recherche
de la signification des symboles devient une
fatigue ou un amusement puéril. A ce point de
vue, on peut faire au symbolisme cette critique
générale : en littérature, il consiste à transporter
dans un poème les moyens d'expression de la
peinture, les images, et à négliger les avantages
spéciaux dont dispose le poète, les signes; l'inverse
peut se dire du symbolisme en peinture : il consiste

à négliger ses propres avantages, c'est-à-dire ses
moyens de reproduction directe, pour s'emparer
des moyens dont dispose la littérature en transformant les images en signes. On ne tomberait pas
dans de pareilles erreurs, si l'on cherchait simplement à produire des émotions en tirant tout le
parti possible des moyens propres à chaque art.

En plus de ce déploiement d'activité intérieure,
l'esthétique fait ressortir les deux principales lois
de l'imagination émotive, la liaison des images et
la périodicité.

Comme les images liées proviennent, en partie
du moins, de l'expérience passée de chacun, de la
simple coïncidence des états primitifs qui leur ont
donné naissance, le poète ne peut adopter habituellement que les liaisons qui existent à la fois
dans tous les esprits. Il y en a nécessairement un
grand nombre, car ces liaisons sont en partie
déterminées par le milieu, physique et social,
commun à tous, et sont aussi influencées par la
raison et par des passions qui se retrouvent chez
tous. C'est là ce qui fait le fonds de bon sens que
tous possèdent et qui permet l'échange d'idées
nouvelles propres à chaque esprit. Les images
liées dans l'esprit de l'auteur peuvent ne pas l'être
aussi étroitement et solidement dans celui du lecteur. Mais pour que celui-ci ait l'impression d'un
écoulement continu d'images, il suffit qu'il sente
que les liaisons sont possibles, c'est-à-dire que les
images groupées ensemble soient déjà liées par
certains caractères plus ou moins importants dans
son esprit. Ici encore intervient une condition
importante des œuvres d'art, la vraisemblance.

Dans les compositions poétiques d'une certaine
étendue on substitue ordinairement à l'exposition
logique des idées un récit ou une suite de récits où
tous les faits sont liés par une filiation naturelle et

organisés de façon à maintenir les lignes générales fixées par l'ordre rationnel. Dans l'exposition, que l'on s'efforce de rendre le plus rapide possible, on groupe les principaux acteurs et les faits nécessaires à l'intelligence de la situation. De cet ensemble, présenté de manière à frapper l'imagination et à se graver dans la mémoire, se déroulent toutes les péripéties du drame. On regarde comme une faute l'introduction d'un nouveau personnage important au cours de l'ouvrage ou d'un événement tout à fait inattendu et sans liens avec les faits du début : tel le *deus ex machina* que l'on peut reprocher parfois aux meilleurs auteurs. Ce que l'on demande, c'est une parfaite continuité du début au dénouement. Quelles que soient les idées développées, l'imagination demande à être transportée sans heurt par le courant des faits concrets qui les soutiennent et les animent. Dans l'*Enéide,* par exemple, nous suivons simplement le voyage du héros, et les péripéties qui précèdent son installation au Latium s'enchaînent naturellement. Cependant, le poète, grâce à une disposition particulière de ces faits, réussit à présenter successivement, suivant d'autres principes de composition que nous étudierons, le tableau des civilisations théocratiques et la description des peuplades primitives du Latium, avant de mettre en conflit direct les deux éléments constitutifs de l'Empire Romain. De même, dans la *Divine Comédie,* nous suivons pas à pas les pérégrinations du poète dans l'autre monde. Nous descendons lentement les cercles de l'enfer jusqu'au centre de la terre, avec lui nous sortons dans la sphère du Purgatoire et poursuivons notre route jusqu'aux cercles supérieurs du Paradis. Et cependant, un poème ne pourrait guère renfermer une exposition d'idées plus méthodique.

A vrai dire, les différents tableaux peuvent être

plus ou moins explicitement reliés entre eux. Mais l'esprit y supplée facilement, et, dans toute œuvre formant un ensemble véritable, chaque nouveau tableau découle naturellement du premier. Les poètes modernes préfèrent ordinairement un simple recueil de poèmes formant un tout : tels *La Légende des Siècles*, les recueils de Leconte de Lisle, les sonnets de Hérédia. Il y a là, semble-t-il, une certaine imperfection ; car on laisse alors à la raison seule le soin de relier les différentes parties, et c'est autant de perdu pour l'émotion.

Les anciens et les classiques étaient tellement convaincus qu'il fallait un lien imaginatif entre toutes les idées exprimées qu'ils avaient recours à maint artifice. Dans une épopée ou un roman, il y a place en effet pour une certaine discontinuité. L'auteur est libre de suspendre le récit et de parler en son propre nom, soit qu'il fasse usage des innovations conventionnelles, soit qu'il mêle ses réflexions à la description ou au récit. On cherchait à réduire au minimum cet élément de discontinuité ; on plaçait les réflexions dans la bouche des personnages ; s'il fallait, pour répondre aux exigences du plan, énoncer au début l'ensemble des idées à exposer, on avait recours à des prophéties ou à des songes pour ne pas sortir du récit. Il y avait là peut-être une certaine exagération ; les « machines » sont aussi peu esthétiques que les exposés trop rationnels. Néanmoins, l'intention est bonne, et la tentative ne devrait pas être abandonnée pour n'avoir pas toujours été couronnée de succès.

Le drame est, en un sens, une simplification de l'ancienne épopée où les circonstances matérielles sont supprimées ou tout juste indiquées et les récits et descriptions confiés entièrement aux personnages. Ici, la liaison est encore plus étroite ; l'intervention de l'auteur est impossible. D'autre

part, il est vrai, comme tout se passe en conversation, on peut donner plus de place à la pensée
abstraite. Mais les personnages sont tenus de
n'exprimer que des pensées dérivant de la situation,
et l'intérêt se porte la plupart du temps plus sur
cette situation que sur les idées exprimées. C'est
une faute d'amener une dissertation que l'ensemble
des événements ne justifie pas. De plus, la forme
même du dialogue exige un déroulement continu
d'idées liées entre elles plutôt par des rapports
extérieurs que par un enchaînement rigoureusement
logique.

La tragédie classique, resserrée dans un très
court espace de temps, ne suit pas les événements.
Elle est obligée de les rappeler sans cesse. Sous ce
rapport, le drame shakespearien reste beaucoup
plus près de l'épopée. Pouvant se transporter sans
cesse d'un lieu à un autre, d'une époque à une
autre, il nous présente une série de petits tableaux
qui permettent à l'imagination de suivre presque
sans arrêt le cours des événements. Mais le théâtre
français classique, où le drame est parfois encombré de remarques rétrospectives, substitue à
l'enchaînement des faits la liaison des scènes.
Chaque entrée, chaque sortie est motivée autant
que possible et la scène n'est jamais vide. C'est
dans cet habile enchaînement que l'imagination,
avec ses exigences de continuité, reprend ses
droits. Dans ses *Examens*, Corneille parle non seulement du développement dramatique, mais de la
liaison des scènes; il cherche anxieusement à justifier la présence des divers interlocuteurs. Il en est
même arrivé à écrire des pièces qui ne sont qu'un
enchaînement habile de faits. La technique du
théâtre a acquis aujourd'hui en France une grande
perfection au point de vue de l'enchaînement des
faits et de la liaison des scènes; mais, pour faire

œuvre esthétique, il faut plus que cela. Ce n'est qu'un moyen.

On a appelé cette filiation des événements « la logique des faits ». Il ne faut pas se laisser prendre aux mots. Il ne s'agit pas vraiment de logique. Si nous nous attendons à ce que tel fait suive tel autre, c'est seulement parce que nous savons par expérience qu'il en est habituellement ainsi. Nous ne déduisons pas l'un de l'autre et nous ne pouvons reconnaître dans leur succession une loi rigoureuse obtenue par induction. Les conséquences de chaque situation sont simplement probables ou possibles; elles ne nous choquent pas, et cette facile acceptation est due beaucoup plus à des habitudes de pensée qu'à des raisonnements. Le poète parvient même à nous faire admettre des faits merveilleux uniquement parce que les idées combinées sont composées d'éléments imaginatifs déjà réunis dans notre esprit, quoique dans un autre ordre. Le merveilleux déplait à la pensée moderne devenue plus rationnelle; mais, dans un poème, une succession trop logique de faits lui déplait aussi. Le poète doit toujours nous présenter une suite d'images qui s'appellent naturellement, indépendamment de tout effort d'analyse, et apportent successivement à l'esprit par un mouvement continu les idées que l'auteur veut exprimer. Il va sans dire que certaines interruptions brusques, certains événements inattendus sont admissibles quand on veut produire un effet spécial d'étonnement, de frayeur, etc. Mais c'est là un procédé exceptionnel concernant nos moyens d'imitation ou d'expression, et non la forme esthétique en général.

Si l'on passe de l'examen d'une œuvre de longue haleine prise dans son ensemble à celui d'un passage quelconque ou d'une œuvre relativement courte, la même continuité se manifeste dans

le déroulement des idées. Les meilleurs exemples
nous sont fournis par la poésie lyrique et peut-être
certaines méditations de mystiques. Plus l'émotion
domine, plus les idées s'ordonnent, d'après la
seule liaison des images; celles-ci peuvent être
extrêmement vagues et indécises, mais ce ne sont
pas des idées abstraites; elles expriment des impressions, des élans intérieurs et échappent à une
ordonnance logique. C'est là l'esprit du vrai
lyrisme.

Pour donner une idée plus précise d'un enchaînement poétique de ce genre, prenons une simple
énumération. Il s'agit, par exemple, de dire que
l'objet A a telle qualité a, et aussi telle autre b, et
encore c, etc. La pensée rationnelle, cherchant la
seule clarté, rangerait ainsi les idées à exprimer,
d'une manière uniforme : A est a, A est b, A est c, etc.
Au contraire, la pensée esthétique, prenant chaque
couple dans son ensemble, rapprocherait les
images qui se ressemblent le plus, on dirait: A est
a, b est aussi une qualité de A, A est c, etc. De
même pour des groupes plus compliqués. La
pensée rationnelle construit, par exemple, un tableau comme celui-ci :

A et B sont a, A et B sont b, A et B sont c, etc.
En poésie, on chercherait à relier ainsi ces idées :
A est a, a qualifie B, B est b, b qualifie A, etc.
Ainsi dans le sonnet de Sully Prudhomme *Le laboureur m'a dit en songe fais ton pain*, etc., le poète
fait d'abord parler le laboureur, puis le tisserand,
enfin le maçon; mais lorsqu'il se réveille et les voit
en réalité son imagination remonte le courant de
son rêve en commençant par le dernier travailleur
auquel il a pensé :

De hardis compagnons sifflaient sur leur échelle,
Les métiers bourdonnaient, les champs étaient semés.

10

Voici comment s'exprime Victor Hugo :

J'étais seul près des flots par une nuit d'étoiles,
Pas un nuage aux cieux, sur les mers pas de voiles.

Dans le premier vers, l'image de la mer précède celle du ciel ; dans le second, l'ordre est inverse. De même, à l'intérieur de celui-ci, le qualificatif logique « pas un nuage » attiré par le qualificatif « d'étoiles » précède le sujet logique « aux cieux », tandis que, attiré par celui-ci, le mot « mers » précède le qualificatif « pas de voiles ».

Dans les vers suivants de Sully Prudhomme :

Pendant que nous faisions la guerre
Le soleil a fait le printemps
Des fleurs s'élèvent où naguère
S'entretuaient les combattants,

les deux vers relatifs au printemps sont rapprochés. En outre, sujet et verbe dans les deux premiers vers, se suivent dans le même ordre, parce que ce sont des images nouvelles agissant comme des perceptions extérieures ; mais, une fois fixées dans l'esprit, elles se suivent selon les lois de la continuité imaginative ; les verbes sont rapprochés : « s'élèvent où naguère s'entretuaient ».

Ces exemples sont très simples. L'esprit complique à l'infini ses enchaînements, ses croisements, ses inversions d'images. Cette tendance se montre d'ailleurs jusque dans le langage habituel : « J'ai donné un coup à Pierre qui me l'a rendu. » L'uniformité favorable à la clarté logique aurait exigé une forme comme celle-ci :

Pierre a reçu un coup de moi
Il a rendu le coup à moi.

Le pronom relatif est essentiellement imaginatif.

L'algèbre seule est un langage purement rationnel. Le langage ordinaire, même lorsqu'il sert à exprimer les idées les plus abstraites, se ressent des influences affectives qui ont présidé à sa formation.

Le style poétique n'est pas seulement caractérisé par la continuité. Pascal dit que l'ordre du cœur « consiste principalement à la digression sur chaque point qui a rapport à la fin, pour la montrer toujours ». Ce principe, auquel Pascal donne une trop grande généralité, trouve ici son application spéciale. En poésie, il y a ordinairement une idée dominante qui revient toujours, parfois sous des formes différentes. Nous avons montré que ce retour au point de départ est naturel à l'imagination ; sous l'influence de l'émotion, il est plus marqué et tend à se régulariser ; il devient périodique et revêt sa forme parfaite dans le *refrain*. Tous les genres de poésie lyrique admettent des refrains plus ou moins caractérisés ; mais les genres où le refrain joue le rôle le plus important sont ceux où la part de la pensée est réduite au minimum et où il s'agit plutôt de faire éprouver, par les moyens les plus simples, un sentiment de joie ou de tristesse, telle la chanson ou la romance. L'alliance habituelle de ces genres secondaires avec la musique en montre assez le but essentiellement émotif.

Le refrain nous amène à considérer la forme extérieure de la poésie, la coupe du vers, l'enchaînement des rimes, etc. Par là nous touchons à la musique dont la structure, dégagée de toute image spéciale et de toute idée, manifeste nettement les lois de l'imagination dans ses rapports avec l'émotion. Dans l'un et l'autre domaine, nous trouvons la même tendance à la continuité et au rythme.

En poésie, c'est surtout au moyen de la rime

qu'on obtient des effets de continuité. C'est pour cela qu'on a souvent préféré les rimes croisées à celles qui s'en vont deux à deux « comme les vers classiques et les bœufs »; et Musset n'a sans doute pas tort de se libérer de l'ancienne régularité; l'émotion y gagne.

Dans le sonnet, la limitation du nombre des rimes est particulièrement favorable à cet étroit enchaînement, et les auteurs de sonnets qui n'en profitent pas dédaignent à tort leur avantage. Ainsi dans les quatrains, si l'on appelle la rime masculine M et la rime féminine F, on a tort de grouper ainsi les rimes MFMF MFMF ou MMFF MMFF lorsqu'on peut les lier ainsi MFFM MFFM, etc. Nous ne parlons que des cas où aucune raison d'expression ne s'oppose à la pureté de la forme. Rien ne manifeste mieux le besoin de continuité que la *terza rima* des Italiens que Dante a adoptée dans tout le cours de son épopée. Les rimes de chaque tercet sont disposées de telle sorte qu'elles nous entraînent irrésistiblement vers le suivant, et cela sans interruption, jusqu'à la fin du chant qui n'est possible qu'en réduisant la dernière strophe à un vers. En appelant a, b, c, d, e... les rimes successives, on a les groupements suivants : a, b, a — b, c, b — c, d, c — d, e, d — e.

La continuité peut être obtenue non seulement par les rimes, mais par la coupe du vers. Ce procédé est plus rare; on le reconnaît dans certains vers libres dont La Fontaine nous fournit le meilleur modèle. Lorsque dans ses fables le changement de mètre n'a pas pour but la production d'un effet déterminé, on sent tout l'avantage de cet enchaînement de strophes dissemblables joint à l'entrecroisement des rimes. Sauf certaines exceptions, La Fontaine emploie surtout les vers de 8 et de 12 syllabes. Grâce à ces deux éléments, il se forme dans le cours du morceau des sortes de strophes inégales déterminées chacune par la longueur de la phrase ou par l'idée, et tantôt commençant par des vers de 12 pieds pour se terminer sur des vers de 8, tantôt disposés suivant l'ordre inverse, tantôt bornés à l'un ou l'autre mètre. Lisons le *Paysan du Danube*, le *Vieillard et les trois jeunes gens*, et nous distinguerons facilement ces strophes dont l'alternance, organisée d'après l'attraction naturelle des éléments semblables, produit l'effet d'un fleuve qui s'écoule, lent et irrésistible. Dans les chœurs grecs, à l'intérieur de chaque longue strophe, des oppositions et des rapprochements de mètres offrent le même caractère.

Enfin la continuité est obtenue par certains détails de construction du vers, notamment l'enjambement dont les modernes ont fait un usage fréquent et souvent heureux.

D'autre part, le rythme dans le développement de la pensée poétique est marqué par le retour périodique des mêmes formes, par la succession régulière des strophes. Telle la strophe formée d'hexamètres et terminée par un vers de 6 ou 8 syllabes, très usuelle en France. Dans ces cas, la strophe ne contient pas nécessairement une pensée achevée, et le dernier vers, qui, par son mètre, frappe fortement le rythme, peut exprimer une idée peu importante. Ce serait même une faute de faire chaque fois de ce vers une « chute ». Il en résulterait une intolérable monotonie et la continuité serait trop complètement rompue. Quand les poètes ont trouvé une forme extérieure remplissant certaines fonctions indispensables comme celle-là qui est de marquer le rythme, ils en profitent, lui abandonnent parfois entièrement cette fonction, et leur pensée reste libre pour produire d'autres effets. Elle peut maintenir la continuité à travers la succession des strophes. Par exemple, dans des strophes de vers égaux, le dernier vers peut souvent avec avantage commencer l'idée exprimée dans la strophe suivante.

La composition musicale manifeste également les deux lois fondamentales de l'imagination que domine l'émotion. La continuité caractérise tout développement un peu prolongé d'un thème quelconque. En général, quand une fois il a bien établi dans l'imagination auditive et fixé dans la mémoire le dessin net d'une mélodie, le compositeur le répète sous des formes modifiées. Mais il se garde de le répéter indéfiniment suivant l'ordre initial des principaux éléments du motif. Il le renverse et le rétablit de manière à rapprocher les éléments semblables. Il va sans dire qu'il s'agit rarement d'une alternance simple. Un motif, riche en développements, peut se décomposer en éléments multiples et permet des transformations nombreuses étroitement liées entre elles.

Les compositions musicales manifestent également le rythme que l'émotion impose à l'imagination. Ce rythme est marqué par les différentes strophes comme en poésie. Dans les exemples les plus parfaits, les strophes sont répétées sous la même forme, ou différenciées et marquées par le retour périodique du motif, tels certains mouvements de danse. Le rythme peut n'être pas très rigoureux, parfois il est absent. Mais sa présence dans la musique la plus simple et dans nombre de compositions des grands maîtres, comme l'a montré M. Combarieu, ne laisse pas de doute sur cette tendance naturelle de l'imagination musicale.

Nous ne nous étendrons pas davantage sur cette question, car nous touchons ici à l'esthétique de la sensibilité et de la motricité, qui seule peut dévoiler la vraie nature de l'art musical. Il était impossible cependant de négliger entièrement ce sujet dans l'esthétique générale, car il s'agit bien ici d'images complexes comme celles que fait surgir la poésie. Un ensemble de mètres et de rimes, un ensemble de notes formant une mélodie, constituent des images auditives que la mémoire retient et que l'imagination développe, répète, enchaîne suivant ses propres lois, et c'est dans l'étude des formes musicales que ces lois se manifestent avec le plus de netteté.

CHAPITRE III

Origine Sociale et Développement des Arts

Bornée à l'étude des œuvres individuelles, l'esthétique ne peut que nous indiquer quelques caractères généraux du sentiment. Mais l'art individuel porte l'empreinte ineffaçable de son origine sociale, et, pour comprendre les règles qui s'y appliquent, il faut remonter aux manifestations collectives dont les arts sont sortis. On voit alors que si les règles de l'idéalisation esthétique peuvent se rattacher aux lois générales de la vie affective, elles ont été spécialement déterminées par les conditions de la vie collective et sont comme les projections des grandes lignes de la structure sociale.

Une telle étude nous permet de voir de plus près, d'expliquer plus complètement l'effet de la vie sociale sur le développement du sentiment. De plus, la simplification de l'existence collective dans les manifestations esthétiques fait ressortir les conditions spéciales des sentiments sociaux, conditions qu'on peut dès lors suivre jusque dans les œuvres individuelles.

S'il est possible, dans l'état actuel de notre mentalité, de reconnaitre après coup l'utilité des institutions sociales primitives, ce serait faire un anachronisme que de croire qu'elles ont été fondées consciemment pour des raisons d'utilité. Cette opinion, qui avait cours au XVIII\e siècle, est bien peu en faveur aujourd'hui. L'homme primitif a moins d'intelligence que de sentiment; dans ses premiers pas vers la civilisation, il est plus guidé par ses instincts que par la raison. Aussi doit-on regarder les premières institutions sociales comme révélant surtout des lois affectives et comme le résultat d'affections spéciales, c'est-à-dire de tendances altruistes spontanées. C'est le sentiment social qui a créé la vie sociale et s'est ensuite développé avec elle.

A la vérité, la notion de l'homme isolé est contradictoire; séparé du groupe collectif, c'est un animal, non un homme; il faut le considérer dès l'origine comme partie d'un être social qui, dans sa forme la plus simple, est la famille immédiate. Il n'y a pas de premier homme, il y a une première famille. Mais une fois admise l'existence de la cellule sociale, on peut dire que c'est aux sentiments sociaux innés dans chaque individu que sont dues les premières institutions artificielles de la société; ce ne sont pas ces institutions qui ont créé les sentiments sociaux.

Avant d'être savant ou ingénieur, l'homme a été artiste. Il a fondé les principales institutions sociales en développant spontanément ses tendances altruistes, suivant les lois naturelles de la vie affective. C'est seulement petit à petit qu'il les a modifiées pour des raisons d'utilité. Les premiers travaux publics s'exécutèrent en cadence et au son de la musique. La fable d'Amphion exprime une vérité historique. Les cérémonies qui accompagnent les entreprises primitives sont utiles pour grouper les hommes et faire exécuter des mouvements d'ensemble ; elles permettent sans doute un travail plus prolongé et plus persévérant, parce que les mouvements rythmiques sont entraînants et moins fatigants. Mais de pareils procédés ont dû céder la place peu à peu à des considérations plus importantes, en même temps que l'emploi des machines tendait à les rendre complètement inutiles.

Comme nous l'avons vu, chez les peuples dont la civilisation est encore à l'état embryonnaire, il s'agit de grouper des hommes, de les inciter à coopérer plutôt que d'employer des méthodes efficaces. Chez les Australiens et les Océaniens, des cérémonies et des danses marquent chaque acte important; cueillette du fruit, départ pour la guerre, réunion avec une tribu amie, conclusion d'une paix, etc... Il est curieux d'observer que quand deux tribus ont formé une alliance, elles ne se contentent pas de paroles, de signes, de gages matériels; tout cela est trop instable, les habitudes morales ne sont pas formées; il ne saurait être question d'honneur ni de probité. Les deux tribus se réunissent et dansent ensemble. Pour rendre solides leurs promesses, elles sentent le besoin d'exprimer esthétiquement l'alliance jurée et de cultiver ensemble les sentiments de solidarité qui seuls peuvent en garantir l'exécution.

Chez les peuples primitifs, les cérémonies n'accompagnent pas toutes des actes spéciaux. Souvent elles n'en sont qu'une imitation simplifiée et idéalisée, exécutée à des époques fixes, sans relation directe avec les actes représentés. C'est ainsi que nous voyons des danses guerrières dont le but n'est pas de préparer une expédition déterminée, mais seulement d'entretenir les sentiments correspondants.

Enfin, on trouve des danses qui ne représentent aucun acte social déterminé et n'ont d'autre but apparent que de grouper les hommes ensemble et de cultiver leur sociabilité. Ces danses semblent être les plus anciennes de toutes. Elles proviennent purement et simplement du besoin de se réunir et de coopérer. Chez les Nicobars, par exemple, les danses et cérémonies publiques se réduisent à un jeu d'enfant où il s'agit d'imiter tout ce que fait le chef. On prépare une place au milieu des huttes, un chef trace un cercle et se met au centre pendant que les autres hommes se tiennent autour, chacun posant la main sur l'épaule du voisin. Le chef se met à chantonner, fait un pas à gauche, un à droite, balance la jambe libre, s'assied, se relève, bondit, etc. Tous ont les yeux fixés sur lui et l'imitent exactement avec une certaine raideur mécanique, tout en accompagnant leurs gestes d'un chant nasal ininterrompu[1].

Se former en cercle autour d'un chef et imiter ses gestes, voilà le premier pas vers la civilisation. Rien ne saurait mieux confirmer que de tels faits l'opinion que l'exercice des sentiments sociaux a précédé l'organisation d'actes sociaux utiles. L'homme a prélude par le jeu à la construction de l'édifice social. Ces tribus indisciplinées, vivant de chasse et de pillage, apportent à leurs amusements et leurs fêtes un esprit d'ordre et de discipline dont elles sont incapables dans la vie réelle. Ces primitifs se prennent à leur propre jeu ; l'habitude poursuit invisiblement son œuvre ; ces enfants ont tout en s'amusant, perdu leur sauvage indépendance ; ils vont devenir des hommes. De même que l'individu, avant d'agir, évoque dans son

1. Cité par Groos : *Das Spiel des Menschen* ; d'après Ivobodo : *Die Bewohner des Nikobaren Archipels.*

esprit l'image simplifiée de l'acte à accomplir, de
même l'Humanité a groupé artificiellement les éléments sociaux et les a fait fonctionner ensemble,
en éliminant toutes les difficultés réelles. C'est sur
ce modèle, sorti spontanément du simple instinct
social, qu'elle a péniblement construit la société.
Celle-ci a ensuite permis de perfectionner le
modèle qui, à son tour, a servi à perfectionner la
copie et ainsi de suite.

Les peuples primitifs ont tellement conscience de
l'importance de ces danses, qu'une infraction aux
règles établies peut entraîner les peines les plus
sévères. Ils sentent obscurément que tout l'avenir
de la race dépend de ces premières tentatives de
discipline. Si une faute de mesure est punie de
mort, il ne faut pas s'en étonner; le coupable a
vraiment trahi l'avenir de son peuple en manquant
à un devoir sacré. Les remarques bouffonnes du
maître de danse dans le *Bourgeois gentilhomme*
ont pour les civilisations naissantes une tragique
réalité. Un faux pas est un malheur, c'est un signe
et un exemple d'indiscipline.

Il semble que l'on puisse décrire ainsi à grands
traits le développement normal de la danse et des
arts qui en sont sortis.

La danse primitive, composée de chants et de
mouvements, est insuffisante comme idéalisation
de la vie sociale. Elle représente seulement la solidarité; elle néglige la continuité. Quand le groupe
commence à avoir un passé, il se rattache les
morts par des monuments, quelquefois une simple
pierre tumulaire comme le menhir, suivant toute
probabilité ; parfois c'est un arbre, ou même
un animal. Une ronde de sauvages autour d'une
pierre ou d'un objet quelconque incarnant la race,
voilà la première manifestation de complète socia-

bilité, renfermant les germes de tous les arts. Ceux-ci se développent et se distinguent de plus en plus à mesure que les manifestations esthétiques des vivants sont de plus en plus complètement partagées par les morts.

La partie cinématique de la danse est partiellement transférée au monument commémoratif. Alors naît l'art plastique, le monument grossièrement travaillé prend une forme humaine, il devient une idole véritable. Ces premières statues idéalisées à l'excès, aux traits exagérés, à l'apparence monstrueuse, ne représentent pas l'individu isolé, mais l'être social, l'homme qui participe aux cérémonies publiques, le danseur aux mouvements rythmiques, aux gestes artificiels, adaptés à l'existence collective. Comme le danseur, cet être social est peint et couvert d'ornements, de coquillages et de baies.

Le monument commémoratif donne naissance non seulement à la statuaire mais aussi à l'architecture. Il devient tombeau quand la société est suffisamment sédentaire. On veut donner aux morts une maison comme aux vivants. Il est même possible que le tombeau ait précédé la maison dans certains cas. Quoi qu'il en soit, l'architecture, idéalisation de l'habitation humaine, tente ou cabane, a commencé par le tombeau. Rien d'égoïste dans l'architecture primitive, pas plus que dans les autres arts. Quand les vivants se sont préoccupés d'embellir leurs demeures, il y avait longtemps que les morts avaient de beaux sanctuaires. Les premiers monuments architecturaux sont inutiles au point de vue matériel; ils sont simplement copiés sur les habitations réelles et transformées.

Devenu maison, le tombeau prend peu à peu de plus vastes dimensions; il devient temple. Ce développement résulte du caractère social de l'ar-

chitecture. Le tombeau est collectif et il préside aux
cérémonies des vivants: il s'agrandit pour les
recevoir, et, en s'agrandissant, manifeste encore
plus nettement son caractère social. Le temple est
un monument inutile fait pour abriter des actes
inutiles. Il consacre certains traits de la maison ;
le temple grec rappelle une hutte dont le toit est
formé de branchages tombant de chaque côté d'une
poutre horizontale ; le temple rond des Romains
est la reproduction de la cabane italienne primitive.
Mais ces monuments, même lorsque leurs petites
dimensions le permettent, ne se contentent pas des
simples murs de l'habitation individuelle ; ils donnent de l'importance aux troncs d'arbre qui les
soutiennent ; ils s'entourent de colonnes. C'est
que les colonnes imitées de troncs d'arbre ou de
faisceaux de branches, rappellent la forêt qui seule
pouvait abriter les danses de toute une tribu ; le
mur fermé garde une apparence trop individuelle,
il entoure le sanctuaire du dieu, parce que le dieu
symbole de la nation est représenté sous forme
individuelle, mais le temple qui doit recevoir la
population ou ses représentants repose sur des
colonnes ; même s'il renferme également des murs
il figure soit au dehors, quand il est petit comme
en Grèce, soit au dedans quand il est grand comme
en Égypte ou en Europe, au Moyen Âge, un endroit
planté d'arbres. L'architecture porte ainsi toujours
la ressemblance de la végétation indigène, soit par
l'apparence générale, soit par la forme des colonnes.
Quelle élégante idéalisation des forêts européennes
ne nous offre pas l'architecture gothique aux longues colonnes et colonnettes surmontées de voûtes
en ogive. Ni l'olivier grec ni le palmier égyptien
n'auraient suggéré une telle idéalisation.

Sculpture et architecture ont occasionné le développement de la peinture ; d'abord presque exclu-

sivement bornée aux corps mêmes des danseurs,
elle s'est transportée aux murs des tombeaux et des
temples; on a ainsi reproduit en surface plane les
êtres déjà représentés par la statuaire, ce qui a
permis de les multiplier beaucoup et de les idéaliser davantage. La peinture et la sculpture peuplent
ainsi la maison des morts de reproductions idéalisées qui rappellent leurs actions et les rapprochent
des vivants.

La partie phonique de la danse s'est développée
parallèlement à sa partie cinématique et sous l'influence du même sentiment de continuité sociale.
Le chant s'est décomposé en poésie et en musique
d'accompagnement. D'abord, les paroles du chant
sont bornées à quelques phrases indéfiniment
répétées et parfois à de simples exclamations.
Hérodote prétend que les Égyptiens ne chantaient
que les sept voyelles, d'autres qu'ils n'avaient
qu'un seul hymne. Avec le développement de la
vie sociale et, par suite, de la vie intellectuelle, une
plus large part est accordée aux idées, et il se
forme de véritables hymnes. Dès lors, le chant
primitif, avec ses sons prolongés, retarderait trop
l'expression des idées; il est nécessaire d'accumuler
les syllabes, d'où la poésie métrique et déclamée
telle que les anciens la connaissaient. En même
temps, le chant appauvri est reconstitué par la
musique instrumentale employée d'abord comme
accompagnement.

La poésie a commencé par l'hymne, c'est-à-dire
par la poésie dite lyrique. Mais cette forme primitive, suffisante dans une cérémonie qui idéalise la
vie présente, ne peut assez évoquer le passé. Il est
vrai que l'hymne est un lien entre les vivants et les
morts, puisqu'il s'adresse d'habitude à ceux-ci ou
au dieu qui en est le symbole collectif. Mais la
continuité reste trop subordonnée à la solidarité;

il faut faire revivre le passé de façon plus précise. De même que les murs des temples s'animent par la peinture, les paroles et les actes des adorateurs doivent reproduire les faits passés.

Ceux-ci peuvent être évoqués soit par la pantomime, soit par le récit. La transformation de la danse en pantomime entraine un développement plus considérable de la musique instrumentale. Car les danseurs, exprimant par leurs gestes des faits réels, sont obligés de sacrifier en partie le caractère proprement social de la danse marqué par la régularité et l'harmonie des mouvements. La musique se charge de combler la lacune en reprenant à son propre compte le rôle de la danse conventionnelle que, jusque-là, elle a seulement guidée. Les mouvements réalisés sont alors en partie remplacés par les mouvements ébauchés qu'éveille le rythme de la musique. Ce but ne serait jamais atteint par la voix seule; il faut l'ébranlement plus puissant produit par les instruments de musique, d'où le développement de l'orchestre.

La pantomime ou le récit épique a prévalu suivant la situation sociale. Dans les pays où la vie sociale s'est fortement organisée, comme sous la théocratie chinoise, les cérémonies publiques se sont développées sans heurt, et la pantomime a été largement employée. Mais chez les peuples qui n'ont pas subi le régime théocratique sous sa forme complète et l'ont rapidement dépassé, les cérémonies n'ont pu revêtir le caractère de fixité et de régularité propre aux cérémonies orientales. Alors on a bientôt substitué à la pantomime le récit déclamé, comme cela eut lieu en Grèce et, en général, chez tous les peuples de l'Europe occidentale. Dans les fêtes imparfaitement organisées, les chants épiques de l'aède ou du barde sont nécessaires pour entretenir le sentiment de continuité sociale ; et il se porte de l'une à l'autre des petites tribus mal unies et souvent en lutte, dont la plupart des fêtes sont instituées indépendamment les unes des autres.

Les peuples théocrates ont aussi eu leurs poètes épiques et les Grecs ont cultivé la pantomime. Mais des poèmes comme le *Ramayana* et le *Maha-bharata* des Hindous sont précisément dus à des périodes de troubles et de changements sociaux, et les théocraties chinoise, juive, égyptienne n'ont pas de véritables épopées ayant une valeur esthé-tique ; elles ont des annales, des chroniques, des recueils de faits nettement distincts de l'art social. Les vraies épopées égyptiennes sont écrites ou plutôt peintes sur les murs des temples et des tom-beaux ; ce qu'elles contiennent d'esthétique est surtout d'ordre plastique. D'autre part, la panto-mime grecque a perdu son caractère social, elle n'a rien d'épique comme la pantomime chinoise.

L'art social, l'art intégral, tel que le connaissaient les théocraties antiques, se retrouve à une époque plus rapprochée de nous dans les cérémonies catho-liques. Là aussi, tous les arts combinés concourent à une même œuvre esthétique dont le type principal est la messe. Architecture, sculpture, peinture, chant, poésie, musique, rites, tout y est réuni dans une majestueuse synthèse.

Par suite de la dissolution des systèmes sociaux, dont les vieilles cérémonies étaient inséparables, les divers arts spéciaux ont été cultivés de plus en plus séparément, sans jamais perdre cependant les traces de leur origine.

D'autre part, l'art social lui-même s'est continué sous une forme de plus en plus appauvrie avec certains retours momentanés à l'état primitif. Les cérémonies publiques sont devenues le drame.

11

Cette transformation est facile à suivre. La cérémonie, en se développant, tend à devenir spectacle.
Tout d'abord, comme nous le verrons, tout le
monde y participe; cependant, c'est toujours un
spectacle pour certains membres de la communauté,
notamment pour les enfants non encore initiés.
Quand les rites se compliquent, que les divers
arts constitutifs se perfectionnent, les services de
professionnels deviennent nécessaires et la population se contente de plus en plus d'y assister, sans
intervenir que d'une manière intermittente. La
majeure partie de l'exécution est alors confiée au
sacerdoce et à son personnel. Tant que durent les
croyances sur lesquelles reposent les rites, l'art
ainsi transformé demeure profondément social;
les fêtes restent périodiques, le sujet de chaque
cérémonie et le mode d'exécution sont invariables
ou très lentement modifiés par le clergé. De plus,
les contributions de chacun convergent vers le
culte; les vêtements, les ornements des fidèles
sont adaptés aux cérémonies publiques; quand
certains arts s'introduisent chez le particulier, ils
ne font que refléter l'œuvre collective concentrée
dans le temple; ils constituent le culte privé.

Du jour où les croyances s'affaiblissent, le spectacle s'affirme, le devoir social cède le pas à l'amusement. La culture du sentiment, d'abord subordonnée au dogme et aux enseignements moraux,
se continue grâce à son propre charme; mais la
préoccupation sociale et morale disparaît graduellement; on se plaît à éveiller des sentiments quelconques, bons ou mauvais. L'art, de religieux qu'il
était, devient purement esthétique. Tout ce qui
reste de l'ancien esprit c'est un certain respect de
la moralité dans l'œuvre d'art; mais le public
l'exige de moins en moins, et on suit facilement
cette rapide décadence dans le théâtre grec.

L'art social ainsi transformé donne alors une plus grande place au plus général et au plus intellectuel des arts spéciaux qui le composent, à la poésie. Mais primitivement son rôle n'est nullement exclusif. Le drame grec combine tous les arts; il n'est pas fait pour être lu. Il faut, pour l'apprécier entièrement, le replacer dans les conditions de la représentation antique. Alors on retrouve les éléments de la cérémonie religieuse. Le temple, transformé en théâtre, a encore une haute valeur architecturale, il est essentiel à la représentation, et même l'autel est conservé; c'est autour de lui que le chœur évolue. Le chant, la danse, la mimique, les arts de la forme et de la couleur représentés par le costume des acteurs, y compris le masque, idéalisation de la figure réelle, sont des parties intégrantes du drame. Même le public y participe indirectement, grâce à la disposition esthétique des gradins où il est assis et à l'effet produit par le groupement des costumes; la hiérarchie sociale y est même rigoureusement représentée; une place d'honneur au théâtre est un des privilèges les plus importants attachés aux hautes fonctions. Le spectacle antique est incomplet comme œuvre d'art sans les spectateurs.

L'opéra moderne a tâché de rétablir les conditions des représentations antiques. Mais c'est là un groupement souvent incohérent de divers arts cultivés séparément, la musique et la poésie s'accordent difficilement, ou bien celle-ci est sacrifiée à celle-là. Décor et costume visant au réalisme ne présentent pas l'harmonie et la simplicité nécessaires au cadre d'une belle cérémonie publique; l'un et l'autre contrastent d'une façon pénible avec l'architecture du théâtre qui, elle-même, est sacrifiée à la commodité. Le ballet, au lieu de concourir avec l'architecture à donner de

l'unité et de la beauté à l'ensemble, au lieu de
former comme elle le fond permanent de la cérémonie, est entièrement subordonné au drame.
Enfin, le public cherche bien à participer à la
représentation par une certaine hiérarchie des
classes et par la beauté des toilettes; mais ces
entreprises commerciales ne connaissent guère que
le classement de la richesse, et seules les représentations de gala donnent une vague idée de la
constitution sociale, elle-même fort peu esthétique,
parce qu'elle est incohérente. D'autre part, l'anar-
chie du costume moderne, sans parler de sa laideur
générale, empêche tout ensemble harmonieux. Des
torses de femmes à demi nues, décolletées à peu
près symétriquement et serrées à la taille de façon
à ressembler à des urnes, enfermées dans des
boîtes ou en étalage le long d'étroites galeries; des
taches de couleurs discordantes semées de plas-
trons blancs encadrés de noir; tout cela, rendu plus
dur et plus criard par la lumière électrique, est bien
loin du théâtre antique où se déployaient harmonieusement les costumes clairs au grand soleil de
l'Hellade.

Aussi devons-nous, pour apprécier l'opéra, le
détacher du milieu et même du décor et du costume
insuffisamment idéalisés. Ainsi réduit, il représente
un art complexe combinant musique, poésie et
danse, et dont l'ensemble n'est pas toujours
esthétique.

Le drame moderne est une imitation encore plus
incomplète de la cérémonie primitive. Il ne conserve que la poésie et la mimique, et l'on peut
répéter, au sujet du décor et du costume, les remarques précédentes. Cependant, au XVIIᵉ siècle,
lorsque les seigneurs avaient des sièges sur la scène
et que le costume des acteurs n'avait rien d'historique, la tragédie classique revêtait un certain

caractère cérémonial entièrement supprimé aujour-
d'hui.

Enfin, par une dernière simplification, le drame
a été débarrassé de son élément mimique et même
de ce qui lui restait du chant primitif, le rythme. Il
en est sorti le roman moderne.

En même temps que l'art social prenait une
forme de plus en plus réduite et se concentrait
dans la littérature, les différents arts constitutifs se
développaient séparément. Ils sont devenus plus
individuels et plus intellectuels, par suite, plus
réalistes. Les artistes, considérant l'art plutôt
comme un amusement qu'un moyen de culture
morale, ont donné plus d'importance à l'imitation
sans perdre cependant de vue certains principes
d'idéalisation nés des cérémonies sociales.

La danse et la pantomime ont été cultivées pour
elles-mêmes, en Grèce, par exemple. Mais elles ont
été assez vite négligées à cause de leur insuffisance au point de vue de l'imitation. Elles ont
besoin pour vivre d'être associées aux cérémonies
publiques dont elles constituent l'élément essentiel. La danse a repris de l'importance dès que
celles-ci ont été possibles comme au XVIIᵉ siècle.

La poésie n'a pas seulement présidé au drame ;
elle a été cultivée à part pour être lue et, dans
bien des cas, s'est dépouillée de son rythme pour
fournir des œuvres littéraires en prose.

Les arts de la vue sont restés assez longtemps
combinés, et en Grèce on peut dire que, la plupart
du temps, architecture, sculpture et peinture sont
étroitement unies. Il en était de même au Moyen
Age. C'est après la dissolution du régime catholico-
féodal que ces arts se sont définitivement spécialisés. Quoique pendant le XVᵉ et le XVIᵉ siècles
les principaux chefs-d'œuvre aient été encore
rattachés, au moins par leurs sujets au culte

catholique et souvent par leur destination, la désintégration s'est opérée rapidement et, aujourd'hui, il n'existe presque plus aucun lien entre eux, même lorsque l'artiste est peintre, sculpteur et architecte.

L'art, ainsi détaché de la souche commune et cultivé individuellement, perd beaucoup de son caractère social. Il est considéré comme ayant une valeur en lui-même, indépendamment du sujet choisi ; le but de l'artiste est de transmettre ses émotions personnelles et d'imiter, quelles que soient ces émotions, quel que soit l'objet représenté.

Cependant, l'art reste essentiellement humain. L'individualisme de l'artiste ne l'empêche pas de songer constamment au public ; il sent qu'il remplit une fonction sociale. Il a beau être désespérément égoïste et vaniteux, il travaille pour la société, et il continue malgré lui à exprimer dans ses œuvres la vie de l'être collectif auquel il appartient.

La persistance du caractère social de tout art se trahit par les sujets choisis. Entrez dans un de nos grands musées où sont recueillis des chefs-d'œuvre de différentes époques et de différents pays, et vous y verrez aussitôt la prédominance de la figure humaine. Le fait est encore plus frappant en littérature où presque tout est drame et roman et où une œuvre de quelque durée a bien de la peine à se soutenir, si le principal intérêt ne se porte pas sur des êtres humains.

En outre, même dans les arts plastiques, il s'agit beaucoup moins du corps humain que de l'âme humaine, existence essentiellement sociale. Si certains peintres, comme Boucher, se sont efforcés de faire appel aux instincts sexuels, la grande majorité des artistes de valeur leur ont accordé une importance secondaire ; on s'est souvent préoccupé de peindre la beauté physique, comme les Grecs par exemple ; mais le but n'est pas d'exciter les instincts de l'animal humain, et la plupart des formes et des attitudes choisies sont les moins propres à les stimuler. La pornographie ne saurait non plus prédominer dans les vrais chefs-d'œuvre littéraires, les réalistes y ont eu recours, mais sans en faire le motif principal.

Or, les sentiments éveillés par la contemplation de la personne humaine, de sa personne psychique, sont essentiellement sociaux, ce sont la pitié, l'admiration, etc. On excite également la haine, l'indignation, mais, comme nous le verrons, c'est accessoirement, par contraste avec les personnages sympathiques ; ou bien ces sentiments indiquent un véritable intérêt et cachent une sympathie réelle, souvent de la vénération.

Lorsque l'art, quittant la représentation directe de l'homme, s'occupe des êtres inférieurs, des objets inertes, il ne peut se défaire d'une grande part d'anthropomorphisme ; c'est la vraie poésie. Une œuvre est d'autant plus belle, plus émouvante que l'auteur a su donner plus de vie aux objets représentés. Un paysage est beau lorsque l'âme humaine y respire.

Si l'art s'individualise par la spécialisation, une spécialisation extrême tend à le ramener à sa forme sociale. Du dessin et de la peinture s'est détachée la pure décoration, et, du chant, la musique purement instrumentale. En fait, s'ils sont cultivés à part aujourd'hui, ces arts se sont aussi développés pendant qu'ils étaient incorporés à l'art général. C'est qu'ils sont essentiellement sociaux : Nés des grandes cérémonies publiques, on les conserve et les cultive quand elles disparaissent, pour satisfaire un besoin auquel la vie collective ne répond plus. On néglige les formes précises pour l'harmonie des couleurs et des lignes, les paroles pour l'harmonie des sons, et les éléments individuels et imitatifs s'effacent pour laisser reparaître l'élément collectif.

La poésie qui exprime des idées, les arts du dessin qui représentent des images, empruntent leurs matériaux à la réalité elle-même, à la réalité brute. Ce sont les arts de la nature. La musique instrumentale et la décoration ont pour matériaux directs non les objets et les faits naturels, mais la nature transformée par la société. La musique représente des chœurs et des danses, la peinture décorative des réunions de personnages diversement costumés. Ils sont les arts de la nature sociale, les arts de l'art humain.

Ce sont les cérémonies vénitiennes qui ont donné à la peinture un caractère décoratif si marqué. On en peut dire autant de la peinture flamande à l'époque de Rubens, de la peinture française au XVIIe siècle. Mais, nulle part, la décoration (peinture et tapisserie, etc.) n'est aussi développée que dans l'Extrême-Orient, et ces pays sont aussi les pays par excellence des belles étoffes et des fastueuses cérémonies. Moins une société comporte de cérémonial dans les actes publics, plus la peinture tend à devenir imitative. Car le simple groupement des couleurs et des formes n'éveille plus avec assez de vivacité les sentiments que l'humanité inspire. De même la composition en contrepoint est venue directement des cérémonies catholiques; destinée d'abord aux chœurs, elle a été développée par l'orgue et a abouti à la fugue purement instrumentale. Les compositions instrumentales modernes sont sorties du théâtre, la musique a d'abord passé par l'opéra et, plus tard, elle a éliminé les personnages. Une sonate est un drame sans paroles.

Il n'existe plus guère aujourd'hui de grandes

cérémonies publiques, et ces arts ont perdu beaucoup de leur ancienne valeur représentative. C'est précisément là que le théâtre peut être utile. Il maintient présente à la pensée l'idée de ces grandes réunions de la société, chantant, dansant, déployant le faste des étoffes bigarrées et des décors. Sans le théâtre, musique et peinture perdraient leur signification sociale. Aussi faut-il le considérer moins comme un art que comme le groupement des matériaux d'un art. Tant qu'il n'y a ni foi ni aspirations communes capables de rétablir l'art social dans sa plénitude, il faut borner à ce rôle accessoire les représentations publiques. Loin de se sacrifier au théâtre, musique et peinture ne doivent y voir que des matériaux indéfiniment transformables et idéalisables. Wagner a beaucoup nui à son génie en faisant tout converger vers le théâtre. Ce n'est pas le cabotinage, c'est la religion qui peut opérer la synthèse des arts. Un artiste peut se mettre au service d'un pontife, mais non d'un impresario.

L'Art et la Vie sociale.

Les différentes manifestations de l'art social offrent un double intérêt comme représentant idéalement la vie sociale et comme dévoilant les principaux caractères des sentiments sociaux. Nous les étudierons successivement de ces deux points de vue et suivant l'ordre dans lequel elles nous sont présentées par l'évolution naturelle de l'art.

Réduite à une simple ronde autour d'un chef dont on imite les gestes, la danse primitive n'exprime que le principe essentiel de toute société, la nécessité d'un gouvernement. Mais « l'animal politique » a vite fait d'établir des cérémonies plus complexes et plus riches en enseignements.

Brough Smyth, dans son étude sur les *Aborigènes de Victoria,* donne une description très complète des danses ou « corrobories » de ces peuples. Ce sont surtout des spectacles; le public n'y participe guère, sauf parfois en se joignant au chant. Les danseurs, sans être de véritables professionnels, doivent avoir une préparation spéciale; leurs évolutions sont dirigées par un chef qui est ordinairement un homme âgé.

On choisit presque toujours la nuit pour ces représentations. Le chef, sans costume spécial, porte le tablier en peau de sarigue et tient un bâton dans chaque main. Les danseurs, à peu près nus, sont peinturlurés avec de l'argile blanche, ornés de rameaux, de feuillages et de plumes, et portent soit des armes, soit des bâtons. Les dessins sur le visage sont à peu près les mêmes pour tous; mais, sur les autres parties du corps, on admet la plus grande variété. Enfin l'orchestre est composé de femmes; groupées autour du feu, elles forment un fer à cheval. Chacune, entièrement nue, tient sur ses genoux la peau de sarigue, enroulée et bien tendue avec le cuir en dehors. Le chef se place avec ses deux bâtons entre le groupe de femmes et le feu. Quand tout est prêt, il s'avance nonchalamment vers les femmes, en faisant entendre avec la voix une sorte de bourdonnement. Soudain, il frappe ses bâtons l'un contre l'autre, et les exécutants, surgis des broussailles, se forment en ligne droite. Le chef les regarde attentivement, et, si tous sont présents, il se met à frapper ses bâtons ensemble; les exécutants frappent les leurs en mesure et la danse commence, accompagnée des

battements de mains des femmes sur les peaux de
sarigue. Ce qu'il y a de plus remarquable, c'est
l'exactitude avec laquelle tous, danseurs et femmes,
gardent la mesure. « Les danseurs agissent stric-
tement de concert, prennent toutes sortes de postures, se déplacent de côté, s'avancent légèrement,
reculent, étendent leurs membres, se forment de
nouveau en ligne droite. Cependant, le chef frappe
vigoureusement ses bâtons et continue son chan-
tonnement nasillard, élevant la voix de temps en
temps, tout en faisant quelques pas de ci de là, se
tournant tantôt vers les femmes tantôt vers les
danseurs. » Au bout de quelque temps, les danseurs
« deviennent violents; ils accélèrent leurs mouvements guidés par les chocs des bâtons du chef; ils
se secouent et sautent à une hauteur incroyable. »
Enfin, tous poussent un cri strident qui semble
sortir d'une même gorge tant la mesure est exacte,
et se retirent précipitamment dans leurs broussailles. Ils reparaissent bientôt après, se forment
en ligne courbe et recommencent leurs danses en
les variant suivant des arrangements convenus.

Les femmes restent toujours assises et chantent
de temps à autre lorsque le chef se tourne vers
elles, élèvent la voix de toute la force de leurs
poumons, puis la baissent au point de la rendre
presque imperceptible. Il paraît que ces chants
augmentent beaucoup le plaisir des indigènes.

Cette cérémonie nous offre un tableau assez
complet de la vie sociale de ces peuples. Elle
indique surtout la relation entre la vie privée et la
vie publique. Les femmes sont assises et ne coopèrent que par leur chant accompagné des coups
rythmés sur les peaux de sarigue; représentant les
forces affectives de la communauté, elles encoura-
gent les danseurs, stimulent ou modèrent leur
ardeur, marquent la mesure. Les danseurs symbo-

lisent la vie publique par leurs évolutions sous la
conduite du chef qui règle à la fois le chant et la
danse. Ajoutons que le coryphée est aussi un véritable chef de la vie réelle, jouissant du respect
accordé aux vieillards par les populations primitives qui ne reconnaissent guère d'autre autorité.
Au Dahomey, le roi lui-même jouait un rôle
important dans les danses.

Chez ces peuples peu avancés, il ne faut pas
chercher de distinction nette entre les fonctions
intellectuelles et actives. Ici, nous n'avons encore
que les éléments fondamentaux. Le chant et les
mouvements du chef ne sauraient exprimer de
doctrine déterminée. La danse rappelle vaguement
une activité purement guerrière, mais sans représenter vraiment une civilisation militaire qui
n'existe pas encore. Nous n'avons devant nous que
des chasseurs qui se réunissent parfois en bandes
quand la nécessité s'en fait sentir.

Lorsque la société est pleinement organisée
autour d'une doctrine générale et la coopération
réglée d'une manière permanente, les cérémonies
publiques expriment à la fois les grands principes
théoriques et les différents modes d'activité sociale.
C'est ainsi qu'en Égypte la danse des prêtres autour
de l'autel, née probablement d'une simple ronde
de sauvages, exprimait, dit-on, le mouvement
apparent des astres.

Mais nous possédons des documents bien mieux
connus et plus complets dans les cérémonies chinoises observées par les voyageurs, expliquées et
commentées par les livres sacrés. La Chine, quoique
n'ayant pas eu comme l'Égypte d'influence directe
sur la civilisation occidentale, n'en présente pas
moins les caractères essentiels de toute théocratie.
En outre, elle nous offre des renseignements d'autant plus faciles à recueillir et à comprendre que

les principes sur lesquels repose cette remarquable
théocratie ne sont pas obscurcis par l'imagination
polythéiste. La classification des phénomènes
naturels, les notions morales et sociales apparaissent telles quelles sans être extériorisées dans
quelque divinité imaginaire.

Van Aalst, dans un petit compte-rendu (*Chinese
Music*), nous fait assister à un sacrifice dans le
temple de Confucius, aux mânes du fameux sage.
Cette cérémonie se célèbre deux fois par an, au
printemps et en automne, aux premières heures du
matin, et doit être terminée avant le lever du soleil.
Elle est présidée par l'empereur ou bien par un
prince ou haut dignitaire qui le représente.

Le temple de Confucius à Pékin, est un superbe
bâtiment à toiture double reposant sur des colonnes
en bois massif. Il est précédé de trois cours fermées chacune par une grille. Devant le temple
s'élève une large terrasse en marbre, entourée
d'une balustrade en marbre sculpté, et à laquelle
on monte par un certain nombre de degrés. Les
trois grandes portes du temple donnant sur la terrasse restent ouvertes durant la cérémonie. A
l'intérieur est l'autel orienté vers le midi et portant cette inscription : « Au plus saint des sages de
l'antiquité, Confoutzeu. » Sur deux autres autels
tournés vers l'ouest et l'est, sont des plaques com-
mémoratives dédiées aux quatre principaux disciples
de Confucius : Mentzeu, Tzoussoutzeu, Tsengtzeu,
Youtzeu. Dans deux autres bâtiments, à l'ouest et
à l'est du temple, sont des plaques dédiées aux
autres sages suivant l'ordre du mérite.

Devant l'autel de Confucius sont placées plusieurs tables portant des offrandes de toutes sortes :
des viandes, des céréales, des fruits, du vin, de
l'encens, de la soie, du satin, etc.

Toutes les grilles sont ouvertes pour le passage

du cortège impérial. L'empereur descend de sa litière à la seconde grille. Il s'avance lentement et majestueusement, précédé de quatorze musiciens et onze porteurs d'insignes et d'ombrelles. L'orchestre joue une marche lente, le *tao-yin*. Quand l'empereur pénètre dans le temple, la musique cesse. Harpes, tchengs et tambours de petites dimensions sont rangés dans le temple à l'ouest et à l'est ; la cloche, les pierres sonnantes, les flûtes et les grands tambours restent dehors ; sur la terrasse se placent 36 danseurs divisés en deux groupes, l'un à l'ouest, l'autre à l'est, les hommes étant séparés par des intervalles égaux. Devant chaque groupe se tient un chef portant une bannière avec laquelle il règlera les évolutions. Chaque danseur a dans la main droite une plume de paon (primitivement trois plumes en trident) et dans la main gauche un petit bâton (primitivement une flûte à trois trous). Six chanteurs sont placés à l'intérieur du temple, trois vers l'ouest, trois vers l'est, les deux trios se faisant face. Devant chaque groupe se dresse un drapeau, le *hui*, portant le dragon sacré.

Il règne un silence profond. L'empereur arrive devant l'autel. Le grand-maître des cérémonies frappe sur un petit tambour qu'il tient à la main ; les deux drapeaux aux dragons se lèvent ; le maître frappe trois coups sur son instrument et l'orchestre attaque l'hymne à Confucius. Depuis 1743 cet hymne ne varie jamais, sauf pour le ton. On le chante sur celui des douze tons (ou *lu*) qui correspond, d'après le symbolisme adopté, au mois lunaire. L'hymne comprend six strophes. La grosse cloche placée à l'ouest sonne la première note de chaque strophe, ensuite le chant s'accompagne comme suit : le carillon de clochettes placé à l'est sur la même ligne que la grosse

cloche sonne chaque note ; il est suivi des luths
et ensuite de tous les autres instruments à la fois,
sauf le carillon de pierres sonnantes qui termine
la note et prépare la suivante ; celle-ci se joue
de la même manière, et ainsi de suite jusqu'à la
fin de la strophe, qui se termine par trois coups
de tambour ; trois coups d'un autre tambour lui répondent, le carillon de cloches donne la tonique
et l'on attaque la seconde strophe.

Pendant la première, au mouvement très lent,
l'âme du mort est censée descendre du Ciel pour
recevoir les offrandes. Lorsque commence la
seconde, également lente d'allure, l'empereur s'a-
genouille deux fois et trois fois frappe du front le
sol. En même temps les danseurs se mettent en
branle. L'empereur offre sur l'autel les fruits de la
terre et le vin. Les danseurs, aux mouvements
lents et solennels, prennent des attitudes variées,
croisent de diverses manières la plume de paon et
le bâton, s'agenouillent et se prosternent.

Pendant la troisième strophe, l'empereur renouvelle ses actes d'adoration et offre les animaux du
sacrifice, préalablement écorchés et préparés sur
les tables. A la quatrième strophe, mêmes gestes
et offrande d'encens, de morceaux de soie, de satin,
etc., qui sont brûlés sur le trépied. A la fin de la
strophe, les danseurs, qui n'ont cessé d'évoluer,
reviennent à leur place et se tiennent dans une
attitude respectueuse.

On chante et joue la cinquième strophe, pendant
qu'on emporte les mets sacrés. L'empereur est
immobile devant l'autel. A la sixième strophe,
l'âme remonte vers le Ciel ; l'hymne est terminé.
Un des musiciens placé vers l'ouest, frappe un
coup sur le *you,* boîte sonore que surmonte un
tigre de bois portant le long du dos une sorte de
crête semblable à une scie ; le musicien frappe un

coup sur la tête de l'animal et passe un bâton le
long de la crête. L'empereur se retire, accompagné
par la même marche lente qu'au début et remonte
dans sa litière à la seconde grille.

Cette cérémonie est l'expression consciente de
toute la vie sociale de la Chine. Nous ne sommes
plus en présence de l'ébauche d'une société ; c'est
toute une constitution, toute une doctrine religieuse que viennent exprimer les chefs eux-mêmes
dans le temple de leur grand précurseur. Vie morale, vie pratique, vie intellectuelle ; toutes les
manifestations de l'existence collective sont évoquées sous forme de symboles.

Il apparaît ici un élément nouveau qui manquait
aux fêtes de sauvages déjà décrites ; c'est le culte
des morts, le sentiment de continuité. C'est cette
notion d'un lien indestructible avec le passé que
rappellent aux fidèles le sacrifice sur l'autel dédié
à Confucius et l'hymne en l'honneur du grand
sage :

« Les vaisseaux sont là avec les offrandes, de
même que durant des milliers d'années...

« Depuis l'antiquité, à travers tous les âges, les
hommes ont fait ceci... »

De toute cette existence collective et continue,
on n'aperçoit à première vue qu'une symbolisation
de la vie active. Ce ne sont plus des gestes violents
et des bonds de fauves, mais des mouvements lents
et réglés, idéalisation longuement élaborée de la
vie guerrière ou pacifique ; en présentant aux
morts les fruits de la terre, la chair des animaux,
des morceaux de soie et de satin, l'empereur rappelle en un geste de reconnaissance envers les
grands bienfaiteurs du passé l'agriculture, l'éle-
vage, l'industrie.

La vie intellectuelle et morale ne ressort pas si
clairement. L'autorité spirituelle se confond avec

l'autorité temporelle du chef suprême, et les paroles de l'hymne n'expriment que quelques notions morales ; elles ne disent rien des grands principes théoriques de la pensée chinoise. D'autre part, l'élément féminin a disparu ; nous sommes loin de l'organisation patriarcale primitive ; la vie privée, quoique jouant un rôle toujours important, ne se fait plus sentir qu'indirectement ; la vie publique a pris son plein développement, et la théocratie n'y fait qu'exceptionnellement une place à la femme.

Mais ce n'est là qu'une vue superficielle de ce culte ; tous ces éléments reparaissent dès qu'on en approfondit le sens. Le grand homme que l'on glorifie a lui-même expliqué les rites accomplis ensuite pendant des siècles en son honneur.

« C'est au moyen de ces règles que les anciens rois cherchèrent à représenter les voies du Ciel et à régler les sentiments des hommes. Donc, celui qui les néglige ou les enfreint peut être regardé comme mort et celui qui les observe comme vivant[1]. »

« Ces règles ont leurs racines dans le Ciel, leurs correspondances sur la Terre, et sont applicables aux choses spirituelles[2]. »

Ces cérémonies ont tout d'abord une signification morale et pratique :

Les rois « instituèrent les rites pour donner la bonne direction aux visées des hommes ; la musique pour donner de l'harmonie à leurs voix ; des lois pour unifier leur conduite et des punitions pour empêcher leur tendance au mal. Le but des rites, de la musique, des punitions et des lois est le même ; ce sont les instruments au moyen desquels

1. Li Ki, *Li Youn*, livre VII, § 27.
2. *Id.*

les esprits de la population sont assimilés, et le
bon ordre du gouvernement est rendu manifeste[1] ».

« La ressemblance et l'union constituent l'objet
de la musique ; la différence et la distinction celui
des rites. De l'union naît l'affection mutuelle ; de
la différence le respect mutuel ; quand la musique
prédomine, on ne trouve qu'une faible cohésion ;
quand ce sont les rites, une tendance à la séparation[2]. »

« Le domaine de la musique est l'intérieur de
l'homme ; celui des rites l'extérieur. La musique
produit une harmonie parfaite ; le rite une pratique
parfaite des règles. »

Le sage pousse plus loin son symbolisme. Les
divers timbres des instruments rappellent à l'empereur les phases diverses de ses préparatifs pour
la guerre et éveillent en lui les sentiments qui s'y
rapportent ; les cloches signifient un signal ; les
sons des instruments de bambou, semblables au
bruit des eaux, font penser à la foule qui accourt,
etc. Les notes mêmes de la gamme pentatonique
expriment les principaux aspects de la constitution
sociale ; la tonique représente l'empereur, la note
suivante les ministres, etc. L'harmonie et l'ordre
en musique expriment la bonne organisation de
l'Etat.

La signification théorique de ces cérémonies
n'est pas moins importante.

« La musique est l'écho de l'harmonie entre le
Ciel et la Terre ; les rites reflètent les distinctions
ordonnées dans les opérations du Ciel et de la
Terre. De cette harmonie toutes choses tirent leur
existence ; à ces distinctions ordonnées elles doivent leurs différences. La musique tire son origine

1. Li Ki, *Yo Ki ou Traité de la musique*, livre XVII, § 98.
2. *Id.*

du Ciel ; les rites empruntent leurs formes aux phénomènes terrestres [1]. »

« Dans les notes belles et distinctes, nous voyons une image du Ciel ; dans les notes amples et majestueuses, une image de la Terre ; dans leur commencement et leur fin, une image des quatre saisons ; dans le tournoiement et les évolutions des danseurs, une image du vent et de la pluie. Les huit instruments de matière différente, comme les huit vents, suivent les accords musicaux sans irrégularité ni déviation [2]. »

Ces sages antiques avaient pleinement con-science du lien étroit qui existe entre les classifi-cations sociales et les grands phénomènes naturels. Indirectement fondées sur ceux-ci, celles-là servent ensuite à les grouper d'après une classification sys-tématique. Les anciens sages ont établi les cérémo-nies sociales et lui, Confucius, se contentera de les interpréter pour en construire un tableau général de l'existence universelle. Il cherche à présenter cette synthèse sous une forme toujours plus précise.

« Il y a le Ciel au-dessus et la Terre au-dessous, et entre eux sont répartis les différents êtres avec leurs diverses natures et leurs qualités ; c'est d'après ceux-ci que furent constitués les rites. Les influences du Ciel et de la Terre se répandent sans cesse, de leur activité unie procèdent la produc-tion et le changement ; c'est d'après ces influences que fut constituée la musique. Les opérations de la croissance au printemps et de la maturité en été évoquent l'idée de bonté ; celles de la récolte en automne et de l'emmagasinage en hiver, l'idée de justice. La bonté correspond à la musique et la justice aux rites. »

1. Li Ki, *op. cit.*, § 17.
2. *Id.*

« Les rapports entre gouvernement et gouverné furent déterminés d'après la considération du Ciel comme honorable et de la Terre comme vile. Les rapports des qualités de noblesse et de bassesse furent établis d'après ceux des hauteurs et des profondeurs manifestés à la surface de la Terre[1]. »

Rappelons enfin que les notes de la gamme représentent les diverses saisons et les phases de la vie végétale avec les travaux qui s'y rapportent.

L'Église catholique a graduellement adapté à son culte, en les transformant, les grandes cérémonies publiques des vieilles théocraties. Il suffit d'étudier à ce point de vue la messe ordinaire, qui est le type le plus parfait des cérémonies catholiques, et leur fournit un cadre permanent. Les principaux éléments théocratiques y sont réunis. Le prêtre officie, entouré du clergé, image de la hiérarchie ecclésiastique ; la congrégation se joint à la cérémonie par les prières et les génuflexions sous la direction de l'officiant. L'élément affectif est aussi représenté par la musique, à laquelle le catholicisme a donné un si grand développement, et même par des personnages réels, les enfants de chœur. Le christianisme, qui fait une si grande part au sentiment, a toujours regardé les anges comme des êtres neutres et n'a osé les représenter que par des enfants mâles. Sous l'influence des mœurs féodales, il a dû admettre la Vierge et les saintes, mais le monothéisme est resté trop hostile à la femme pour la laisser participer pendant sa vie aux fonctions religieuses.

Les prières et les chants, le *Credo*, l'épître et l'évangile, complétés parfois par une prédication, manifestent suffisamment la partie théorique de la

1. *Loc. cit.*

vie sociale. Le passé n'est pas oublié, la messe est une commémoration; de plus, la forme de l'autel est souvent celle d'un sarcophage, lequel contenait primitivement les ossements des martyrs. Le culte des saints, si heureusement introduit malgré la résistance naturelle du monothéisme, complète cette reconstitution du passé catholique.

Un double caractère distingue ce culte de la cérémonie théocratique que nous venons de décrire: l'absence de la danse et le développement de l'art de l'image. Les deux faits se tiennent. Comme nous l'avons dit, l'art plastique s'est graduellement substitué à l'art des formes mobiles. Cependant cette transformation a été ordinairement accompagnée d'individualisation et il semblerait que la danse dût toujours trouver sa place dans une cérémonie collective. Or, dans la messe, elle est réduite à quelques gestes symboliques de l'officiant parfois complétés par une simple procession dans l'église. L'explication de cet effacement du rite doit être cherchée dans la nature même de la religion chrétienne. Le christianisme n'a jamais embrassé dans sa synthèse la vie active. Concentrant l'attention des hommes sur les espérances d'outre-tombe, ses descriptions de l'existence céleste ne pouvaient assez représenter la vie réelle par suite d'une idéalisation excessive éliminant toute condition matérielle. De plus, le pouvoir spirituel, constitué en dehors du gouvernement temporel et souvent en lutte avec lui, se bornait à idéaliser sa propre constitution. Il semble qu'à un moment le peuple ait lui-même cherché à combler la lacune par l'addition de cérémonies mi-profanes, fêtes de fous, mystères, etc.; il y a même eu de vraies danses religieuses devant l'autel, mais ces tentatives n'ont donné que des résultats passagers; l'Église ne les a pas incorporés aux rites sacrés.

La messe reste donc une exposition synthétique du dogme et une représentation partielle de l'existence sociale. Dans les cérémonies théocratiques plus complètes, c'est plutôt la représentation de la vie active qui domine; dans la cérémonie catholique, c'est celle de la vie intellectuelle.

Il a aussi existé un genre de cérémonie où la première place a été accordée à l'élément affectif : c'est le bal moderne, tel qu'il s'est constitué sous l'ancien régime et dont les meilleurs exemples nous sont offerts par les cérémonies du XVIIe siècle. Ces bals sont le résultat des mœurs chevaleresques déjà admirablement idéalisées par le tournoi. L'importance du rôle de la femme dans la société ne pouvait être vraiment sentie que lorsque son action dépassant les limites du foyer fut devenue plus directe par l'institution de la chevalerie. Dans les danses primitives, elle joue un rôle parce que la vie publique ne s'est pas encore détachée de la vie privée; elle reprend sa place dans les danses du XVIIe siècle, parce que la vie privée s'est incorporée à la vie publique. Au lieu de rester dans l'orchestre, elle prend directement part à la danse qui peut être regardée comme décrivant surtout l'influence de la vie affective sur le reste de l'existence sociale.

Dans le grand bal du roi, dont le but politique était évident, on groupait ensemble les premiers personnages du royaume, chacun prenant la place qui lui était assignée d'après son rang dans la hiérarchie réelle. Ce n'était pas là un simple amusement pour ceux qui y participaient. Les danses étaient habituellement graves et majestueuses, et même on s'y ennuyait souvent beaucoup. C'était parfois un spectacle auquel le public avait la permission d'assister.

Ainsi, sous Louis XIV, on donna à Versailles un

bal splendide pour le mariage du duc de Bour-
gogne[1]. Au centre de la galerie était une estrade;
sur l'un des côtés, le Roi, le roi et la reine d'Angleterre, les princes et princesses du sang étaient
assis dans des fauteuils recouverts de velours cra-
moisi, crépiné d'or; sur les trois autres côtés
étaient assis, également dans des fauteuils, les
ducs, seigneurs et ambassadeurs, et derrière eux
sur des chaises des personnes de distinction. Toute
la noblesse avait été tenue, par ordre du roi, de
paraître en habits somptueux, et plusieurs, dit-on,
en furent ruinés.

Un amphithéâtre avait été aménagé pour permettre au public de contempler ce spectacle symbolique où tous les rangs étaient marqués et où les
relations sociales s'exprimaient par des gestes et
des mouvements rythmés. « On ne dansa, dit le
narrateur, que des danses graves et sérieuses, où
la bonne grâce et la noblesse de la danse parurent
dans tout leur lustre. »

C'était donc loin d'être un amusement; c'était
un devoir auquel ne pouvait guère s'ajouter qu'un
plaisir tout esthétique. C'était un véritable culte
dont l'objet était l'éducation sociale et des spectateurs et des acteurs.

A la vérité, les danses habituelles auxquelles
la noblesse seule prenait part, offrait un tableau
fort inexact de la constitution du royaume telle
qu'elle existait alors. Elles étaient surtout destinées, comme toutes les fêtes de la cour, à asservir
la noblesse en l'étourdissant par des plaisirs et
en entretenant chez elle l'illusion d'une puissance
irrévocablement transférée à la bourgeoisie. Mais
le but politique n'en est que plus évident, et l'on
discerne dans ces cérémonies, malgré leurs imper-

---

1. Compan, d'après Bonnet, *Dictionnaire de la Danse.*

fections, l'idéalisation de certains rapports sociaux essentiels : d'un côté, les forces actives représentées par les hommes; d'autre part, les forces affectives représentées par les femmes, enfin toute la cérémonie se déroulant sous la présidence du chef suprême.

L'ordre du bal royal met en relief ces divers éléments et leurs rapports mutuels. D'abord le roi, qui ouvre le bal, joue un rôle prépondérant; et le Branle ou les Branles, qui en forment la première partie, montrent, grâce à leur caractère collectif, l'ensemble des éléments sociaux mis en présence. Mais dans le Menuet, l'attention est concentrée successivement sur chaque couple de danseurs, disposition qui accentue le mode spécial sous lequel s'exerce principalement l'influence morale, c'est-à-dire les rapports individuels établis au foyer, et dont le meilleur type est représenté par le lien conjugal. Pendant l'exécution de cette partie de la cérémonie, la présence du roi n'est rappelée que par une salutation au début de chaque menuet. Compan décrit ainsi le bal du roi :

« Personne n'est admis dans le cercle que les princes et princesses du sang, les ducs et pairs et les duchesses, ensuite les autres seigneurs et dames de la cour, chacun selon le rang qu'ils doivent occuper.

« Les dames sont assises sur le devant et les messieurs sont assis derrière les dames.

« Chacun étant placé dans cet ordre, lorsque Sa Majesté désire que le bal commence, elle se lève et toute la cour en fait de même.

« Le roi se place à l'endroit de l'appartement où doit commencer la danse (qui est du côté de l'orchestre). Sa Majesté figure d'abord avec la reine ou à son défaut avec la première princesse du sang. Ils se placent les premiers, et chacun à la file et

selon son rang, vient se placer derrière Leurs
Majestés.

« Tous les seigneurs sont d'un côté, à la gauche et
les dames à la droite, et dans ce même ordre, on
se fait la révérence l'un devant l'autre, ensuite le
roi et la reine mènent le *branle*, qui est la danse
par où commençaient les bals de la cour de
Louis XIV ; tous les seigneurs et les dames suivent
Leurs Majestés, chacun de son côte, et à la fin du
couplet le roi et la reine se mettent à la queue ;
celui et celle qui étaient derrière Leurs Majestés
mènent le branle à leur tour, et vont se placer
derrière le roi et la reine, et ainsi des autres, de
deux en deux, jusqu'à ce que Leurs Majestés soient
revenues au premier rang...

« Sa Majesté danse le premier *menuet* ; après
cela il va se placer, et pour lors tout le monde
s'assied. Tant que le roi danse tout le monde est
debout.

« Lorsque Sa Majesté est placée, le prince qui
doit danser lui fait une profonde révérence,
vient à l'endroit où est la reine, ou la première
princesse du sang ; ils font la révérence d'usage
et dansent le menuet ; après le menuet, ils font les
mêmes révérences qu'ils ont faites en commençant. Ce seigneur fait une profonde révérence à
cette princesse sans la reconduire. Chez le roi on
ne reconduit pas. Ce même seigneur fait ensuite
deux ou trois pas en avant, pour adresser une
révérence à la princesse ou à la dame qui doit
danser à son tour. Il l'attend et ils font tous les
deux une très profonde révérence à Sa Majesté,
puis ils descendent un peu plus bas, et font ensemble les révérences que l'on fait ordinairement.
Après le menuet, ce même seigneur fait une révérence en arrière et va se mettre à sa place. La
dame observe le même cérémonial pour convier

un autre prince, ce qui se pratique successivement jusqu'à la fin du bal[1]. »

Les bals des particuliers se réglaient sur le bal du roi, mais ils présentaient une différence capitale qui en accentuait la véritable signification, la représentation symbolique de l'influence féminine. On nommait un roi et une reine, mais ici c'était la reine et non le roi qui présidait à la cérémonie.

Telle est la danse dans sa forme la plus simple quand elle symbolise l'existence sociale sans décrire d'événement spécial. Elle se complique sans perdre ses caractères principaux lorsqu'il s'y ajoute le drame; et lorsque celui-ci se développe au détriment de la cérémonie, il s'incorpore son symbolisme social.

Les cérémonies que nous venons d'étudier peuvent être mêlées de drame. Le *corroborie* prend parfois la forme d'une pantomime compliquée : il représente par exemple un combat dont toutes les phases sont reproduites dans leurs moindres détails.

Les fêtes publiques se rapportent ordinairement à des fonctions spéciales, ou à des phases déterminées de la vie collective; sans devenir des drames, elles se mêlent de nombreux éléments représentatifs rappelant l'occasion de la cérémonie. Telles étaient les fêtes célébrées à Rome par les différents collèges de prêtres, certaines danses grecques, hébraïques, chinoises, etc.

Nombre de cérémonies chinoises sont de véritables drames, mais où les faits transformés par un symbolisme excessif ne sont presque plus reconnaissables. Le plus fameux de ces drames idéalisés est le *Ou-ovang,* représentant la victoire de *Wou* sur *Tchang.*

1. Compan, *Dictionnaire de la Danse,* art. Bal.

Le commentateur de cet opéra obscur nous explique que le long roulement de tambour préliminaire indique l'anxiété du roi, se demandant si tout son peuple est prêt à le suivre. Les notes prolongées émises par les chanteurs, et les mouvements frénétiques des danseurs en nage, signifient qu'il craint que tous les princes n'arrivent pas à temps. La pantomime est exécutée par deux danseurs armés, accompagnés chacun de deux hommes qui font retentir des sonnettes pour les exciter au combat fictif. Par leurs divers mouvements, ils représentent les phases de la lutte : l'attitude superbe du roi Wou, l'enthousiasme du prince Tou King, le triomphe, l'organisation de la victoire, etc.

La messe contient également un drame exprimé par des symboles. L'officiant qui personnifie le Christ rappelle diverses circonstances de sa mort par ses mouvements et ses gestes: la cène, la passion, la crucifixion. Mais ici le drame a presque disparu sous l'effort fait pour construire une idéalisation synthétique du dogme. Il n'en a pas moins été le point de départ, et il y reste incorporé parce qu'une des principales données de ce dogme est précisément la mort de l'Homme-Dieu. On peut dire que la première messe fut célébrée par saint Paul lorsqu'il fit devant un auditoire d'ouvriers et de paysans ébahis le tableau, sinon authentique, du moins singulièrement réaliste et émouvant de la mort du Sauveur.

Dans le drame véritable, les acteurs sont en nombre très limité; ils conservent entre eux une certaine hiérarchie marquée par le degré d'importance de leur rôle, et l'auteur principal est le successeur de l'ancien chef de la cérémonie. La tragédie où les principaux personnages sont des rois et des seigneurs, et où, comme dit Corneille, il est question « d'intérêts d'Etat », reste un tableau assez fidèle de la vie sociale. La comédie qui transporte tout l'événement dans la vie privée s'en éloigne davantage sans en perdre le cadre. Dans cette transposition, la vie sociale est négligée pour concentrer l'attention sur les sentiments sociaux. La substitution du drame privé à la tragédie, même dans les sujets sérieux, dérive de cette tendance naturelle de l'art à développer de plus en plus la culture directe des sentiments au détriment de la représentation des faits sociaux.

Dans la tragédie grecque, encore intimement liée à la cérémonie primitive, la masse des gouvernés est représentée par le chœur. Il se produit ici un certain renversement des rôles ; le coryphée, qui est en un sens le vrai successeur du prêtre, passe au second plan et les acteurs au premier. Mais cette interversion ne change pas la structure générale. Dans la tragédie française, le chœur est supprimé ; l'existence collective n'est plus rappelée que par un seul personnage, le *confident,* ce qui fait ressortir encore l'importance des acteurs. Le drame, dans ses efforts vers le réalisme, a aussi tenté de représenter plus directement le milieu social en multipliant les personnages secondaires, complétés par des personnages muets. Shakespeare donne déjà d'excellents modèles de ces personnages secondaires dans ses boutiquiers, ses artisans, ses ouvriers, ses paysans. Dans le roman, la peinture du milieu social est plus facile, et certains romanciers comme Balzac, Zola, etc., lui ont fait une large part.

Remarquons enfin que dans toutes ces œuvres esthétiques dérivées des cérémonies collectives, la part de la vie privée, des influences morales, est représentée par les personnages féminins dont on chercherait vainement à se débarrasser. Au fur et à mesure que la signification sociale du drame a disparu, cet élément est devenu naturellement de plus en plus important. Dans l'opéra moderne, dont le caractère essentiellement affectif est marqué par la prépondérance de la musique, la femme joue habituellement le premier rôle et la partie orchestique lui est à peu près entièrement abandonnée. Nous sommes loin des grandes cérémonies collectives, et il faudrait faire bien du chemin pour y ramener l'opéra. Wagner et ses imitateurs ont efficacement travaillé dans ce sens ; mais, sans parler des obstacles insurmontables dus au vague et à l'individualisme de la pensée, il y aurait encore beaucoup à faire.

L'Art et les Sentiments sociaux.

La simplicité des actes sociaux met en relief les sentiments qui les dirigent, et sous ce rapport la danse et le drame offrent à l'observateur un excellent champ d'étude.

Reprenons dans ce but la classification d'Auguste Comte. Son analyse des instincts sociaux est basée sur la considération générale du spectacle social. Ces instincts se différencient pleinement dans la vie publique; mais c'est dans la vie privée qu'ils s'épanouissent en leur pureté, quand celle-ci est fortement organisée par et pour la vie publique. La vie publique révèle leurs espèces et leurs modes, la vie privée permet ensuite d'en saisir la nature. La première en ébauche le classement que la seconde précise et achève; la société les attire, les fait sortir des obscurités de l'âme, mais elle les refoule de nouveau dans l'enceinte calme du foyer,

où l'absence de difficultés intellectuelles et pratiques leur permet de circuler librement entre les
membres de la famille dans la pleine lumière de
la conscience individuelle.

Pour classer les instincts altruistes, il faut donc
s'adresser d'abord au spectacle de la vie publique.
Toute société est essentiellement fondée sur la
subordination hiérarchique de tous à un chef.
C'est là un schéma; le chef peut être multiple, la
hiérarchie plus ou moins parfaite ; mais cette
construction n'en reste pas moins la forme simple,
la forme-type dont les modifications dans chaque
cas réel sont faciles à déterminer. Or, les sentiments sociaux peuvent être *spéciaux* quand ils se
dirigent vers le chef unique, *généraux* quand ils
vont du chef à l'ensemble des subordonnés. D'autre part, dans l'échelle hiérarchique, ils peuvent
s'adresser à des égaux, des supérieurs ou des inférieurs. Auguste Comte les nomme: *attachement,
vénération* et *bonté.*

Pour généraliser ces notions et en préciser la nature, rapportons-les aux différents aspects de l'existence collective. Envisageant la vie sociale dans
son ensemble comme constituée par la vie privée
et la vie publique, on voit que l'altruisme spécial
s'adresse surtout aux êtres qui composent la
famille, l'altruisme général à la société qui l'environne. Ces deux groupes sont inséparables et s'ap-
puient l'un sur l'autre. Auguste Comte condamne
les utopies « qui, rétrogradant vers le type antique
par une folle ardeur de progrès, s'accordent à pres-
crire au cœur humain de s'élever sans aucune
transition de la personnalité primitive à une bien-
veillance directement universelle, dès lors dégéné-
rée en une vague et stérile philanthropie, trop
souvent perturbatrice. Rectifiant ces aberrations
métaphysiques, la nouvelle philosophie place sur-

tout la supériorité fondamentale de la morale moderne dans sa juste préoccupation de la vie privée, comme source indispensable de l'éducation sympathique [1] ».

Un amour sincère pour la patrie ou l'Humanité ne saurait naître que d'une profonde préparation morale due à des sympathies spéciales plus faciles à éprouver. D'autre part, toute sympathie spéciale tend à dépasser son objet ; dans chaque individu on respecte le représentant d'un groupe social, un compatriote, ou mieux encore, une personne humaine.

La distinction entre l'amour spécial et l'amour général ne repose pas seulement sur les conditions extérieures de l'existence sociale. Elle constitue un caractère essentiel des sentiments sociaux. L'altruisme tend à la fois à embrasser la plus vaste collectivité et à se concentrer sur une seule personne. Le dévouement à la tribu s'est peu à peu converti en un patriotisme plus large pour aboutir à l'amour de l'humanité tel qu'il existe actuellement dans les âmes éclairées et généreuses. Dans la vie privée, le lien conjugal a normalement, au point de vue du cœur, une signification unique ; aussi, la polygamie a-t-elle toujours tendu à faire place à la monogamie dès que les circonstances l'ont permis, et chez les êtres supérieurs la monogamie revêt habituellement sa forme la plus complète : celle d'une union que la mort même ne peut dissoudre.

« Outre sa propre valeur, cette sainte union, dit Auguste Comte, prend une nouvelle importance sociale, comme première base indispensable de l'amour universel, but définitif de notre éducation morale... Celui qui ne peut s'attacher profondé-

1. *Pol. pos.*, 1, dédicace, p. v.

ment à l'être qu'il avait choisi pour la plus intime association, paraîtra toujours fort suspect dans le dévouement qu'il étale envers une foule inconnue. Notre cœur ne peut s'affranchir dignement de sa personnalité primitive que par la seule intimité qui soit complète et durable à raison même de sa destination exclusive. Quand il a fait ce pas décisif, il s'élève graduellement à une sincère universalité d'affection habituelle, propre à modifier activement la conduite quoique avec une énergie décroissante à mesure que le lien s'étend[1]. »

La chevalerie et les poètes qui, après la dissolution du régime féodal, ont conservé l'esprit chevaleresque, font sentir l'importance que peut prendre dans la vie affective cet attachement exceptionnel. Tout en détournant vers des êtres imaginaires les affections réelles, le théologisme n'a pu échapper à cette loi du sentiment : au Dieu général érigé par le monothéisme en divinité commune à toute l'espèce, s'est ajouté le Christ, l'ami spécial de chaque croyant.

La division des instincts altruistes en trois degrés comporte une généralisation analogue. Dans la vie publique, ces sentiments se rapportent au rang social, et la valeur personnelle de leur objet est augmentée, parfois remplacée par la fonction que sanctionne l'opinion et que garantit la force publique. Si l'on envisage la société non plus sous le rapport de la solidarité, mais sous celui de la continuité, on voit qu'ils peuvent être déterminés par la position dans la durée de l'existence collective. L'attachement s'adresse surtout aux vivants, la vénération aux morts, la bonté aux descendants.

Ces sentiments peuvent aussi avoir pour objet

---

1. *Pol. pos.*, 1, Disc. prél., p. 236.

des individus et être déterminés par leur valeur personnelle. Mais leur classement ne dépend pas uniquement de la puissance matérielle. La vénération peut être inspirée par la supériorité intellectuelle et même par la supériorité morale ; c'est sous cette dernière forme qu'elle est le plus pure de tout alliage égoïste, telle la vénération d'un génie pour sa mère, de saint Augustin pour sainte Monique. La bonté peut également être fondée non pas seulement sur la faiblesse matérielle de l'objet d'affection, mais sur son infériorité intellectuelle ou morale ; dans sa forme la plus haute, elle est assez bien exprimée par la belle prescription chrétienne : Aimez ceux qui vous haïssent.

Ces trois ordres de sentiments peuvent se combiner à l'infini, et c'est dans la famille qu'on en saisit la richesse. La nature de la sympathie y est d'abord précisée par le rang domestique ; l'attachement caractérise les liens conjugaux et fraternels, la vénération, l'amour filial ; la bonté, l'amour maternel et paternel. Mais grâce à la diversité des valeurs réelles, l'altruisme est rarement borné à une seule classe de sentiments pour chaque individu. Un fils qui respecte sa mère peut éprouver pour elle de la bonté quand il a à la protéger ; la pureté enfantine peut inspirer des sentiments de vénération. Auguste Comte remarque à ce sujet que le lien conjugal offre le plus de variété :

« L'excellence de ce lien consiste d'abord en ce que seul il développe à la fois les trois instincts sociaux trop isolément cultivés dans les trois autres relations domestiques qui, pourtant, ne stimulent pas chacun d'eux autant que peut le faire un véritable mariage... Plus tendre que l'amitié fraternelle, l'union conjugale inspire une vénération plus pure et plus vive que le respect filial, comme une bonté plus active et plus dévouée que la pro-

tection paternelle... L'attachement conjugal tend
d'autant mieux à fortifier la vénération et la bonté,
que chaque sexe s'y trouve à la fois protecteur et
protégé, d'après un heureux concours entre la pré-
éminence affective de l'un et l'active prépondérance de l'autre[1]. »

C'est chez la femme, surtout lorsque sa vie
trouve son plein épanouissement dans l'exercice
normal des fonctions maternelles, que tous ces
sentiments se développent et s'harmonisent le
mieux. Chez elle, bonté, attachement, vénération se
succèdent et s'enchevêtrent à l'infini avec une
intensité et une lucidité dont l'homme est peu
capable.

Le christianisme avait également senti que l'amour
est complet seulement lorsqu'il s'étend aux trois
ordres de sentiments. Mais, en principe, il réservait
pour Dieu la vénération, pour le Christ l'attachement, et ne concédait aux hommes que la charité,
ce qui diminuait considérablement la valeur de
celle-ci.

Les deux classifications binaire et ternaire des
sentiments altruistes se correspondent. L'amour
spécial prend sa forme la plus complète et la plus
pure dans l'attachement; c'est la bonté surtout qui
caractérise l'amour général. La vénération participe
à la fois de la nature de l'un et l'autre.

La vie altruiste de chacun n'est ainsi que la réalisation dans l'individu de l'existence collective,
et peut être décrite d'après un tableau simplifié de
celle-ci. Mais elle porte nécessairement l'empreinte
de l'existence individuelle à laquelle elle est liée,
de son organisme et de ses fonctions cérébrales.

L'attachement semble être en rapport plus direct
avec la vie végétative, et par suite, avec les instincts

1. *Pol. pos.*, II, p. 186-189.

de conservation. Le baiser par lequel il s'exprime souvent est lié à la fois à l'instinct nutritif et à l'instinct sexuel. La bonté demande pour se réaliser l'exercice des fonctions de relation. La vénération se rapporte davantage au système intermédiaire constitué par les organes de l'expression.

Quant aux fonctions cérébrales, on remarque que les tendances altruistes demandent à être satisfaites par des actes volontaires et, pour être conscientes, impliquent une certaine connaissance de leur objet. Aimer, c'est vire pour autrui ; c'est vouloir faire du bien à autrui ; c'est connaître les désirs d'autrui et chercher à les satisfaire. Cependant l'amour ne se présente pas dans chaque cas sous une forme aussi nette.

L'attachement est lié surtout à l'activité. Il peut se présenter sous forme d'affection pure, et La Bruyère l'a bien caractérisé par cette formule : « Être avec ceux qu'on aime, cela suffit. » Mais cela ne suffit pas longtemps et seulement pour un très petit nombre. Dès que l'attachement se prolonge ou s'étend, il ne peut se maintenir que par la coopération ; c'est ce mélange d'attachement et d'activité commune qui constitue la solidarité ; et plus le groupe s'étend, plus l'activité tend à l'emporter sur le sentiment.

La vénération s'accompagne d'admiration et implique ainsi une participation marquée de l'intelligence. Elle ne stimule guère l'activité que sous sa forme esthétique qui est à demi intellectuelle. La glorification est un des modes primitifs de l'art. L'adorateur, ne pouvant rien faire pour l'être vénéré, trouve une certaine satisfaction à sa passion en célébrant ses mérites.

Seule la bonté fait également appel aux fonctions actives et intellectuelles, cherchant sans cesse à faire le bonheur d'autrui et à s'éclairer sur les moyens de sa réalisation.

La bonté, étant le plus général des sentiments altruistes quant à leur objet, et le plus universel quant à leur rapport avec les diverses fonctions cérébrales, est la forme la plus pure et la plus complète de l'amour. Aussi les deux autres sentiments tendent-ils sans cesse à se transformer en bonté. Ils sont toujours nécessaires à la vie altruiste, mais chaque fois qu'ils ont rempli leur office qui est de la consolider ou de la rendre plus lucide, ils disparaissent ou se confondent avec la forme plus complète.

Chaque catégorie revêt ainsi spécialement un des caractères généraux que nous avons attribués aux penchants. Plus l'amour se spécialise, et c'est là la propriété de l'attachement, plus il est intense ; l'amour universel, la bonté, est le plus calme des sentiments. En outre, l'attachement est ordinairement accompagné d'un certain trouble, la vénération d'une pointe de tristesse, la bonté est sereine et même gaie.

En effet, la coopération qui accompagne l'attachement est une satisfaction incomplète, l'objet d'affection ne profitant que partiellement et indirectement de l'activité déployée. Dès qu'il attire trop exclusivement l'attention, l'attachement devient vénération et s'élève jusqu'à la bonté : l'être aimant veut adorer puis servir l'être aimé. Pour que l'attachement garde sa forme primitive, il faut que sa fin dernière soit extérieure aux êtres qui s'entr'aiment. Aussi ce sentiment dont la forme la plus parfaite est l'amour conjugal, trouve-t-il, dans l'affection commune pour les enfants, la meilleure garantie de stabilité.

La pure vénération, plus directement tournée vers son objet, ne peut non plus se satisfaire puisque le dévouement est par elle reconnu inutile, et l'activité esthétique ne procure qu'un semblant de satisfaction. L'idée d'un Dieu tout puissant portait

à son degré extrême un tel sentiment ; le Dieu de
l'*Imitation* dit au croyant :

Je te suis nécessaire et tu m'es inutile.

La poésie et la musique, nées de sentiments de
vénération, sont mélancoliques ; on trouve de nombreux exemples dans les œuvres primitives, dans
les chansons populaires, etc. Aussi la vénération
tend-elle à se transformer en bonté, sous forme de
soumission active, quand il est possible de servir
l'être aimé. Quand il s'agit d'un mort, pour lequel
on ne peut rien directement, l'inclination altruiste
a cependant toujours trouvé à se satisfaire. Chez les
anciens, on pouvait lui faciliter l'entrée au séjour
des ombres ; les Égyptiens croyaient pouvoir travailler d'une manière très précise au bonheur du
défunt en procurant au double tout un monde pic-
tural. Pour le catholique, le dévouement se traduit
par des messes pour le repos de son âme. Même en
l'absence de toute croyance surnaturelle, on peut
encore servir les morts en continuant leur œuvre
dans le monde et en s'efforçant de les faire apprécier par les vivants. Il y a là une certaine satisfaction que l'affection sincère ne dédaigne pas.

Les cérémonies publiques mettent en relief les
diverses tendances qui constituent l'altruisme.
L'attention est tantôt concentrée sur le chef, tantôt
dispersée sur les autres exécutants ; l'habile combinaison des deux points de vue est essentielle à la
culture de l'altruisme qui n'est ni l'attachement
exclusif à une personne, ni une vague sympathie
pour tous les hommes ou tous les êtres. La règle
esthétique qui prescrit l'unité et la variété, la concentration et la dispersion, a donc aussi sa signification morale.

Les trois formes essentielles de l'altruisme sont

également visibles. Dans les anciennes cérémonies
sont surtout exprimés les sentiments de vénération
et de bonté, l'hommage rendu et reçu en est un
trait dominant ; l'empereur chinois, le prêtre catholique, représentants de la divinité aux yeux des
hommes, et dirigeant la cérémonie en maîtres souverains, s'agenouillent devant le Dieu ou le mort
déifié ; l'attachement plus propre à la vie privée se
manifeste cependant vaguement sous forme de
solidarité entre les exécutants, entre les adorateurs
du même Dieu.

Dans les vieilles danses françaises, où la vie
privée a plus de part, l'attachement est mieux représenté et les trois formes apparaissent encore nettement. Dans la première partie du bal qui commence
par le Branle, les personnes présentes participaient
à des mouvements d'ensemble sous la direction
d'un chef accompagné de sa danseuse ; c'étaient
d'abord le roi et la reine et ensuite à tour de rôle
les seigneurs et dames en descendant la hiérarchie.
L'idée est la même que celle qui préside aux cérémonies précédentes, mais le droit de mener le
branle qui d'abord appartient au roi est ensuite
accordé successivement à tous les exécutants, ce
qui établit un lien plus étroit entre les deux pôles
extrêmes de la sociabilité.

C'est là une sorte de transition qui, de l'idéalisation de la vie publique, mène à celle de la vie privée. Alors commence le Menuet, dansé seulement
par deux personnes à la fois ; ces danses ne sont
plus rattachées à l'existence publique que par
l'observance de la hiérarchie sociale, et par la
révérence que fait au roi chaque couple de danseurs. Le menuet est un drame intime, fait de pur
sentiment, où l'attachement domine. Les diverses
nuances de l'amour sont délicatement esquissées
dans une suite lente et mesurée de tours et de

détours que font l'un après l'autre la dame et le cavalier, tantôt se tenant la main, tantôt se séparant pour se fuir sans jamais se quitter des yeux. Comme à tout amour véritable, il s'y mêle des sentiments de respect et de bonté exprimés au début et à la fin par les longues révérences où les danseurs s'adressent de mutuels hommages.

Le drame, où la peinture des rapports sociaux est réduite le plus possible à l'indication des sentiments qui les inspirent, nous offre une analyse plus fine et plus complète de l'altruisme qu'il éveille directement chez le spectateur. Toute pièce, avons-nous dit, contient des personnages sympathiques, autrement elle manquerait d'intérêt. Et l'intérêt que nous portons directement à un personnage dramatique, même lorsqu'il est mêlé de mépris ou d'indignation, est une forme de sympathie, autrement nous n'aurions que de l'indifférence. Aussi les vrais chefs-d'œuvre où la plupart des acteurs sont intéressants en eux-mêmes, éveillent-ils plutôt de bons que de mauvais penchants. Il n'est nullement question, comme nous l'avons dit, d'un ouvrage moral où la vertu est récompensée et le vice puni, mais d'un ouvrage sympathique où les héros nous attirent. Le mérite du vrai dramaturge est d'intéresser le spectateur à ses personnages, c'est-à-dire de les faire aimer, que cette sympathie soit bien ou mal placée. Notre intérêt suppose en effet certaines qualités morales chez le héros, mais elles ne sont qu'un moyen non un but et peuvent d'ailleurs être plus ou moins dissimulées, ce qui rend l'intérêt éveillé plus pur, n'étant pas accompagné de jugement conscient. L'intérêt que nous portons à un héros peut même être si grand que nous allons jusqu'à excuser ses crimes.

Le drame ayant conservé les principaux éléments sociaux des vieilles cérémonies, évoque la

même variété de sentiments avec des nuances plus
fines. On passe sans cesse des principaux personnages à leur entourage, qu'il soit représenté par
un chœur ou par des personnages secondaires.
Dans tout drame bien fait, les divers acteurs contribuent aussi à éveiller les sentiments bienveillants
du spectateur sous ses trois formes principales.
Dans la tragédie, les sentiments de vénération qui
accompagnent l'admiration, la terreur, prédominent. La comédie éveille surtout la bonté, le rire
excité par une bonne comédie n'a rien de malveil-
lant, il est mêlé de sympathie et de pitié ; on ne
saurait en vouloir ni au Bourgeois Gentilhomme,
ni à Chrysale. Une comédie méchante est une méchante comédie.

Dans les plus belles créations dramatiques on
peut se borner à un seul personnage, surtout à
celui qui joue le premier rôle pour retrouver dans
les sentiments qu'il inspire tous les caractères de
l'altruisme le plus complet.

Le personnage dramatique doit être à la fois une
individualité bien marquée et un type général. Il
est un être spécial distinct et il représente l'homme
éternel. Il nous attire à la fois par des traits individuels qui ne se retrouvent chez aucune autre personne, et par sa généralité qui évoque l'idée de
tous ses semblables et éveille le sentiment d'une
collectivité. Nous nous intéressons à lui et en lui à
tous les hommes. Un double procédé familier aux
auteurs, pour faire ressortir le type général, consiste à le reproduire sous une forme différente
parfois atténuée, parfois exagérée chez un personnage secondaire. Ismène est une Antigone irréso-
lue, Sabine une Camille modérée. Par contre,
Maxime est un Cinna poussé au noir, Narcisse un
Néron devenu monstre absolu. La reproduction
du type atténué dans un personnage ordinaire,

l'universalise et en même temps fait ressortir par contraste le héros de la pièce ; c'est une ombre vague qui le circonscrit et en même temps le rattache au milieu général où il vit. Quand le type est exagéré chez un autre, celui-ci plus abstrait est une sorte de caricature explicative qui le définit et le généralise ; c'est l'ombre nette du héros projetée sur le milieu ambiant, c'est sa silhouette aux traits renforcés. Dans l'un et l'autre cas, à l'être individuel s'ajoute l'être collectif, soit par diffusion, soit par abstraction. Le premier procédé semble le meilleur, et l'on s'en sert fréquemment pour rattacher directement le héros à ce qui représente dans la pièce la masse humaine, soit le chœur antique, soit le confident classique. Mais les grands poètes arrivent souvent à combiner les deux modes.

En outre, le héros doit être semblable à nous par certains côtés, c'est ce qui nous attache d'abord à lui. Mais il doit s'élever au-dessus de nous ou nous être inférieur, c'est ce qui soutient notre intérêt. Le caractère le plus intéressant est celui qui est tantôt au-dessus, tantôt au-dessous de nous.

Les grands dramaturges ont su créer de ces personnages complets, à la fois individuels et collectifs, égaux, supérieurs et inférieurs à l'homme ordinaire, capables d'éveiller l'altruisme sous toutes ses formes et offrant à l'observation l'occasion d'une analyse complète des plus hautes fonctions morales. Le premier de ces créateurs est sans doute Shakespeare. Les classiques Français, sauf Molière en une certaine mesure, ont généralement le tort de sacrifier l'individu au type, et leurs personnages sont trop abstraits. Les modernes tombent souvent dans l'excès contraire et, faute de connaissances générales sur la nature humaine, peignent des cas pathologiques et les produits monstrueux de conditions locales et temporaires.

Ils sont considérés comme de profonds psychologues tant que durent ces conditions; mais, quand elles disparaîtront, personne ne se souciera de telles œuvres. Même maintenant, elles ne sauraient satisfaire ceux qui cherchent l'image d'une humanité plus haute que le peuple, la classe, voire la misérable coterie où sont enfermés la plupart de nos auteurs contemporains.

Othello est un des plus beaux exemples de ces personnages complexes qui mettent en jeu tout l'orchestre des émotions supérieures. Les sentiments si variés qu'éveillent les différents acteurs se retrouvent tous dans l'état émotif créé par la contemplation de sa seule personne. On ne saurait imaginer une personnalité plus tranchée. Le Maure diffère autant moralement que physiquement de son entourage Vénitien, ou plutôt Anglais, et mieux encore humain. Ce guerrier, courageux et terrible, à l'intelligence médiocre, aux passions violentes et aux sentiments délicats; cet oriental au langage imagé, au caractère superstitieux, et qui a reçu de sa mère un mouchoir enchanté, porte des traits inoubliables qui n'appartiennent qu'à lui. On ne pourrait le confondre avec d'autres, et on sait qu'on ne le rencontrera jamais ailleurs. Cependant, Othello est un type universel, un type de bravoure, de noblesse, de générosité; de plus, il sert à la peinture d'un sentiment bien humain: la jalousie. Les traits que synthétise son caractère complexe sont répandus autour de lui et se prêtent mieux à l'analyse chez les divers personnages qui en sont revêtus. Chez ses officiers sont reflétés quelques traits du guerrier; malgré le contraste qui sépare les deux époux et donne à la tragédie sa beauté pathétique, Othello a quelque chose de la tendresse, du naturel, de la candeur de Desdémone. Enfin, c'est le caractère d'Iago qui fait ressortir chez Othello le sentiment de la jalousie dont la peinture générale fait le sujet du drame ; car Iago est aussi jaloux ; il soupçonne le Maure de l'avoir trompé avec sa femme ; et, c'est parce qu'il connaît ce sentiment, qu'il saura l'éveiller chez l'autre et s'en servir pour le pousser au crime. Mais la jalousie d'Iago est plus générale ; c'est aussi de l'envie ; Iago est jaloux des succès du Maure ; le sentiment étudié prend ainsi chez lui une forme nouvelle, il devient odieux ; le terrain où il se développe n'est pas l'âme simple et généreuse de son chef, mais l'âme basse et intelligente qui, pour satisfaire sa rancune, manœuvre avec patience et habileté. Pour mieux généraliser encore la jalousie, l'auteur la fait partager par un troisième Roderigo, chez qui elle prend encore un autre caractère. Personnage composite, Othello éveille notre sympathie sous ses diverses formes. Nous l'aimons, nous l'admirons, nous le condamnons, nous le plaignons. Ce qui le rend supérieur à beaucoup de types tragiques, c'est que nous ne savons au juste qu'en penser, quoiqu'en somme la sympathie l'emporte toujours. A de certains moments, il est si naturel, si humain, si près de nous, que nous y voyons un frère. A d'autres, il nous dépasse et, malgré sa rudesse et la violence sauvage de ses passions, il nous subjugue, nous le regardons avec les yeux émerveillés de Desdémone. Enfin, sa naïveté, sa bêtise, son impuissance à dominer ses passions aveugles le rapetissent, pendant que l'habileté et la haine froidement criminelle du coquin qui l'ensorcelle nous forcent presque à reporter sur lui notre admiration, malgré les protestations indignées de notre conscience. Cependant, nous ne saurions en vouloir au malheureux Othello ; malgré nos sympathies pour sa victime, nous le plaignons et, après la catastrophe, nous admirons encore la grandeur de son désespoir.

Nous avons ainsi un tableau de l'altruisme complet, tel qu'il peut se dégager de la sympathie spéciale pour un individu. Dans la vie réelle, les affections les plus profondes donnent lieu à un semblable épanouissement de la sociabilité; mais les belles créations dramatiques, étant fictives et toujours simplifiées, permettent d'en discerner plus clairement les multiples aspects.

Le caractère social de l'art n'est pas limité au drame. Il s'étend à la représentation de tous les êtres et même des objets inanimés. Il serait bien difficile, sauf dans le cas des fabulistes, de retrouver dans ces tableaux des traces de la structure sociale visibles dans le drame. Mais on y discerne une image générale de l'existence sociale, et l'on peut encore en tirer une leçon sur la nature des sentiments sociaux. Ils nous fournissent comme une vue d'ensemble de l'altruisme, aperçu non plus du point de vue de l'individu, mais de celui de la collectivité.

Si une œuvre est d'autant plus émouvante que l'auteur a donné plus de vie, plus d'humanité aux objets qu'il représente, tout anthropomorphisme n'est pas émouvant; il peut même devenir grotesque. Le vrai poète semble guidé par une double règle qu'on pourrait formuler ainsi: 1° Il n'impose pas aux animaux et aux objets un caractère en rapport avec la situation, il fait ressortir, quand cela est utile, les sentiments que l'objet éveille naturellement chez l'homme; 2° Il réduit l'anthropomorphisme le plus possible au seul sentiment en évitant d'attribuer aux autres êtres une intelligence et une volonté qui n'appartiennent qu'à l'homme.

Cette règle double n'est pas absolue. Il peut y avoir des exceptions pour les animaux supérieurs, principalement les animaux domestiques. Mais, en pareil cas, il importe de ne pas leur donner plus d'intelligence et de volonté qu'ils n'en ont vraiment, et, de plus, les manifestations de leurs sentiments doivent être animales et non humaines. Les chevaux d'Hippolyte, dans le récit de Théramène, font sourire. Les pauvres bêtes ne peuvent savoir que leur maître vient d'être mis à la porte par sa belle-mère. Et s'ils ont ressenti un peu de la tristesse du maître, ce qui, chez certains animaux domestiques, n'est pas impossible, ils ne le montreraient qu'à la longue à une observation attentive. On rencontre parfois de vieilles gravures représentant des chevaux dont les yeux souriants, furieux ou tristes, reflètent les émotions du cavalier. Ce sont des caricatures involontaires.

Si l'être représenté éprouve manifestement des sentiments, il faut leur donner avec exactitude leur expression naturelle; et s'il ne fait qu'éveiller chez l'homme certaines émotions spéciales, le rôle du poète est d'accentuer les traits correspondants sans y adjoindre artificiellement d'autres expressions humaines. S'il est libre de choisir les objets parmi lesquels se passent les événements décrits, il peut de préférence peindre ceux qui répondent à la situation; mais il ne doit pas les adapter artificiellement à l'idée ou au sentiment exprimés par les personnages.

C'est là le vrai fétichisme poétique qui n'impose pas l'homme aux choses, mais accepte et renforce les émotions que les choses éveillent. La Fontaine, avec son observation si précise et si fine des mœurs et des attitudes des animaux, s'est habituellement conformé à cette règle, donnant ainsi plus de réalité à ses fables.

Certains peintres d'animaux, comme l'Anglais Landseer, ont aussi laissé des tableaux d'une vivante réalité. Cependant, on a pu reprocher à ce maître d'avoir parfois trop humanisé ses chiens et ses chevaux. Un reproche du même genre peut s'adresser aux paysages anthropomorphiques de Poussin. Le milieu où se passent les événements ne doit pas sentir la mise en scène, l'adaptation exagérée aux sentiments des personnages. Mais le paysage en lui-même peut éveiller des sentiments spéciaux et l'artiste doit s'efforcer de les accorder avec ceux des personnages en gardant un juste milieu entre la subordination exagérée au sujet et une dispersion trop grande.

La difficulté est bien moindre quand le poète s'attache à la seule poésie des choses, et l'artiste au seul paysage, en se soumettant aux émotions qu'éveille spontanément la nature. Chaque être, chaque chose peut faire surgir une émotion spéciale; il appartient au génie de la découvrir et de la mettre en relief. L'art n'est pas une froide photographie du monde extérieur, mais il n'y ajoute rien; il en extrait ce qui touche. Partout et toujours il idéalise par élimination.

Dans la poésie des choses plus encore que dans la poésie de l'homme, il s'agit d'émotions altruistes. La nature évoque rarement des sentiments haineux; même dans ses violences, elle inspire plutôt du respect, de la vénération, parce qu'on ne peut guère l'accuser de crimes volontaires. Des pessimistes comme Byron, comme Alfred de Vigny. lui ont adressé des reproches; mais leurs révoltes contre l'ordre extérieur ne sont pas ce qu'il y a de plus poétique dans leurs œuvres. En général, la nature inspire de la sympathie. Si l'on y cherche volontiers un refuge contre la brutalité et l'injustice humaines, c'est qu'elle est toute débordante d'amour et semble répondre à notre besoin d'affection.

L'anthropomorphisme, tel qu'il est entendu et appliqué par les bons auteurs, nous offre bien plutôt des images de l'existence sociale basée sur l'altruisme, que de l'existence humaine individuelle avec son fond d'égoïsme et de haine. Quand les affections humaines s'étendent au-delà de l'humanité au milieu vivant et inerte, elles ne conservent pas leur forme individuelle. C'est l'être collectif qui est projeté au dehors et sous le nom, d'ailleurs bien mal choisi de *Nature*, le poète suppose une existence générale dont les êtres et les objets concrets ne sont que les manifestations. Mais la vraie poésie ne tombe pas dans les exagérations du panthéisme rationnel ; il ne s'agit pas d'une unité absolue ; la nature est inséparable des êtres distincts qui la composent, c'est une collection d'individus. D'autre part, chaque individu n'a pas la plénitude de vie d'un personnage dramatique. Il remplit une fonction spéciale ; il n'est qu'un aspect de la vie universelle.

Le sociomorphisme spontané des poètes se manifeste encore par la manière dont ils traitent les différentes catégories d'êtres concrets, suivant leur rang dans l'échelle des existences. Plus ils se rapprochent de l'homme, plus ils sont individuels et se détachent du fond commun. Si les phénomènes météorologiques sont représentés comme à peine distincts de la vie universelle, dont ils sont les manifestations, les animaux ont une personnalité assez tranchée ; quoique n'atteignant jamais la pleine individualité du personnage dramatique, ils restent confondus avec l'espèce à laquelle ils appartiennent. Le renard de La Fontaine, le loup d'Alfred de Vigny restent le renard, le loup en général caractérisés par des traits communs à l'espèce.

Dans le cas assez rare de certains animaux domestiques, le type peut être limité à la race : le bouledogue, le roquet, le lévrier sont des individus distincts. Tous ces êtres ne sont des individus qu'en tant qu'ils représentent des types particuliers de l'espèce humaine. Inversement lorsqu'un animal se différencie des autres représentants de son espèce, il ne le doit qu'à ses relations avec un maître humain. Le chien d'Ulysse n'est pas en lui-même différent des autres chiens, à moins que l'on ne considère sa fidélité comme invraisemblable, mais il partage la personnalité de son maître ; il est le chien d'Ulysse, et c'est là ce qui le distingue de tous les autres.

Le sociomorphisme poétique nous offre ainsi l'image émouvante d'un être collectif. Lorsque nous considérons directement les hommes, la société à laquelle ils appartiennent n'apparaît que d'une manière vague et indécise ; elle n'est que le prolongement de l'individu. Au contraire, lorsque par une tendance naturelle du sentiment le monde extérieur prend une apparence humaine, chaque être concret, tout en restant vivant et individuel, étant plus simple que l'individu humain, n'en manifeste que quelques traits plus ou moins nombreux, suivant sa position dans l'échelle des existences. Ce grouillement de vies, tantôt distinctes, tantôt confondues, qui vont et viennent, s'entre-croisent et s'enchevêtrent, se poursuivent et se transforment les unes dans les autres, n'est qu'un reflet de la société humaine, incapable de se voir elle-même et contemplant sa grande ombre sur le monde impénétrable qui la contient. Est-il possible de ne pas apercevoir dans cet irrésistible épanouissement de la sociabilité, la source esthétique de toutes les grandes classifications dont la science ne saurait se passer pour la découverte des lois?

Ainsi comprise, la poésie des choses peut, comme le drame, contribuer à la culture des sentiments altruistes, sous toutes leurs formes, quoique toujours revêtus d'un caractère plus général. Les sympathies privées vaguement ébauchées sont surtout éveillées par les animaux supérieurs; la sympathie universelle s'adresse principalement au monde physique. Les êtres qui nous ressemblent le plus, comme certains animaux, nous inspirent de l'attachement; les êtres faibles évoquent des sentiments de bonté, de tendresse, tels les papillons et les fleurs; les êtres puissants, les grandes forces naturelles, le tonnerre, les montagnes, l'océan nous remplissent de vénération.

DEUXIÈME PARTIE

Esthétique Vitale

PREMIÈRE SECTION : TECHNIQUE ESTHÉTIQUE

CHAPITRE PREMIER

PRINCIPES D'IDÉALISATION

Jusqu'ici nous avons considéré le sentiment en général, tel qu'il peut être décrit d'après ses rapports avec l'intelligence et l'activité. Nous ne l'avons vu que du dehors. L'esthétique nous aide-t-elle à pénétrer plus avant, à déterminer la nature du sentiment d'une manière plus directe, à saisir les rapports entre les différents sentiments et entre les différents caractères que chacun peut revêtir ? Pour cela, il faut s'adresser à l'esthétique de la motricité et de la sensibilité. Ce sont les arts où la part des idées et des images est très réduite qui révèlent le mieux les caractères du sentiment. Dans un drame, un tableau, les mots ou les images fixent la nature des sentiments exprimés, et quoique les sentiments éveillés chez l'auditeur ou le spectateur ne soient pas nécessairement les mêmes que ceux des personnages fictifs, ils en dérivent directement par ressemblance ou par contraste. Aussi les émotions accidentelles ainsi excitées cachent-elles le caractère essentiel de l'état affectif spécial, qui correspond à chaque ensemble de conditions intellectuelles et actives, et par suite à chaque phase du développement affectif. Ce caractère ressortira surtout de l'étude de la musique instrumentale qui fait naître les émotions telles qu'elles doivent être, dans des conditions données, et non modifiées et défigurées par des représentations spéciales. De telles données seront confirmées et généralisées par la considération des autres arts.

Notre recherche a une double utilité, celle de faire connaitre la nature du sentiment, et celle de montrer comment les arts de la motricité et la sensibilité pures peuvent produire, sans idées et sans images, des émotions déterminées.

L'étude générale de l'art individuel nous a montré que, sous l'influence du sentiment, guidé par l'existence sociale, l'intelligence tend à revêtir ses deux formes extrêmes, et l'activité à devenir continue et rythmique.

L'étude de l'art social nous a montré trois ordres de fonctions distinctes, fonctions affectives, actives et intellectuelles partagées entre la vie privée et la vie publique. De plus, chaque société se compose de sociétés moindres hiérarchisées entre elles, d'où deux groupes de relations : la subordination de chaque groupe au groupe supérieur, le lien de solidarité qui unit les groupes d'un même rang. D'autre part, chaque société peut être définie abstraitement comme essentiellement formée d'un groupe d'individus, sous le gouvernement d'un chef, et chaque individu se rattache à la société par deux liens différents, comme chef d'un groupe, subordonné à un groupe plus vaste, et comme le collaborateur direct de ses égaux. A ces différents aspects de la vie sociale correspondent des sentiments différents : amour général pour la société, affection spéciale pour les individus, vénération et bonté entre supérieurs et inférieurs, attachement entre égaux.

Combinant ces divers points de vue, on peut dire que la société est définie d'après trois éléments séparés par abstraction : le lien hiérarchique, le lien de solidarité et l'existence individuelle. Ce sont là trois notions distinctes de plus en plus simples. Le lien hiérarchique est le plus réel, celui qui représente le mieux la vie sociale ; le lien de solidarité n'est jamais absolu, il existe toujours de fait, entre deux organes sociaux, une certaine hiérarchie si faible soit-elle. Enfin l'existence individuelle est une abstraction plus grande encore, l'individu séparé de la communauté perdant toute signification sociale, et ne pouvant plus être défini que comme existence biologique, comme animal.

La société ainsi conçue peut s'étudier, soit en partant de l'ensemble du groupe seul réel, soit en partant de l'individu passager, dans le cerveau duquel la société prend momentanément conscience de sa propre existence. Dans l'un et l'aure cas, le spectacle est à peu près le même, mais inverse. Dans le premier, on voit d'abord une hiérarchie de groupes sociaux ; chaque assise est formée de groupes égaux subordonnés à des chefs égaux, et tous sont subordonnés à un seul chef. L'individu, partant de lui-même, voit d'abord les liens de solidarité qui l'unissent à ses égaux, puis le rang qu'il occupe avec ceux-ci, dans l'échelle sociale, et de là, il s'élève au sentiment de l'existence collective. Toutefois, dans cette reconstruction, l'individu reste prépondérant, il semble le plus réel, tandis que le point de vue inverse le fait apparaître comme une abstraction.

A chacun de ces trois degrés de décomposition

abstraite correspond plus spécialement chacune
des trois grandes fonctions psychiques. Lorsqu'on
considère l'individu en lui-même l'image de l'existence sociale, dont il fait partie, ne saurait entièrement disparaître, mais ses liens avec elle se réduisent au simple sentiment; le lien de solidarité
suppose la coopération, c'est-à-dire l'activité; le
lien hiérarchique est essentiellement de nature
intellectuelle, le commandement et l'obéissance
étant surtout fondés sur un échange d'idées, sur
l'énonciation et l'intelligence des ordres. Les trois
fonctions ne s'équilibrent pleinement que dans
l'ensemble de l'existence sociale.

L'esthétique vitale combine étroitement les caractères propres à l'art individuel et à l'art social.
L'opposition entre l'individu et la communauté et
les liens qui les unissent donnent naissance à des
constructions purement idéales, définissant les degrés par lesquels l'esprit passe rapidement d'un
pôle à l'autre, et se combine avec les modes d'activité propres à la vie émotive. Cette fusion remarquable permet de pousser à ses extrêmes limites la
transformation émotive de la vie intellectuelle et
active, et manifeste enfin, avec la plus grande
précision, les caractères du sentiment.

L'esthétique vitale est basée sur certaines notions générales, à demi imaginatives, que Kant
appellerait des formes sensibles et Auguste Comte
des *milieux subjectifs*.

Ces notions sont connues surtout comme servant d'auxiliaires à la pensée scientifique; elles y
jouent un rôle très important, au point d'avoir été
prises pour des réalités. En effet, la fin dernière de
l'intelligence est de découvrir les rapports cons-
tants ou lois qui existent entre les événements afin
de diriger efficacement notre activité. Pour trouver
ces rapports, elle est obligée d'examiner à part,

d'abstraire certains phénomènes dont elle observe les modifications. Pour diriger ces recherches, elle partage la réalité totale en un certain nombre de domaines, de phénomènes abstraits, commençant par les plus généraux et les plus simples. Les premiers qui se présentent sont d'abord la multiplicité, ensuite la durée et l'étendue. C'est pour exécuter un tel travail que l'esprit construit des milieux subjectifs. Aux trois ordres de phénomènes cités correspondent les notions de *nombre*, de *continuité* (qui, comme nous le verrons, contient la notion de *temps*) et celle d'*espace*.

La science ne pourrait rien sans de telles constructions; mais elles s'établissent spontanément, en dehors de la volonté individuelle, et une fois que le savant en a une conception suffisante, il ne s'en préoccupe guère; il s'en sert même souvent inconsciemment dans son active recherche des rapports.

Or, ces notions ont autant d'importance pour l'art que pour la science, et sont elles-mêmes de nature essentiellement esthétique. Car elles sont d'origine sociale et résultent de l'intime combinaison de l'intelligence et de l'activité sous l'influence du sentiment. L'artiste a donc tout avantage à les étudier en elles-mêmes C'est là qu'il apprendra comment l'intelligence se prépare à atteindre ses extrêmes limites, et à passer de l'une à l'autre, et l'activité à acquérir la plus grande continuité et le rythme le plus parfait.

La notion de *nombre* s'applique à tous les phénomènes intérieurs et extérieurs; celle de *continuité* aux premiers, celle d'*espace* aux seconds. Mais on se sert indirectement d'images spatiales pour décrire les phénomènes intérieurs, et le temps, ou plus généralement la continuité, s'applique aux déplacements des objets inertes. La notion de nombre, soutenue par des données temporelles et spatiales, tire son origine du spectacle social dans son ensemble, spécialement préparé à cet effet par la simplification des cérémonies collectives. Les notions de continuité et d'espace ont une origine semblable, mais la première provient par simplification de la continuité humaine, la seconde de la solidarité.

Ces notions se précisent en se rattachant à l'exercice des fonctions individuelles, et se perfectionnent par le développement des arts correspondants. Comme nous le verrons, les notions essentielles à la numération se lient à la sensation générale de résistance ; celles de continuité et d'espace à l'exercice des muscles, la première au jeu de chacun, la seconde au jeu simultané de plusieurs. Toutes deux ont été développées par la danse, complétée, pour la première, par les arts du son, et pour la seconde, par les arts de la vue. Voyons ces caractères en détail.

Le Nombre.

La plus générale de toutes les notions scientifiques et celle qui se trouve en même temps à la base de l'esthétique, est la notion de nombre.

Laissant de côté les spéculations métaphysiques qui l'ont tellement obscurcie, il suffit d'examiner les principes fondamentaux de la science correspondante. L'arithmétique traite de la propriété la plus simple et la plus générale qu'on puisse abstraire de la réalité totale: la multiplicité. Il n'y a pas de science de la quantité pure ; nous spéculons toujours sur des qualités ; mais en arithmétique on suppose la qualité quelconque .et toujours la même ; on peut la négliger, puisque quelles que soient les opérations, elle est supposée ne jamais varier. On additionne toujours des objets, mais ils sont tous de même nature et l'opération ne les modifie pas.

Cela posé, on ne peut comprendre l'idée de nombre que d'après l'examen de l'échelle numérique..Celle-ci, sous sa forme purement arithmétique, c'est-à-dire sans la notion de fraction, qui est d'origine géométrique, se compose essentiellement de l'*unité,* d'une *série* indéfinie de nombres formée par addition répétée de l'unité à elle-même et de *groupes* coordonnés suivant les puissances successives d'une base conventionnelle qui, pour nous, est dix. Mais cette construction au moyen de l'unité, d'additions et de multiplications est insuffisante : elle ne nous permettrait pas de comprendre la notion abstraite de nombre parce que l'unité reste concrète. Il faut la considérer en sens inverse.

Entre deux groupes consécutifs il existe un *rapport* constant : 1.000 est à 100 comme 100 est à 10 ; les nombres successifs sont séparés par une une *différence* constante ; enfin, l'*unité* n'est que cette différence même considérée comme définissant entièrement le premier terme de l'échelle. Généralisant cette triple décomposition, on voit. que l'idée de nombre n'est pleinement constituée que par celle de *rapport ;* car le rapport implique deux termes supposés *différents* et séparément comparés à l'*unité* commune. La notion de différence est plus simple, étant directement définie par l'énumération des termes de l'échelle ; celle d'unité est plus simple encore, n'étant que la différence commune aux termes consécutifs.

Par suite de la combinaison de l'arithmétique avec la géométrie, la notion de nombre s'est généralisée. Grâce à l'idée de fraction, l'unité ne se présente plus comme une quantité déterminée et immuable. La série numérique se prolonge indéfiniment dans les deux sens, la série fractionnaire étant formée de groupes dont les éléments représentés par les dénominateurs sont tous égaux. L'unité est tantôt l'élément premier de la série additive, tantôt la totalité de la série fractionnaire ; l'unité totale devient l'infiniment grand quand on fixe l'unité élémentaire, et celle-ci l'infiniment petit quant on fixe l'unité totale.

Lorsqu'on s'en tient à la notion purement arithmétique de nombre, la construction par addition et multiplication semble être la formation primitive, et sans elle nous ne pourrions guère comprendre la décomposition inverse. Un examen plus approfondi montre cependant que celle-ci est antérieure et explique l'autre.

On nous montre parfois l'homme primitif comptant sur ses doigts ou avec des cailloux et s'élevant à la notion abstraite de nombre. Mais le nombre est beaucoup plus qu'une juxtaposition d'objets concrets, et rien n'expliquerait cette brusque création d'une idée aussi nouvelle. Pour tirer parti de ces opérations mécaniques ou imaginatives, il fallait avoir d'abord l'idée de nombre.

On commence à reconnaître que le développement de la pensée abstraite est un phénomène essentiellement social. L'influence de la vie collective ne se manifeste pas seulement par l'institution du langage ; les notions les plus générales, les grandes classifications sont empruntées selon toute apparence au spectacle social ; il a même été permis d'en constater la formation chez certains peuples primitifs, comme on l'a montré chez les Australiens. Il en est de même de la notion de nombre. Quand même le primitif aurait pu tirer de son imagination individuelle une invention aussi difficile, il avait bien autre chose à faire qu'à philosopher sur un tas de cailloux. Les principales lois numériques, comme toutes les lois scientifiques importantes, ont été établies par induction et inspirées par des motifs d'utilité. Or, ce qu'il est d'abord utile de compter, ce sont les hommes ; la société a été à la fois la source et l'objet du calcul.

La numération est basée sur l'idée d'*ordre,* d'arrangement fixe, immuable. L'échelle numérique est une série de noms dont l'ordre demeure constant, en sorte que pour celui qui les connaît chacun résume tous ceux qui le précèdent. Les opérations fondamentales de l'arithmétique sont des inductions d'après lesquelles on compare deux sections de l'échelle en maintenant toujours le même ordre : 2 et 2 font 4, parce que si, à partir de 2, tout en continuant la série, on la recommence dans le même ordre, on arrive à 4 dans la série primitive en même temps qu'à 2 dans la nouvelle série.

Or, l'individu ne saurait trouver en lui-même cette idée d'ordre et l'appliquer à la multiplicité. Elle provient du spectacle social, et ce n'est que dans la vie collective qu'elle est pleinement intelligible. En comparant celle-ci à la série numérique, on peut, semble-t-il, retracer le processus mental d'après lequel cette notion, empruntée au domaine le plus complexe, a été graduellement simplifiée et appliquée à la quantité.

L'ordre spontané consiste dans la hiérarchie des groupes et des chefs qui les représentent, et il importe à l'existence même de la communauté que cet ordre soit le plus fixe possible. Le *premier,* c'est le chef suprême, le chef de toute la communauté ; le *second,* c'est son aide : il commande à un

groupe moindre, et ainsi de suite. Primitivement,
chaque chef et le groupe qu'il représente sont confondus ; l'ascendant du chef est fait de la puissance
du groupe qu'il résume, et le groupe ne se conçoit
pas indépendamment de lui. Par une première
abstraction, l'individu se distingue de l'être collectif ; la hiérarchie des groupes et celle des chefs se
conçoivent separément, au moins dans une certaine mesure. Appliquée à l'une et à l'autre, la
notion d'ordre se présente sous deux formes distinctes qui sont comme l'ébauche concrète des
notions de rapport et de différence ; la première
dérive de la hiérarchie des groupes, la seconde du
lien hiérarchique entre les individus. Des propriétés
multiples qui caractérisent les deux séries se dégagent de plus en plus leurs propriétés spatiales et
temporelles ; on conçoit chaque groupe comme
divisé en groupes subordonnés qu'il contient ; on
conçoit chaque chef comme devant toujours précéder
ses subordonnés, être nommé avant eux. Les rapports réels se réduisent ainsi finalement à des rapports d'étendue et de durée tout en gardant de
l'image sociale la notion d'ordre fixe. Par une simplification encore plus grande, on peut supposer que
le rapport entre deux groupes directement subordonnés est constamment le même, ainsi que la
différence entre deux individus successifs.

Cependant, nous ne sommes pas encore arrivés
au nombre cardinal ; rapports et différences, quoique parfaitement définis, manquent de précision.
L'invention de la numération procède d'un artifice génial auquel est peut-être seul comparable
dans l'ordre mathématique l'invention cartésienne
des coordonnées. L'ordre collectif et l'ordre individuel une fois distingués, on a eu l'idée de leur
donner une direction opposée. L'ordre individuel,
devenu purement chronologique, a été renversé ;

on a appelé *un* celui qui était primitivement le dernier, et on a conçu les termes suivants comme représentant toujours plus complètement la collectivité. Ainsi, tandis que dans tout nombre déterminé on conserve aux groupes leur ordre primitif, énonçant et écrivant, par exemple, d'abord les mille, puis les centaines, les dizaines et enfin les unités, toutes les opérations sont basées sur l'énonciation inverse en partant du dernier, *un*.

Pour utiliser un tel artifice, l'abstraction n'avait plus qu'à continuer son œuvre. La série individuelle s'est réduite à une simple suite de noms, de signes marquant des rangs sans titulaires, et l'on a conçu la différence constante qui sépare et lie les rangs successifs comme définissant entièrement le premier ou *unité*. Pour lier l'ordre individuel à l'ordre collectif inverse on a choisi comme base de comparaison une section arbitraire de la série individuelle et dont le rapport à l'unité définit le rapport constant entre les groupes successifs ; ainsi, 100 est à 10, comme 10 est à 1, ou, en d'autres termes, 100 contient autant de dizaines que 10 contient d'unités. Telle semble aujourd'hui la marche générale suivie peu consciemment sans doute par les humbles penseurs auxquels nous devons nos premières notions scientifiques.

Cette merveilleuse création ne s'explique pas seulement par son utilité, mais par les lois mêmes de l'organisation sociale. On peut dire, d'une manière générale, que chaque homme se sépare par ses instincts égoïstes de l'être collectif spontané auquel il appartient, mais ses instincts sociaux le poussent à le reconstituer consciemment. La séparation réelle de l'élément et de l'ensemble, a conduit à l'analyse abstraite, en vue d'une reconstitution voulue, d'où une simplification fictive de la réalité qui permet d'en mieux saisir l'ensemble et de la modifier. C'est ainsi que pour consolider la vie sociale et en perfectionner l'ordre, il a fallu qu'elle pût être considérée, au moins dans l'esprit des chefs, sous une forme simplifiée. Le développement de la vie guerrière et les ébranlements intérieurs inséparables de toute expansion, rendent nécessaires des classifications de plus en plus précises. Le chef a besoin de compter ses hommes, et ceux-ci que des superstitions d'origine affective ne lui assujettissent pas suffisamment, cherchent à évaluer d'une manière plus rationnelle la vraie autorité de leur chef, d'après le nombre d'hommes auxquels il commande. La hiérarchie primitive perd son caractère absolu, on veut la fonder sur des raisons plus générales, on en demande une définition plus précise. La tradition sacerdotale des Hébreux nous montre David châtié par Jéhovah, pour avoir voulu dénombrer ses troupes; n'y a-t-il pas là l'écho de l'antique lutte entre le théologisme et cette humble manifestation de l'esprit scientifique? A son début, comme dans toutes ses grandes conquêtes, le progrès de la science est l'expression d'une véritable révolution sociale.

Ainsi constitué le nombre conserve inévitablement des traces de son origine. Quand on l'envisage du point de vue de la formation additive de l'échelle, il s'y ajoute obscurément l'image d'une suite indéfinie d'individus caractérisés surtout par les différences qui les séparent ; quand on le considère du point de vue de la totalité, il évoque comme une esquisse d'existence collective divisée en groupes hiérarchisés, et où les liens mutuels de subordination ou d'égalité ressortent plus que les individus qu'ils unissent. Dans tous les arts, on retrouve constamment les deux points de vue et suivant que l'un ou l'autre prédomine, prédominent aussi certaines fonctions psychiques et même certains sentiments d'un ordre déterminé.

L'importance esthétique du nombre est ainsi due à un double caractère : le haut degré d'abstraction de cette notion est favorable à l'état extatique inséparable des émotions fortes ; son étroite relation avec le spectacle social la rend éminemment compatible avec l'expansion des sentiments altruistes.

Inversement les danses et les cérémonies antiques, simplifications de la vie sociale, ont dû contribuer à fixer la notion abstraite de nombre ; car il était plus facile dans ces manifestations esthétiques que dans des entreprises réelles, de réunir des hommes en nombre déterminé, de les répartir par groupes égaux, de classer et d'ordonner ces groupes dans un espace plan et restreint, rendant plus nette la classification arithmétique par la disposition géométrique.

On voit aussi, d'après cette genèse, que le nombre, de nature essentiellement intellectuelle et d'origine sociale, n'est cependant pas sans liens avec l'activité animale. Car la notion de hiérarchie, quelque générale qu'elle soit, est inséparable de celle de force physique, et celle-ci se mesure pour chaque individu, d'après le degré de résistance qu'il rencontre chez les autres, sensation réelle, ou la plupart du temps imaginaire, qui sert de représentation physique aux sentiments déterminés par l'existence sociale.

Espace et Continuité.

Les notions d'Espace et de Continuité sont construites sur le même modèle que le Nombre et portent les traces de la mêmes origine.

Comme le nombre, l'espace ne saurait être clairement défini en dehors de la science correspondante. Les géomètres construisent l'espace en partant du point; le point en se déplaçant engendre la ligne, la ligne la surface, la surface le volume. Cette construction fictive, compliquée d'images mécaniques, suppose la décomposition inverse. L'étendue, qualité détachée par l'esprit de la réalité totale, se présente d'abord avec ses trois dimensions confondues. L'abstraction poursuivant son œuvre en dégage la surface, contact de deux volumes; la ligne, intersection de deux surfaces; le point, intersection de deux lignes. Cette simple description suffit déjà pour donner à la notion d'espace une certaine netteté.

La notion de temps paraît ordinairement plus obscure, mais cela tient, semble-t-il, à une fausse classification. Elle n'est pas de même ordre que la notion d'espace; elle correspond à la ligne qui lui sert habituellement de symbole, et, comme la ligne, procède de la décomposition d'une notion moins abstraite, celle de *continuité*. De même que l'espace conçu, d'abord comme volume, se décompose en surfaces, lignes et points, la continuité ou enchaînement d'*existences*, donne par abstraction la notion de *changement* ou passage d'un *état* à un autre; celle de *temps*, ou simple passage, dont on écarte l'idée des qualités qui distinguent les deux états, et enfin celle d'*instant*, point de séparation entre deux périodes de temps.

Si la notion d'espace a été développée et fixée par la plus ancienne des sciences, la science mathématique, celle de continuité n'a été clairement définie que récemment, car elle est du domaine de la science sociale. Aucune science ne peut, à la vérité, se défaire entièrement de l'une ni de l'autre, mais la première ne joue un rôle capital que dans la science la plus simple, et la seconde dans la plus complexe.

Comme le nombre, comme l'existence sociale d'où il dérive, l'espace et la continuité peuvent être considérés de deux points de vue opposés. L'espace semble s'étendre indéfiniment autour de chaque individu, la continuité se déploie à partir du moment présent dans un passé et un avenir indéfinis. Or, lorsque l'on considère une portion d'espace du point de vue de l'individu, elle semble enfermée dans un cône dont l'œil forme le sommet; mais, dans son objectivation spontanée de l'espace, l'individu aperçoit un cône inverse; toutes les lignes semblent converger vers un point très éloigné, ce qui constitue la *perspective*. De même, on peut considérer une portion d'existence continue comme débordant l'individu de part et d'autre, mais, en réalité, dans sa conception de la continuité, l'individu place le centre dans l'avenir et toute l'existence passée y converge.

Dans leur forme la plus simple et la plus abstraite, les figures spatiales sont conçues comme rectilignes; les volumes polyédriques sont limités par des plans et ceux-ci par des droites. C'est à cette simplicité extrême que les géomètres cherchent à ramener toutes les figures qui autrement conservent l'indétermination due à leur caractère trop objectif. La continuité, encore plus que l'espace, exige pour être clairement conçue cette extrême simplification.

Dès lors, les divers degrés de décomposition peuvent être distingués par leurs propriétés numériques.

Chaque droite n'offre que deux directions à quelque endroit qu'on place le point initial; il faut au moins trois droites pour circonscrire un plan, et au moins quatre plans pour limiter un volume. De même, le temps comprend deux parties : le passé et l'avenir, limité par l'instant *présent*, quelle que soit la durée du temps qui précède et suit cet instant. La notion de changement implique au moins *trois* termes, les deux états entre lesquels se fait le changement et l'état intermédiaire composé à la fois de l'état initial et de l'état final[1]. La notion de continuité, sous la forme plus nette de *filiation*, correspondant à celle de volume rectiligne, implique quatre évolutions caractérisées chacune par trois états. En effet, chaque existence est considérée comme procédant d'une existence antérieure ou comme engendrant une existence nouvelle. La synthèse de ces deux existences continues implique quatre évolutions partielles, chacune comportant trois états ; le dernier état de la première et le premier état de la seconde jouent également le rôle d'état moyen ou transitoire dans deux nouvelles évolutions issues de leur combinaison.

Ces notions sont d'origine sociale tout comme celle de nombre. Celle de continuité est fondée sur la continuité réelle des générations successives, et se rapporte à l'existence intérieure de la société. Ce n'est que par un effort d'abstraction, soutenu par des préoccupations égoïstes, que l'individu peut considérer sa conscience comme limitée à lui-même. Il ne se rappelle pas quand elle a commencé et ne peut se représenter sa fin. Il a le sentiment profond qu'elle a existé avant lui et qu'elle lui survivra. Dans le cas le plus naturel, elle a existé chez ses parents et se continuera chez ses descendants.

---

1. C'est cette notion toute générale qu'Auguste Comte a appliquée dans sa fameuse *Loi des trois états*. En supposant que le développement humain soit assez avancé pour en saisir l'ensemble, sa marche ne saurait être suffisamment représentée par moins de trois états.

S'il n'a pas d'enfants, elle ne se continuera pas moins chez ceux sur lesquels il a une influence mentale et morale quelconque; d'autre part, ses parents ne sont pas les seuls de la conscience desquels il hérite. Par une première abstraction, il détache de la continuité humaine sa propre existence, et cette évolution partielle est marquée par la croissance, l'état adulte et le déclin; il en dégage par une abstraction plus grande le temps et l'instant.

La notion d'espace, moins complètement sociale, est fondée sur les rapports de la société avec le monde extérieur. Il est difficile de concevoir comment un individu isolé pourrait jamais arriver à détacher assez l'espace et des objets étendus et de lui-même. Car même s'il arrive à généraliser assez la qualité d'étendue, il porte avec lui tout l'espace qu'il voit, touche ou imagine; l'espace change quand il change de position ou quand son esprit passe d'une image à une autre. Au contraire, plusieurs individus situés dans l'espace voient le même objet sous des angles différents, à des distances différentes; les portions d'espace non perçues sont imaginées comme perçues par d'autres consciences, ce qui les sépare de chaque conscience individuelle; et l'espace semble durer éternellement, indépendamment de chaque être passager, étant éternellement aperçu par les générations successives. C'est une projection au dehors de la continuité intérieure, projection qui fait ressortir davantage les éléments individuels de l'être collectif, tandis que la continuité procède directement de son existence totale.

Enfin, si la société a fourni les matériaux pour ces constructions, c'est aussi la société qui en a offert le but précis. Car elles sont nécessaires à l'unification des idées et la régularisation des actes en vue de la coopération.

Mais avant que les notions d'espace et de continuité puissent se généraliser et s'objectiver, il faut
qu'elles soient précisées par l'application directe à
l'existence individuelle. Considérées sous le point
de vue biologique, elles sont liées aux sensations
musculaires, et tendent à s'en dégager lorsque
celles-ci apparaissent comme distinctes des sensations tactiles par une première analyse spontanée
de la sensibilité. Aux sensations musculaires reçues
par les nerfs centripètes, il faut également ajouter
les états spéciaux qui accompagnent l'ébranlement
des nerfs centrifuges. Car ces notions ne sont pas
de simples abstractions, il s'y mêle, comme nous
avons tâché de le montrer, un certain déploiement
d'imagination créatrice.

La notion d'espace semble se rattacher plus
spécialement à l'ensemble des sensations qui
accompagnent le jeu simultané de plusieurs muscles; la notion de continuité aux sensations
successives, provenant des divers états de chaque
muscle mis en jeu. Chacun de ces deux ordres de
sensations se précise aux dépens de l'autre, suivant
que la variété des muscles ou l'effort de chacun
prédomine. La notion d'espace est liée plus directement à l'activité animale, car elle se dégage de
l'ensemble des sensations musculaires qui accompagnent l'agitation des membres dans tous les
sens, lorsque ceux-ci déplacés dans l'air libre ne
rencontrent aucune résistance, éliminant ou réduisant au minimum les sensations tactiles. La notion
de continuité est liée davantage aux mouvements
des viscères; car ici les muscles sont moins nombreux et distincts, et fonctionnent tous à peu près
de la même manière; c'est la nature intrinsèque de
l'effort de chacun qui se manifeste. La continuité
prend alors la forme spéciale de *rythme*. Le
rythme naturel est une série de contractions et de

relâchements musculaires. Considéré sous le point de vue des états de conscience qui l'accompagnent, on peut le définir, une série continue d'efforts alternativement croissants et décroissants. Le rythme naturel tel qu'on l'observe chez l'animal, est très complexe. Que l'on examine par exemple une de ses formes les plus faciles à étudier : les contractions d'un muscle isolé sous l'influence d'excitations artificielles. Chaque secousse complète présente trois périodes ; une période d'excitation latente, une période d'énergie croissante pendant laquelle la courbe du myographe monte, une période d'énergie décroissante et de descente de la courbe. Chaque période est caractérisée par de nouvelles variations qui compliquent encore le rythme. La durée de la première période est variable. Celle de la seconde est normalement deux à trois fois plus courte que celle de la troisième, mais celle-ci est aussi très variable; la contraction est plus rapide au début qu'à la fin, le relâchement d'abord rapide devient de plus en plus lent.

Le rythme des mouvements d'un organe entier comme le cœur est encore plus complexe. Car, bien que ne présentant jamais la variété de mouvements des organes extérieurs, il résulte non pas des contractions d'un muscle isolé, mais de la combinaison des contractions des oreillettes et des ventricules, modifiées par des conditions physiques, telles que la pression du sang et l'élasticité du tissu cardiaque. Il suffit de regarder un tracé du cardiographe pour se convaincre de la complexité de chaque révolution. Il s'agit bien néanmoins d'un mouvement rythmique général du cœur marqué par la systole périodique du ventricule que précède la systole auriculaire et termine la diastole totale. Mais il se produit au sein de cette complexité une simplification remarquable qui prépare

spontanément l'application de la notion de continuité. Tandis que la vie émotive seule est liée à
l'ensemble de la révolution cardiaque, l'intelligence perçoit l'apogée de la systole sous forme de
choc et peut ainsi apprécier le temps qui s'écoule
entre chaque battement.

Pour préciser davantage cette notion si étroitement liée à la vie végétative, on l'a appliquée à la
vie de relation en la combinant avec celle d'espace.
Cette combinaison a donné naissance à la notion
de *force*, objet de la mécanique. Les mathématiciens la construisent abstraitement ainsi : ils
supposent un point matériel inerte, d'abord immobile, puis animé d'un mouvement rectiligne uniforme, enfin d'un mouvement uniformément
accéléré ; la force est la source permanente et
immodifiable de cette accélération, source inconnue
dont l'existence n'est révélée que par le mouvement
qu'on lui attribue. Cette construction est une
adaptation à l'espace de la notion de continuité.
L'idée de filiation est préservée dans la notion
d'une force toujours présente à chaque mouvement
reliant entre elles toutes les modifications observées ; la variation uniforme indique le passage
d'un état de mouvement, d'un degré de vitesse à un
autre ; le mouvement uniforme est la simple exté-
riorisation de l'idée de temps ; le point matériel
correspond et au point géométrique et à l'instant.

Le vrai caractère de la notion de force se précise
quand on la rapporte à celle de rythme mécanique,
d'oscillation. Définie seulement d'après le mouvement accéléré, elle reste insaisissable, et l'attention
ne saurait se fixer sur elle sans évoquer une existence métaphysique que l'esprit positif ne saurait
tolérer. Le mouvement pendulaire abstrait en offre
une image plus nette et moins équivoque, parce que
la force, au lieu d'être conçue comme indépendante

du mouvement, comme antérieur à sa réalisation, comme une sorte de *deus ex machina* intervenant au sein de l'inertie, est liée d'une façon constante à l'oscillation du pendule idéal et manifeste successivement les divers états de son énergie potentielle et actuelle. Au lieu d'un point matériel libre, on suppose le point lié à un autre point immobile ; c'est là un cas plus spécial que l'on déduit du premier. Mais si l'on tient compte du caractère subjectif de la notion de force, il faut dire au contraire que le second seul est complet; le premier représente une notion partielle dérivée du second par simplification. Les tentatives modernes vers la généralisation de l'idée de vibration, tout aussi métaphysiques que les anciennes explications cosmologiques, parce qu'on persiste à extérioriser de telles constructions, ont au moins le mérite de montrer que l'idée de force est mieux définie.

La transposition mécanique de l'idée de filiation devient ainsi très précise et complète : la seconde phase du mouvement pendulaire, caractérisée par le mouvement uniformément retardé se présente comme le résultat de la première et complète le cycle en ramenant le point matériel au début d'un nouveau mouvement accéléré. L'oscillation continue se décompose alors en deux évolutions partielles caractérisées par les vitesses initiales, moyennes et finales, et formant ensemble quatre évolutions par la combinaison de leurs quatre états les plus rapprochés. En simplifiant encore, on arrive à la notion de deux mouvements uniformes séparés par un instant indécomposable de vitesse maxima.

Le rythme constitué par une série d'efforts croissants et décroissants trouve dans cette objectivation son interprétation abstraite et peut être soumis à la même analyse.

Ces constructions, si difficiles à imaginer et à définir, ne sont pas le produit de la pensée seule. Pour se constituer, elles ont été assistées par une sorte de réalisation matérielle. Les notions d'espace et de continuité se fixent en partie par l'organisation esthétique des mouvements volontaires. En transportant à la vie de relation la régularité des mouvements végétatifs, la danse a aidé à préparer les bases de la pensée scientifique, tout en contribuant à la culture directe de l'émotivité. A cette phase de leur développement, les intérêts de l'art et de la science coïncident.

La simplification des déplacements des membres entraîne la généralisation de l'activité nerveuse. En effet, les membres ont une tendance naturelle à s'agiter dans tous les sens d'une façon désordonnée, comme on l'observe chez les nouveau-nés. Cette agitation implique la contraction successive de muscles différents. Pour mouvoir un membre dans un sens déterminé, il ne suffit pas d'innerver un muscle, il faut en innerver simultanément plusieurs, le mouvement simple obtenu n'étant que la résultante de leur action combinée. Cela exige en réalité un déploiement d'activité plus grand et plus généralisé. Les mouvements naturels de la vie animale ne sauraient être inscrits que dans un espace à trois dimensions. Le déplacement quelconque d'un membre tendu décrit une surface, et son extrémité une ligne; son déplacement, suivant une direction unique, décrit un plan; enfin, pour décrire une droite, il faut des contractions secondaires; quant au point, il peut être indiqué en une certaine mesure par l'immobilité active; mais, pour apparaître avec quelque netteté, le sens musculaire doit être aidé par le toucher; il se dégage surtout du choc, du contact momentané d'un membre avec un objet extérieur. Les difficultés croissent donc avec la simplicité du tracé, entraînant une innervation plus considérable. Or, les mouvements de la danse sont tous caractérisés par cette tendance à la simplification, sous la double influence des besoins moraux et sociaux.

La danse, en rendant rythmiques les mouvements de la vie animale, réalise encore en partie les simplifications clairement déterminées en mécanique. Les mouvements tendent à devenir uniformes, et la vitesse maxima ou l'intensité la plus grande de l'effort est marquée par un simple choc ou une pression, soit en frappant le sol du pied, soit en appuyant plus fortement sur le pied déjà posé. Ici encore, le tact complète et précise la musculation.

On peut en principe considérer les sens musculaire et tactile comme fournissant des données suffisantes pour la construction des notions d'espace et de temps. Mais, en fait, elles se sont formées avec le secours de la vue et de l'ouïe. Les sensations visuelles qui accompagnent le déplacement d'un bras précisent le caractère des sensations musculaires; celles-ci sont complétées d'autre part par les sensations spéciales provenant de la contraction des muscles oculaires. De même, les sons de la voix, accompagnant à la fois les mouvements chorégraphiques et les mouvements spéciaux des muscles de la phonation, aident à préciser les variations du rythme musculaire. Le concours de ces sens, rendu plus efficace par l'aptitude supérieure de la vue et de l'ouïe à retenir les images, doit beaucoup faciliter pour l'esprit son travail de simplification.

L'analyse de l'espace et de la continuité a été de plus favorisée par la nature même des organes visuels et auditifs. En effet, les yeux n'aperçoivent que des surfaces planes, brisées ou courbes, jamais des volumes; simplification naturelle, complétée par celle des mouvements des muscles oculaires. Sans être astreinte à des limites aussi précises, l'ouïe perçoit facilement un son continu d'intensité sensiblement invariable, tandis qu'un mouvement musculaire éveille ordinairement des sensations d'effort dont l'intensité varie sans cesse. On peut faire exception pour l'effort des muscles spéciaux du larynx réglant le passage de l'air dans le chant; comme les muscles oculaires pour l'espace, ils contribuent ainsi, au moins par intervalles et pendant une durée limitée, à la même simplification.

La danse, habituellement accompagnée de chant et de musique et comprenant des figures qui offrent un certain intérêt pour les yeux, présente donc toutes les conditions requises pour la construction des notions d'espace et de continuité. Favorisant leur développement, elle les utilise à son profit et s'en sert pour se perfectionner. Ces notions, à demi abstraites, à demi imaginatives d'espace et de continuité, sont éminemment esthétiques en ce qu'elles conduisent à l'état extatique inséparable des grandes émotions. Leur rôle varie suivant le degré de complexité. Toutes deux, dans leur forme complète de volume et de filiation, sont liées à la fois à l'intelligence et à l'activité. Mais la *surface* d'une part et le *changement* de l'autre semblent de nature plus spécialement intellectuelle. La *ligne* et le *temps* sont au contraire étroitement liés à des mouvements réels ou ébauchés. Le *point* et l'*instant* sont des arrêts; et la disposition de tels arrêts est importante dans la production des émotions.

Dans la série des trois degrés de simplification, ce sont les deux premiers qui intéressent surtout l'esthétique, la forme extrême n'étant qu'un élément de construction.

L'étude du premier degré de simplicité (ici la *surface* et le *changement*) nous montrera comment l'intelligence construit les images sous l'influence du sentiment; celle du deuxième (ici la *ligne* et le *temps*) comment les images se succèdent sous cette même influence, phénomènes actifs comme nous l'avons dit. Au premier ordre de recherches, nous donnerons le nom d'*harmonie* et au second celui de *mélodie*, termes qui trouveront leur justification au cours de cette étude.

Pour examiner comment ces notions s'appliquent aux différents arts, il faut préciser la dérivation de ceux-ci.

L'art primitif et complet est la danse; celle-ci comprend les arts de la vue et de l'ouïe, car elle tient compte de la beauté de la forme, des attitudes, des ornements des danseurs, et elle est inséparable du chant ou de la musique. De la danse collective se détache la danse individuelle, qui comprend également les autres arts, mais avec cette particularité que, pour le danseur isolé, l'art de la vue devient purement subjectif; il se représente dans l'imagination, les attitudes, les figures que seul le spectateur peut directement admirer. Par suite d'une deuxième simplification, la danse donne naissance à l'art de la *parole*, chantée ou déclamée (dans l'origine les deux formes se confondent) et à la *plastique* (toujours colorée à l'origine); nous appliquons ce dernier terme à la fois à l'*architecture* et à la *sculpture* que nous considèrerons comme les éléments inséparables d'un même art. Poursuivant toujours ses simplifications, le génie esthétique détache de l'art de la parole chantée la *musique* instrumentale, à sons inarticulés, et de la plastique la *peinture* et le *dessin* exécutés sur une surface plane.

Parole et *plastique* sont fondées surtout sur le

rythme et le volume dans leur forme la plus complète, faisant une part secondaire aux formes plus
simples. Au contraire, *musique* et *dessin* sont entièrement fondés sur celles-ci et ne remontent aux
formes plus riches que d'une façon indirecte et
incomplète. Le dessin, basé sur la forme superficielle, comprend des surfaces et des lignes qu'il
combine. La musique tient compte du *changement*
et du *temps* qu'elle combine également, le second
servant à définir le premier. Mais ces deux arts
ne font pas le même usage des deux degrés de simplicité. Le dessin, plus intellectuel, donne à la
surface un rôle prépondérant. La musique, plus liée
à l'activité, fait une part plus grande au second
degré, c'est-à-dire au temps. Le premier est de
nature plus harmonique, la seconde plus mélodique. Ajoutons que les arts visuel et auditif ne
font pas seulement appel aux notions d'espace et
de continuité; ils comprennent également des
formes sonores et lumineuses et leur appliquent
des constructions analogues que nous étudierons
plus loin.

Cette classification permet de préciser les modes
suivant lesquels les divers arts simplifient leurs
matériaux et font usage des notions de continuité
et d'espace.

CHAPITRE II

La Danse.

Quoique portant en elle le germe de tous les arts, la danse est plus spécialement l'art des mouvements et des sensations musculaires, et c'est à ce point de vue que nous l'examinerons d'abord. N'oublions pas ce double caractère sensitif et actif. La danse, considérée en dehors des plaisirs visuels et auditifs, s'adresse surtout à l'activité, mais les mouvements musculaires produisent également des sensations dont il faut tenir compte.

L'esthétique de la motricité consiste à rapprocher le plus possible la motricité animale de la motricité végétative. La première est caractérisée par la multiplicité des muscles mis en jeu, l'importance du déplacement de chacun, l'irrégularité de leurs contractions; la seconde présente des groupes de muscles simples, liés entre eux, relativement fixes et exécutant des mouvements rythmiques.

La danse simplifie les mouvements des bras, des jambes, de tout le corps, en reliant ensemble les mouvements des muscles employés simultanément et en les faisant se succéder régulièrement suivant un ordre fixe. On trouve un exemple de simplification dans le pas de la danse classique, marqué par la tenue constante du pied tout à fait en dehors. Le marcheur tourne le pied de 45° environ en dehors de la ligne qu'il suit, et la position reste rarement la même; elle peut être considérablement modifiée par la vitesse de la marche et les inégalités du sol. Le pied du danseur de ballet est perpendiculaire à la ligne suivie, et il est rigoureusement maintenu dans cette position, condition facilitée d'ailleurs par la surface unie sur laquelle il se déplace. La préférence accordée à la *pointe basse* dans tout levé supprime également la complication qui provient des mouvements secondaires du pied. Cette simplicité se maintient partout; on n'a qu'à comparer la complexité des contractions nécessitées par une série de vigoureux coups de pied avec les ronds de jambe, les battements, les gestes habituels des danseurs.

La liaison des mouvements se fait par les procédés fondamentaux de l'imagination émotive : retour périodique aux mêmes mouvements et continuité des mouvements successifs. La continuité repose sur le mode de contraction des muscles dont les mouvements sont facilités par la contraction et le déplacement qui précèdent immédiatement. Par exemple, dans l'emploi fréquent des *chassés* et des *coupés*, le *glissé* ou le *battement* du premier pied chasse l'autre et prépare le second glissé ou battement. Les figures ainsi dessinées dans l'espace sont habituellement curvilignes et de plus fermées, puisque le danseur tend à revenir au mouvement initial.

La simplification et l'unification des sensations musculaires repose sur un procédé général qu'on appelle *l'opposition des mouvements*, procédé connu des Grecs et appliqué systématiquement par le célèbre maître de danse Noverre. Les mouvements

utiles de la vie pratique sont ordinairement caractérisés par la combinaison et la convergence des
mouvements. Ainsi, pour saisir un objet, les deux
mains se dirigent dans le même sens et ensuite
tendent l'une vers l'autre. La même convergence
peut se produire pour les quatre membres à la fois;
telle l'attitude d'un jardinier qui bêche la terre.
Quand le travail à exécuter exige la divergence,
celle-ci est habituellement précédée par la convergence; l'animal se ramasse sur lui-même pour
bondir, les mains se rapprochent d'abord pour
déchirer, l'homme qui se dispose à arracher un
pieu du sol réunit pieds et mains pour se détendre
ensuite comme un ressort. La vie active est toute
faite d'une telle succession de mouvements con-
vergents et divergents, l'effort s'exerçant tantôt
dans un sens tantôt dans l'autre. Ce dualisme
cinématique entre le haut et le bas du corps et
entre les membres symétriques pris deux à deux
est essentiel à la vie de relation; il s'étend même
chez l'homme jusqu'à la main où l'indépendance
et l'opposition du pouce et des autres doigts lui
confèrent une réelle supériorité sur les autres
animaux. Pour donner aux mouvements de la vie
animale l'unité et la continuité des mouvements
de la vie végétative, il importe tout d'abord de
réduire le plus possible ce dualisme. Les mouvements principaux du danseur sont opposés, c'est-
à-dire sont le plus divergents possible; tel le bras
droit étendu en avant et s'opposant au bras gauche
étendu en arrière, et de plus à la jambe droite également en arrière. Ces oppositions ébauchées dans
la marche ou la course régulière et calme se dessinent avec netteté dans les mouvements plus
énergiques et voulus de la danse, tels que les *attitudes* et les *arabesques*.

Pour donner à cette analyse plus de précision,

il faut remarquer la grande différence qui existe au point de vue esthétique entre les membres inférieurs et supérieurs. Les mouvements des premiers, limités par la conformation des muscles et le poids du corps, sont plus simples, les positions des pieds pouvant être presque contenus dans une surface plane; les mouvements tendent par suite à prendre naturellement une forme régulière et à manifester l'élément *effort*, l'élément rythmique de la motricité. Le travail d'unification, basé sur les procédés de l'imagination, est donc restreint, et l'on arrive facilement à leur donner une forme favorable à l'émotion.

Au contraire, les bras ont des mouvements très irréguliers qui ne sauraient être inscrits que dans un volume, et leurs déplacements impliquent le jeu varié de muscles nombreux. Cette complexité entraîne une plus grande simplification dans les éléments esthétiques employés. La considération de la surface cède la place presque entièrement à celle des seules lignes.

Le contraste est parfois beaucoup réduit par la variété artificiellement introduite dans le mouvement des jambes. Mais l'acrobatie des danseuses de ballet sort du domaine de l'esthétique. Il ne s'agit plus des émotions contenues et sagement hiérarchisées que développe l'art véritable; on cherche simplement à exciter des instincts inférieurs; ce n'est plus qu'un amusement. Dans la vraie danse, il importe de conserver aux mouvements des jambes, tout en les variant plus que dans la marche, leur tendance spontanée à manifester l'élément rythmique de la motricité, laissant surtout aux mouvements des bras l'élément plastique. La danse devrait ordinairement permettre l'usage de la chlamyde; le « tutu » devrait être relégué au cirque. Il va sans dire que ce contraste entre les bras et les jambes ne saurait être absolu ; il ne s'agit que d'une différence dans l'importance relative des deux éléments communs à tous les mouvements.

C'est dans ceux des jambes que par conséquent, grâce à leur simplicité, on trouve les exemples les plus clairs d'unification de l'activité. Le danseur se déplace, en général, dans un espace restreint ; ses pas décrivent sur le sol des figures peu compliquées ; partant du centre de la surface à parcourir, il s'en éloigne par mouvements continus et y revient sans cesse ; c'est une série d'excursions et de retours où les déplacements en ligne droite se combinent d'une manière harmonieuse avec les tournoiements et les pivotements.

Pendant ce temps, les bras exécutent des gestes plus variés dont la grande complexité plastique, quoique fondée toujours sur les mêmes principes, est encore augmentée par la reproduction idéale de mouvements utiles. C'est une libre mélodie qu'accompagne l'harmonie des mouvements inférieurs. Toutefois, il est admissible que de temps à autre, pour introduire plus de variété, la mélodie soit exceptionnellement confiée aux jambes.

Les mouvements étant ainsi unifiés suivant les différents degrés de simplicité propres aux deux groupes de membres, le rythme régulier de la vie végétative est introduit dans l'ensemble de l'évolution orchestique. Il est marqué surtout par les mouvements des jambes ou du buste dont elles sont le support, ceux-ci étant plus simples et mieux disposés à cet office. C'est aux bras qu'est confiée surtout la continuité propre à l'activité émotive. La grâce orchestique consiste surtout dans la continuité des lignes décrites par les mains et d'une manière plus générale par l'ensemble de la silhouette.

Métrique et Dessin.

Si la danse, tout en donnant plus d'importance aux mouvements et aux sensations musculaires, embrasse aussi les arts de la vue et de l'ouïe, ceux-ci de leur côté, même lorsqu'ils en sont séparés, font une part à la motricité. Il importe de déterminer ce qu'ils ont conservé de leurs attaches primitives.

La danse a tout d'abord une valeur esthétique pour l'exécutant. Mais elle a aussi pour le spectateur, en dehors du plaisir visuel, une signification émotive en éveillant chez lui par sympathie des commencements de mouvements. La part de motricité conservée par les arts de la sensibilité est principalement constituée par de telles ébauches cinématiques que complètent les mouvements réels de certains muscles spéciaux. Les mouvements suscités sont donc généraux ou spéciaux, simplement ébauchés ou réels.

Les commencements de mouvements généraux sont suscités soit directement par les variations d'intensité, soit indirectement par imitation.

Il existe un lien naturel entre l'intensité des sensations et l'activité. Toute augmentation de résistance amène chez l'animal une augmentation d'effort; toute augmentation d'intensité, laquelle n'est qu'un cas particulier de l'accroissement de résistance, détermine une réaction équivalente chez l'animal qui cherche à s'adapter à la nouvelle condition extérieure. Ces réactions musculaires sont d'autant plus prononcées que, suivant le procédé esthétique fondamental, toute l'attention est concentrée sur les impressions d'un seul sens.

Le sens de l'ouïe paraît plus propre que tout
autre à déterminer ces réactions générales, et c'est
sans doute en partie pour cette raison que la musique est de tous les arts le plus capable d'émouvoir.
Cependant la vue ne semble pas entièrement privée de cette propriété. De même que l'auditeur tend
à préparer ses muscles à réagir contre le renforcement des sons que marque l'accent, de même le
spectateur se dispose à réagir, quoique d'une façon
moins prononcée et par des mouvements plus loca-
lisés, lorsque son regard se porte des parties sombres d'un tableau sur un point brillant.

Sous ce rapport, il existe entre les deux groupes
d'art dérivés une différence essentielle. Les arts de
l'ouïe se développent dans le temps; les mouvements ébauchés peuvent se produire sans aucun
déplacement réel de l'auditeur; leur ordre est déterminé par l'exécutant et peut être indiqué par
le compositeur. Au contraire, dans les arts de la
vue, les mouvements, suscités par l'œuvre même,
supposent le déplacement préalable du spectateur;
déplacement complètement libre et indépendant de
l'artiste, et qui se réduit, en général, aux mouvements de l'œil.

Les commencements de mouvements suscités
par imitation spontanée, sont principalement observables dans les arts de la vue. C'est surtout chez
l'enfant et le sauvage que se manifeste la tendance
naturelle à imiter ce qu'on voit, mais on ne saurait
méconnaître sa présence même chez l'Européen
cultivé. Or, il est fort probable, comme on l'a pré-
tendu[1], que l'émotion produite par une image
provienne en partie de ce que le spectateur cherche instinctivement à imiter l'attitude ou le geste

---

1. Voy. Vernon Lee, *Contemp. Review*, 1897, et Lipps : *Rannaesthetik*
u. geometrische optische Täuschungen.

représentés; il ébauche ainsi, en lui-même, les concomitants physiques de l'émotion exprimée par
l'artiste. Devant l'image d'un coureur, on se prépare vaguement à la course; devant celle d'un
lutteur, on raidit les muscles. Une forme purement
décorative peut avoir un effet analogue; devant des
lignes gracieuses, les muscles se détendent et s'as-
souplissent; en présence d'une colonne élancée, on
a obscurément envie de se hisser sur la pointe des
pieds, devant une colonne massive, à se tenir ferme
sur les jarrets. Quand même il ne se produirait
aucune véritable ébauche de mouvement, il semble
que la nature de l'impression reçue indique au
moins un certain ébranlement des nerfs centripètes.
Il va sans dire que de tels effets ne deviennent sensibles que si le spectateur porte sur l'image toute
l'attention nécessaire à la jouissance esthétique.

Quant aux arts de l'ouïe, il est évident qu'il ne
saurait être question d'imiter des sons par la position générale du corps ; mais il existe une tendance
à reproduire des mouvements liés à la musique par
atavisme ou par habitude. Une musique bien ryth-
mée donne envie de danser, de sauter, de gesticu-
ler; une marche, l'envie de se mettre en route. Un
auditeur assis a souvent de la peine à ne pas battre
la mesure par l'oscillation de la tête, du buste, de
la main ou du pied. Un petit enfant ne reste pas
longtemps immobile près d'un orgue de barbarie.

Quoique les deux groupes d'art donnent lieu à
des mouvements ébauchés de tout le corps, les images visuelles sont plus intimement liées aux mouvements des membres supérieurs, les images auditives à ceux des membres inférieurs. On connaît
par exemple cet amusement de société qui consiste
à demander à quelqu'un de définir une crécelle, ou
un escalier en colimaçon. Si la personne n'est pas
prévenue on la verra presque infailliblement agiter

la main, ou décrire une hélice avec le doigt. Pour peu qu'on s'observe, il semble que devant un beau dessin, de belles lignes, on éprouve comme un vague désir de les retracer. Au contraire, ce sont surtout des *pas* de danse que suggère la musique.

Ces liens spéciaux s'établissent assez naturellement d'après les conditions de la vie pratique. L'ouïe sert surtout à diriger notre activité, pour les grands déplacements, pour le transport du corps sur une distance appréciable, et pour son orientation générale. La vue n'est utile aux grands déplacements que lorsque le corps est déjà orienté par tâtonnement, ce qui réduit ses attaches avec les mouvements des membres inférieurs et du torse. Par contre, elle est de toute importance lorsque ayant suspendu notre marche nous voulons saisir un objet. Nous remuons simultanément les yeux et les bras; nous explorons l'objet du regard, pour le localiser et le prendre; nous le déplaçons avec les mains, pour permettre aux yeux d'en déterminer la nature. Le lien est d'autant plus étroit qu'il n'existe pas seulement entre des sensations et des mouvements, mais entre les mouvements oculaires et ceux des membres supérieurs. Cette correspondance pratique est précisée par l'esthétique. Le dessin, art spatial, garde de la motricité son élément plastique, et cet élément est surtout manifesté par les membres dont les mouvements sont les plus variés, et exigent le concours constant de muscles nombreux; la musique, art temporel, s'incorpore l'élément rythmique de la motricité, élément qui prédomine dans les déplacements relativement simples des jambes.

Aux mouvements généraux, inséparables des arts dérivés de la danse, il faut ajouter des mouvements spéciaux qui, secondaires dans l'art générateur, y prennent une importance capitale : ce

sont les mouvements des muscles oculaires et phonateurs. Les premiers, propres aux arts de la vue,
sont toujours réels, sauf peut-être dans le cas de
dessins très petits; encore ne peut-on apprécier
une miniature un peu fine sans les mettre en jeu.
Les seconds sont réels seulement dans le chant,
mais ils sont apparemment ébauchés dans la simple
audition de la musique instrumentale; toute perception musicale semble accompagnée de commencements de contractions du larynx et même de
l'orifice buccal. C'est pour cette raison que l'exercice du chant contribue beaucoup à la justesse
de l'oreille. On sait également que les compositeurs classiques ont pour règle générale, même
dans la musique instrumentale d'éviter dans la
mélodie des sauts que la voix ne pourrait facilement exécuter, comme de monter d'une septième.

Aux mouvements naturels propres à la phonation, il faut en joindre d'artificiels, qui semblent
n'avoir jamais fait complètement défaut: ce sont
les mouvements spéciaux des mains dont le but
est de produire certains sons. Il ne s'agit pas ici des
amples mouvements des bras propres à la danse,
mais de mouvements restreints exécutés surtout
par l'avant-bras et la main. Le sauvage accompagne
ordinairement son chant de battements de mains;
plus tard, il trouve certains instruments de percussion, il frappe des baguettes l'une contre l'autre
ou donne des coups sur une peau tendue ; enfin, à
un degré plus avancé de culture esthétique, viennent les instruments de musique aux sons variables.
Le rôle de ces mouvements musculaires artificiels
n'est pas nul dans l'appréciation de la musique; et
un musicien, chez qui l'audition d'un morceau
éveille des commencements de mouvements ma-
nuels, peut, semble-t-il, en jouir plus complètement
qu'une personne privée d'habitudes de ce genre.

On peut en dire autant de l'artiste qui, en regardant un tableau, sent, pour ainsi dire, les lignes dans ses doigts.

Le mode de fonctionnement des deux groupes de muscles spéciaux, oculaires et phonateurs, manifeste assez nettement les caractères distinctifs des deux groupes d'art considérés sous le point de vue de la motricité. L'œil se déplace, les cordes vocales sont relativement fixes. L'axe du globe oculaire tourne autour d'un centre, et toutes ses directions ne sauraient être contenues que dans un volume; en chantant, on ne sent que la contraction de différentes régions d'une surface continue et immobile. Ce qui est surtout perceptible dans le regard, c'est la diversité des combinaisons de mouvements fournis par les huit muscles oculaires; l'émission des sons de hauteur différente est surtout caractérisée par des différences d'effort.

Ces distinctions concernent surtout la musique instrumentale et le dessin en surface plane. Les arts plus complexes de la *parole* et de la *plastique* sont plus complètement unis aux deux groupes de mouvements. Nous avons remarqué que, devant une colonne, c'est le corps tout entier qui a une tendance à se raidir; la parole, destinée à la communication des idées, est liée aux déplacements du corps et aux gestes les plus variés, à toute la mimique qui accompagne naturellement l'échange des pensées et des sentiments.

On distingue aussi certaines correspondances entre chaque groupe de mouvements et chacun des éléments de ces arts. La plastique comprend en effet les longues lignes et les masses du monument architectural et les figures ou groupes sculptés auxquels il sert de cadre. Le spectacle du premier suggère l'idée de certains déplacements du corps pour en mesurer la longueur, en faire le tour, etc. Les dimensions moindres et le relief des sculptures suscitent plutôt des ébauches de mouvements brachiaux pour les prendre, les explorer avec les mains, etc. Dans la parole, les rapports sont moins distincts. On peut remarquer cependant que les voyelles, seules adaptées aux communications à distance, sont liées plus spécialement aux grands mouvements des bras; d'ailleurs, dans la langue des primitifs, les voyelles nombreuses et aux nuances subtiles se complètent par des signes visuels. Ceux-ci sont en partie remplacés par les consonnes qu'on distingue seulement de près et qui ne sont plus liées qu'à des attitudes générales; dans le langage moderne, les gestes des mains jouent un rôle secondaire, quoique souvent appréciable.

De même, outre la différence générale que nous avons observée entre les arts plus simples de la musique et du dessin, on distingue à l'intérieur de chacun les traces secondaires de l'un et l'autre groupe de mouvements. Sans perdre les liens spéciaux qui rattachent chacun à une partie de la danse, ils reproduisent ainsi certains caractères de la danse dans son ensemble. Dans l'un et l'autre, on distingue en effet une mélodie analogue à celle des mouvements des bras et un accompagnement harmonique tel que celui des mouvements des jambes.

Un tableau offre, abstraction faite du sujet représenté, un ensemble de figures relativement simples, que traversent dans divers sens des lignes complexes. On obtiendrait une combinaison de formes du même genre si l'on projetait verticalement sur les figures planes décrites par les pas du danseur les lignes sinueuses suivies par ses bras. De même, la musique a conservé jusque dans les termes consacrés de *basse* et de *dessus* ses relations avec les deux groupes de mouvements. Sauf les

transpositions exceptionnelles, c'est, en règle
générale, au *dessus* qu'est confiée la mélodie et à la
basse l'accompagnement.

Quoique présentant l'un et l'autre ces deux éléments mélodique et harmonique, la musique donne
plus d'importance au premier, le dessin au second.

La musique, se développant dans le temps, est
surtout caractérisée par de longues suites de notes
que rappellent les lignes décrites par les bras des
danseurs et s'accompagnent surtout de phénomènes
d'activité. Au contraire, le dessin se consacre surtout à la simplification plastique propre aux mouvements des jambes. Pour voir un tableau, on se
place de manière que l'axe optique moyen (entre
les deux yeux) passe lorsque l'œil est au repos par
le centre géométrique. Alors, le regard explore le
tableau dans tous les sens par une série continuelle
d'excursions, revenant toujours au centre. En
habile chorégraphe, l'artiste mène lui-même cette
danse des yeux par l'orientation des lignes, les
gradations de lumière, la disposition des surfaces
ou les moyens spéciaux offerts par le sujet traité,
tels que la direction du regard ou les gestes des
personnages. Les yeux ayant une tendance naturelle à la mobilité, il s'agit surtout de les ramener
vers le centre. Le centre esthétique peut se trouver
en dehors du centre géométrique; il en résulte
seulement une plus grande complication sans
changement de nature. Ces mouvements oculaires,
quoique sensibles et accompagnés d'une certaine
activité intérieure, sont relativement simples et
peu importants en comparaison de l'appréciation
des formes superficielles.

Il peut paraître étrange à première vue que le
dessin, plus étroitement lié en fait aux mouvements
des membres supérieurs, soit surtout harmonique,
et la musique, caractérisée par ses liens avec les

mouvements inférieurs, surtout mélodique. Mais c'est précisément à cause de cette interversion qu'ils ont pu se développer à part comme des arts complets, l'élément sacrifié étant remplacé par les images et les sensations évoquées intérieurement.

L'opposition des mouvements que nous avons signalée comme un procédé fondamental de l'esthétique orchestique se retrouve dans les arts dérivés. Le dualisme à supprimer est à la fois sensoriel et moteur.

En employant un sens isolément comme dans les arts spéciaux, l'intelligence a encore un puissant moyen d'investigation. Étant muni pour voir ou pour entendre de deux organes, l'homme est spontanément porté à comparer les deux groupes d'impressions distincts, transmis simultanément au cerveau et rapportés à un seul objet. Cette comparaison a ordinairement pour but de localiser leur source extérieure. La vision binoculaire et l'audition binauriculaire nous aident tout d'abord à situer les objets aperçus et les corps sonores, première condition de notre intervention pratique; même il est souvent impossible de localiser avec un seul organe.

L'esthétique réduit encore ces occasions ou ces motifs d'analyse, en faisant fonctionner les deux organes d'une manière non convergente.

Dans le dessin, le procédé qui correspond à l'opposition orchestique est la symétrie horizontale. On a souvent exagéré l'importance de la symétrie en esthétique; mais même dans ce sens spécial, elle constitue une préparation utile, sinon nécessaire, à l'éveil et au développement des émotions. Quand on regarde un objet, dont certains points sont symétriques et situés les uns et les autres dans le champ de la vision, on est porté à les regarder simultanément. Il en résulte que, pour un écartement suffisant de deux points symétriques, les axes des yeux sont parallèles et prennent cette position d'autant plus fortement que les points sont plus écartés, à la condition de ne pas sortir du champ visuel. Le même effet se produit si les deux points sont symétriques par rapport à un point, pourvu qu'ils ne soient pas trop rapprochés de la verticale passant par ce point.

Or, dans l'examen d'objets assez rapprochés, le regard tend à converger, et c'est cette convergence qui permet d'en déterminer la position et la forme. La direction parallèle diminue donc beaucoup les moyens d'investigation et en même temps les préoccupations analytiques.

Sans doute, en parcourant un tableau, les yeux ne rencontrent pas constamment des points symétriques ; la symétrie doit être générale et ne concerne que les groupements principaux. Mais les yeux n'en prennent pas moins l'habitude du regard parallèle, et dans l'exploration du tableau reviennent sans cesse à la position primaire dans laquelle on aperçoit la symétrie. Quand l'artiste voudra, dans un but déterminé, concentrer fortement le regard sur un point, l'effet n'en sera que plus grand, plus émouvant.

C'est là une des raisons pour lesquelles le dessin sur une surface plane a sur la sculpture de grands avantages. L'utilité de la vision binoculaire pour reconnaître la profondeur est complètement supprimée, ce qui diminue encore les motifs de convergence du regard. C'est ainsi que l'art va au devant du dualisme sensoriel et enlève à l'intelligence ce stimulant élémentaire.

Pour les arts de l'ouïe, un tel résultat s'obtient presque spontanément. Les muscles phonateurs sont simples au lieu d'être doubles comme les muscles oculaires, et pour enlever à l'audition binauriculaire toute préoccupation localisatrice, il suffit de se tourner vers la source sonore et de rester dans cette position, car nous ne localisons que d'après les différences d'intensité des sons reçus par l'une et l'autre oreille. Il reste une certaine dualité dans les mouvements des mains, liés, comme nous l'avons dit, à l'art musical : ici encore la convergence nécessaire pour saisir ou explorer les objets est habituellement supprimée par la position des mains, soit sur le tuyau sonore, soit sur les cordes en surface plane, soit sur le clavier. Les instruments du genre luth, comme le violon, exigent une certaine convergence de position, mais elle est compensée par l'indépendance relative des mouvements. D'ailleurs, en musique, la question de symétrie cinématique est très secondaire, tant les conditions de l'audition sont favorables à l'émotion.

Conformément aux tendances extatiques de l'émotion, les arts de la vue et de l'ouïe reposent sur les notions d'espace et de rythme et sur leur décomposition graduelle en notions de plus en plus simples. Mais plus intellectuels que leur source commune, ils intellectualisent davantge les deux milieux subjectifs. La décomposition de l'espace en volumes, surfaces, lignes et points est essentiellement intellectuelle, de même que la décomposition parallèle du rythme. Pour les reconstruire par génération, il faut y ajouter une image mécanique, c'est-à-dire d'ordre essentiellement actif. Cet artifice est indispensable à la géométrie générale qui considère d'abord des lignes, puis des surfaces et enfin des volumes.

Mais lorsque ces figures sont réduites à leur forme la plus simple, leurs rapports mutuels peuvent être clairement établis en conservant le caractère plus purement intellectuel de la décomposition primitive. En géométrie rectiligne, il n'est en réalité jamais nécessaire de recourir à la génération. Les diverses formes sont liées entre elles par une forme intermédiaire, *l'angle*. Le volume se définit d'après des angles polyèdres, la surface d'après des angles plans, le point n'étant traité que comme sommet d'angle.

Pour toutes les figures, la pensée esthétique garde habituellement l'attitude intellectuelle propre à la décomposition primitive. Une surface est rarement considérée comme entourée par une ligne ; au contraire, la ligne semble simplement la limite d'une surface. Comme le montre M. Souriau, l'œil apprécie une forme superficielle dans son ensemble et non en suivant les contours. C'est une propriété de la surface rétinienne et non pas des mouvements des muscles oculaires. Nous ne voulons pas dire que l'œil apprécie une forme en restant complètement immobile, et il semble légitime de chercher dans tout sentiment de forme des sensations musculaires. Mais il y a loin de ces mouvements à ceux que nous exécutons consciemment en suivant un contour. Il s'agit là simplement d'un déplacement de l'image entière d'une pièce sur la rétine.

Aussi, les artistes primitifs s'efforcent-ils de faire disparaître tout sentiment de ligne en terminant soigneusement chaque silhouette. Dans les bas-reliefs égyptiens, dans les dessins des Australiens représentant des émous, des kangourous, des danseurs, ce fait est frappant. L'artiste était manifestement préoccupé de faire apparaître une forme superficielle ; obligé par les matériaux de tracer successivement tous les points du contour, il a tenu néanmoins à en faire une forme pleine, une tache dont le contour n'est que la simple séparation d'avec l'espace environnant.

Dans la métrique on retrouve le même esprit. La phrase poétique ou musicale contient des pieds ou mesures marqués chacun par un accent ; chaque mesure contient une suite continue de syllabes ou notes dont le début ou *attaque* constitue une sorte d'accent secondaire ; enfin, celles-ci sont mesurées entre elles d'après leur durée. Ici c'est la notion de *temps* proprement dit applicable également à la note et à la mesure qui joue le rôle de l'angle. Le point de vue de la décomposition initiale, en partant de la notion la plus complète, est tellement naturel que parfois le *temps* reste variable. Les Grecs admettaient un *rapport irrationnel* que les hellénisants ont vainement cherché à ramener aux lois de la musique moderne ; de même les Arabes font beaucoup varier la longueur des syllabes et vont jusqu'à affecter les consonnes d'une durée appréciable.

Pour étudier l'esthétique de la motricité dans les arts dérivés de la danse, nous examinerons d'abord le dessin et la musique, qui sont basés sur les formes plus simples de surfaces et de changements de durée et ne reconstruisent le volume et le rythme que partiellement et d'une manière indirecte.

Les anciens regardaient chaque figure terminée et chaque pied comme un tout en lui-même ; ils en formaient par juxtaposition des séries continues dont les dimensions pouvaient varier beaucoup quoique les termes voisins eussent habituellement entre eux des rapports assez simples. C'est ainsi que l'on trouve des fresques et des bas-reliefs dont les figures sont de dimensions très variables ; c'est ainsi que la mélopée grecque admettait dans un même morceau ou passage des pieds à deux, trois, quatre, cinq, sept temps, caractère commun à toute la musique orientale. Les chœurs d'Eschyle n'offrent pas moins de variété que le chant arabe suivant, dit d'*Abdolkadir* :

Kād lēsāāt — hājēt — ēlhāvā — hĕbĕdī — fēlā — thābīb — vĕlā — rāk = īllā — āl hābĭ — bēllĕsı — schĕfāāt bıhĭ — trĕ āndūhū — rākjĕttī -- vĕ tērjākı.

On formait ainsi de vraies mélodies métriques dont nous indiquerons plus tard les règles les plus générales.

Dans ce procédé de juxtaposition il manque le sentiment de l'ensemble. Si les anciens ne s'en sont guère préoccupés, c'est que pour eux le dessin plan et la musique étaient encore étroitement liés à l'architecture et à la poésie ou la danse. C'est dans le monument architectural, dans les formes chorégraphiques ou l'idée poétique que se trouvait la vraie conception d'ensemble.

En isolant le dessin et la musique, les modernes ont dû la rétablir dans la forme et le mètre mêmes. Au moyen des *proportions générales* et de la *mesure continue et régulière* ils ont perfectionné les conditions de l'extase esthétique et ont fait entrer les formes superficielles et le mètre dans un cadre plus abstrait où la ligne et le temps jouent un rôle considérable.

Tout dessin vraiment esthétique comporte une sorte d'architecture subjective, ensemble de coordonnées à origine fixe d'après lesquelles nous mesurons les distances et les grandeurs relatives des figures et qui, habituellement, ont servi de guides à l'artiste lui-même. Le système de coordonnées peut varier. Quand un tableau est circulaire ou elliptique, il est spontanément polaire. Mais le plus commun est le système rectangulaire basé sur l'angle droit, la division la plus simple de

l'unité d'angle (angle maximum de 180°). A cette
simplicité extérieure correspond la simplicité des
mouvements oculaires. La forme habituellement
rectangulaire de nos tableaux indique d'ailleurs la
supériorité esthétique d'un tel système.

L'origine des coordonnées ou centre esthétique
se trouve souvent au centre géométrique du tableau.
Quand il ne s'y trouve pas, l'opération est double.
Après la première mensuration nous situons le
centre nouveau par rapport aux coordonnées primitives, et une fois cette distance reconnue, nous
apprécions les distances d'après un nouveau système de coordonnées. Enfin, transportant notre
toise imaginaire et notre système de coordonnées
suivant les directions spéciales de certains objets,
nous comparons entre elles les dimensions intérieures, et celles-ci sont liées aux premières par
l'appréciation de l'angle d'inclinaison des deux
couples de coordonnées.

Ces opérations spontanées ne se font pas avec
une rigueur mathématique. Wundt a montré que
dans la position primaire l'œil suit avec facilité la
direction verticale et horizontale ; il n'a aucune
tendance à modifier son orientation primitive, car
les mouvements s'exécutent autour d'axes fixes qui
au point de fixation sont perpendiculaires au plan
décrit par la ligne visuelle. Mais quand il se meut
à partir d'une position secondaire, il ne conserve
pas son orientation constante ; une horizontale ou
une verticale apparentes seront inclinées vers la
direction primitive, parce que, quand la ligne
visuelle est passée d'une première à une deuxième
position, l'œil tout entier a éprouvé simultanément
un roulement autour de l'axe fixe. Ce sont autant
de complications dont l'artiste doit tenir compte
dans le choix de ses directions.

En devenant indépendante de la poésie et de la

danse, la musique occidentale a emprunté à la première la phrase métrique et à la seconde la mesure
générale en les modifiant l'une et l'autre afin de les
combiner. Toutes les mesures séparées par l'accent
principal sont sensiblement de même durée, et
pour chaque morceau ou chaque passage d'étendue
appréciable, elles sont divisées en un nombre égal
de temps musicaux. Cette régularité se trouve
dans certains mètres anciens, comme l'hexamètre,
et dans quelques chants très simples où pied et
mesure se confondent. Mais habituellement la
mesure est beaucoup plus étendue que le pied et le
temps est lui-même divisible en un certain nombre
de notes. Cette mesure générale est rigoureusement
continue et régulière. Aucune modification, aucun
arrêt n'est permis; quand une mesure est terminée,
l'autre commence inflexiblement, toute suspension
compte dans le défilé des mesures, et c'est à elles
qu'on rapporte la position, la longueur, la nature
de chaque phrase. Ce cadre temporel est ordinairement exprimé par l'accompagnement. Mais l'esprit
peut continuer à compter par habitude et se passer
par moments de toute indication extérieure. C'est
à travers ce cadre toujours présent à l'esprit que se
déroule, tantôt en farandole ininterrompue, tantôt
morcelée en groupes isolés, la procession des
sons.

Cette mesure ne repose pas sur une unité absolue; l'unité n'est fixe que pour chaque morceau.
Cependant, elle est contenue dans certaines limites
qui correspondent assez bien à celles entre lesquelles
varie la durée de la respiration.

L'effet émotif de la mesure générale est le même
que pour le dessin. Pendant que l'œil se promène
sur les différentes parties d'un tableau, pendant
que l'oreille suit les diverses phrases musicales,
l'esprit a constamment devant lui, maintenu par

17

certaines indications objectives et des ébauches de
mouvements musculaires, la vision persistante de
quelques formes simples, invariables. Cette contemplation, peu différente au fond de celle des
mystiques, est essentielle pour porter l'émotion à
son plus haut degré. Elle donne en même temps
plus de liberté à l'artiste pour varier ses lignes et
ses phrases et reproduire avec exactitude tel détail
fugitif qui rend l'émotion plus intense.

L'ancienne métrique par addition de pieds se retrouve cependant dans les phrases de la musique
moderne prises isolément, au moins chez les classiques. Pour les combiner avec la mesure générale, c'est le temps qui devient le pied, et ce pied est
divisé en un nombre égal de temps premiers, dont
la valeur représente la note la plus rapide et sert
de commune mesure à toutes les autres. Cependant
on ne peut plus obtenir assez de variété, puisque
les pieds ou temps sont de même longueur. On y
remédie partiellement au moyen de la note pointée
qui introduit, entre les notes successives, la relation
plus complexe de $\frac{1}{3}$. Pour varier davantage, il
faut sacrifier soit le mètre de la phrase, soit la mesure générale. Certains auteurs introduisent des
mètres qui sortent de la mesure commune ; on
trouve des passages à cinq ou sept temps, ce qui
réduit l'élément d'uniformité à la seule *mesure*
marquée par l'accent principal. A d'autres moments,
sacrifiant le mètre de la phrase, on néglige le
temps premier ; sans parler des appogiatures et
petites notes, on divise la mesure en un nombre
indéfini de notes, suivant les puissances de deux.

Il appartient à l'artiste de savoir combiner les
deux modes. En sacrifier un, c'est sacrifier soit
l'élément chorégraphique, soit l'élément poétique
de la musique, et la beauté musicale ne saurait se
passer ni de l'un ni de l'autre. Certains musicolo-

gues ont voulu supprimer la barre de mesure, et
d'autre part beaucoup de nos contemporains ne
tiennent plus assez compte du temps premier.
Ceux-là voudraient donner une part trop exclusive
à l'imagination; ceux-ci sentent mieux la portée
émotive d'un système qui, d'une part, maintient la
tension extatique de l'esprit et, d'autre part, grâce
aux valeurs les plus variées et les plus inattendues,
permet de reproduire le détail vivant, les impulsions passagères de l'activité réelle, les soubresauts
de l'animal humain. Mais il ne faut pas en abuser; l'évolution affective exige également des retours fréquents vers les formes imaginatives de la
mélopée.

Le dessin reste essentiellement superficiel, et la
musique, réduisant l'accent à un simple instant de
séparation entre deux mesures, est limitée au même
degré de simplicité dans le domaine de la continuité. Toutefois, au moyen des formes intermédiaires d'angle et de temps musical, on arrive à reconstituer partiellement la forme complète, volume ou
rythme. En effet, on produit l'illusion du relief en
groupant des angles autour d'un point. De même
on produit l'illusion du rythme véritable par certains groupements de durées, où le mouvement est
d'abord accéléré, puis retardé. Cela est facile, car
l'accélération traduit une augmentation d'effort, le
ralentissement une diminution d'effort. C'est un
fait d'observation banale que les deux ordres de
phénomènes sont étroitement liés : un débutant a
infailliblement une tendance à se hâter dans un
crescendo et à ralentir dans un diminuendo, à
chanter ou jouer plus fort dans un accelerando,
à faire l'inverse dans un rallentando. On a montré
d'une manière plus précise que les deux qualités
sont dynamogènes et inhibitoires dans le même
sens.

Inversement, la reconstitution partielle de la forme complète entraîne des modifications dans les valeurs primitives des formes élémentaires employées.

Tant que l'on ne considère que la surface plane et les changements de durée, angles et temps gardent leur valeur absolue : deux angles égaux, deux durées égales conservent l'apparence de l'égalité. Mais quand on veut rétablir, dans les limites de l'illusion esthétique, les formes plus complexes du volume et du rythme, les divisions perdent leur valeur réelle. Un angle aperçu obliquement est supposé plus grand qu'il ne paraît, et si l'on veut faire croire à la présence d'un angle donné, il faut diminuer l'écartement des côtés fourni par le rapporteur. En outre, deux angles adjacents sans le secours des ombres ne font pas l'illusion de former une arête en relief comme deux angles inégaux. De même, si les durées métriques sont disposées de façon à faire croire à un renforcement, leurs valeurs relatives ne paraissent plus ce qu'elles sont en réalité ; des durées de plus en plus courtes peuvent paraître à peu près égales. Inversement, deux notes de valeur égale placées de part et d'autre de l'accent ne servent pas à faire ressortir le rythme ; au contraire, l'inégalité peut suffire pour l'indiquer. On emploie couramment ce procédé en plaçant l'arrêt de la mesure, l'accent, sur une note longue et en la faisant précéder d'une note brève :

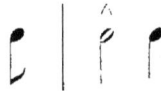

Si l'on veut étendre cet effet de rythme à la mesure entière, il est spécialement utile de diviser la mesure en deux parties inégales, ce qui produit une

sorte de déséquilibre dont il sera question plus loin.
C'est ainsi que la mesure à trois temps est très
favorable au rythme, et nous voyons beaucoup de
mètres à cinq ou sept temps dans la mélopée antique.

Dans ces idéalisations, on distingue, comme pour
la notion de nombre, deux points de vue, particulièrement sensibles dans la métrique, suivant que
l'on mesure d'après l'unité générale ou la quantité
élémentaire. Le premier point de vue est surtout
propre à l'art moderne, le second est celui de l'art
primitif qui donne moins d'importance à l'ensemble.
Le premier rend possible la numération fractionnaire, le second seulement la numération additive.
Le premier porte des traces du spectacle social
considéré du point de vue de l'être collectif, le second rappelle la même existence aperçue par l'individu.

Plastique et Poésie.

Ces données nous permettent de comprendre la
plastique et la *métrique* purement poétique, manifestations esthétiques plus complexes, moins instructives et d'un effet émotif moins direct.

La plastique et la métrique poétique se rapportent aux formes spatiale et rythmique dans leur
plénitude, c'est-à-dire prises avec leurs trois dimensions.

L'art du volume doit tenir compte d'un phénomène optique, la *perspective*, qui, réduite à sa forme
la plus simple, peut se définir ainsi : la convergence apparente de toutes les parallèles vers un
point éloigné. Les œuvres à trois dimensions doi-

vent être telles que, quel que soit le point d'où
on les aperçoit, aucune ligne ne s'oppose trop
brusquement à cette convergence naturelle, ne
détruise l'ensemble de la perspective.

La métrique poétique moderne repose aussi sur
un fait naturel : l'existence dans chaque phrase
parlée de syllabes accentuées. Un vers doit être
formé de manière à préparer et même à faire ressortir ces accents.

Les deux arts les plus complexes, préoccupés
qu'ils sont du volume et du rythme, ne comportent
pas les deux formes générales si favorables à l'émotion : un ensemble de proportions fixes, une mesure continue et régulière. Les points de vue d'où
on regarde les volumes et les groupes rythmiques
ou vers sont discontinus ; ils n'ont pas de lien
entre eux ; on peut arbitrairement choisir son point
de vue et séparer deux vers successifs par une
durée quelconque. Il y a des rapports fixes entre
les différents plans d'un volume, entre les longueurs
des vers, mais ces rapports sont purement intellectuels, aucune forme sensible ne les soutient ; ils
sont numériques, condition également favorable à
l'émotion, d'un degré plus élevé dans l'ascension
extatique, mais aussi plus difficile à réaliser. Il
faut sans doute une préparation esthétique spéciale,
et les gens peu cultivés n'y trouvent pas habituellement une source d'émotions aussi abondante que
dans les formes sensibles générales.

Prenant isolément chaque point de vue et chaque
groupe rythmique, on y retrouve parfois les éléments simples déjà étudiés, figures planes et pieds,
mais moins nettement caractérisés que dans le
dessin et la musique.

Pour juger de la beauté d'un objet en profondeur,
nous en dégageons plus ou moins la forme superficielle telle qu'elle s'offre à notre vue. Nous voyons

les objets comme s'ils étaient projetés sur un écran, surface plane perpendiculaire à l'axe optique. Nous pouvons alors comparer entre elles les diverses surfaces, les diverses taches lumineuses perçues par la rétine. Mais à cette appréciation directe de la forme s'agrège toujours en présence d'un volume la pensée des proportions réelles. Quand nous observons une maison de manière à voir la façade et un côté, nous les apercevons sous la forme de deux trapèzes situés côte à côte et sur un même plan, et les angles ainsi formés ont une signification esthétique. Mais nous savons que ce sont deux rectangles perpendiculaires l'un à l'autre, et la reconstruction intérieure des vrais rapports empêche toute simplification réelle. Dans le dessin, l'illusion de la profondeur nous donne aussi l'idée d'autres proportions, mais d'habitude elle n'est pas assez grande pour faire perdre le sentiment des formes superficielles ; elle ne fait qu'y ajouter une incertitude également favorable à l'émotion. Au contraire, dans la plastique, le sentiment du volume reste prépondérant et la simplicité des formes superficielles lui est constamment sacrifiée. Les vraies proportions existent entre des figures sur des plans différents, et leur appréciation est tout intellectuelle. Néanmoins, dans le monument, il reste une certaine forme permanente à travers le changement des surfaces latérales, c'est la forme en hauteur synthèse des divers points de vue. Cette forme déterminée surtout d'après des considérations mécaniques tend à se rapprocher de la forme due à la perspective ; le haut est habituellement plus petit que le bas, et les lignes présentent ainsi une certaine convergence verticale ordinairement moins rigoureuse que la convergence horizontale. Le type le plus simple est la pyramide, mais ses développements sont infinis, qu'il s'agisse du fronton grec, du dôme romain ou du toit surmonté d'une flèche.

L'appréciation d'un vers isolé donne lieu à des remarques analogues. On peut bien, dans certains cas, considérer les durées qui séparent les accents comme égales et marquées par la longueur des syllabes, mais habituellement on n'en tient pas compte dans le vers moderne, et cela n'empêche pas d'en apprécier le rythme. C'est qu'on est surtout préoccupé de l'accent et de l'enchaînement des syllabes. Au lieu de les faire rentrer dans une mesure régulière, on se contente de compter les accents et de comparer leur nombre avec celui des accents du vers suivant, qu'il lui soit égal comme dans la majorité des cas, ou qu'il soit dans un rapport simple avec le premier comme pour certaines coupes lyriques. C'est là encore une appréciation tout intellectuelle.

Ces considérations générales demandent quelques éclaircissements spéciaux surtout en ce qui concerne la poésie moderne. Pour caractériser celle-ci, il suffit d'étendre notre analyse aux cinq principales langues occidentales. Dans aucune d'elles, la durée des voyelles n'est assez appréciable pour mesurer le vers. En France, toutes les tentatives de poésie métrique ont invariablement avorté et leur succès en Allemagne et en Angleterre est loin d'être décisif; de tels efforts, toujours artificiels, ne se sont pas généralisés ; c'est que la différence entre les longues et les brèves est loin d'être aussi marquée que celle qui les distingue dans les langues anciennes. L'hexamètre allemand et anglais est un faux hexamètre où, à l'inverse de son modèle gréco-latin, l'accent prend une importance capitale aux dépens de la mesure. Le système ancien convenait au mode de déclamation admis ; quand ce n'était pas véritablement de la musique, c'était sans doute un chant monotone qui se rapprochait d'ailleurs de la parole courante encore unie au chant primitif. Mais les modernes ne chantent pas en parlant; ils n'en ont pas le temps; et leurs vers sont faits pour être lus, souvent à voix basse; on ne les déclame plus dans le sens antique. Aussi les nuances de durée impossibles à mesurer ne sont dans le débit qu'un élément de variété, les théories d'après lesquelles on cherche à en déterminer la valeur sont arbitraires et offriraient ici peu d'intérêt, puisqu'elles sont faites après coup et n'ont pas consciemment guidé le poète.

L'élément fondamental du rythme poétique, commun à toutes les versifications occidentales, est l'*accent*. Mais il faut distinguer deux sortes d'accents : l'accent naturel ou *tonique*, l'accent artificiel ou *métrique*.

L'accent tonique est l'accent que le mot porte naturellement et qui existe aussi bien en prose qu'en poésie. On ne peut, en effet, prononcer une suite de syllabes d'un seul effort continu, on émet toujours certains sons avec plus de vigueur que d'autres. Dans les langues anciennes, plus rapprochées du chant que les nôtres, et où les voyelles avaient une durée appréciable. l'accent tonique marquait une élévation de la voix plutôt qu'un renforcement; la syllabe accentuée était prononcée sur une note plus haute que les autres ; nous savons le rapport étroit qui existe entre les variations de qualité et d'intensité des sons ; or, dans ces langues plus chantantes aux sons plus continus, l'augmentation d'effort ne se traduisait guère, semble-t-il, que par l'émission d'une note plus élevée; ce n'était qu'une inflexion. Dans les langues septentrionales modernes, l'accent tonique marque à peu près exclusivement une augmentation d'intensité; on parle un peu sur le même ton, ce qui toutefois n'exclut pas les variations mélodiques indépen-

dantes de l'accent et produites inévitablement par
toute émotion. Dans les langues du Midi, l'accent
est en partie un renforcement de la voix et en partie une inflexion ; l'accent est moins fort que dans
les langues du Nord, mais il est aussi marqué
parce qu'il est accompagné d'une inflexion sensible.
L'accent tonique français est le plus faible de tous,
mais il existe ; il ressemble, sans doute, davantage
à l'accent méridional ; ce caractère se manifeste
surtout quand le Français commence à parler une
langue septentrionale et cherche à accentuer les
mots ; il chante lamentablement. La faiblesse de
l'accent français s'accorde parfaitement avec le
caractère abstrait de la langue qui est surtout une
notation d'idées. Tandis que l'Anglais parle, pour
ainsi dire, de toute la poitrine, le Français articule
du bout des lèvres et des dents, comme le montre,
par exemple, la difficulté qu'il éprouve à aspirer
l'*h*. D'autre part, il chante moins que l'Italien. Il
n'est pas surprenant que le peuple le plus intellectuel se soit forgé une langue si peu sous la dépendance du sentiment et de l'activité.

L'accent métrique est artificiel. Dans la poésie
ancienne, il marquait simplement la mesure
comme dans le chant et la danse. Dans la poésie
moderne, il résulte de la scansion du vers syllabique. Ce n'est pas le nombre des syllabes qui
détermine directement le rythme ; c'est parce que
nous savons que ce nombre est fixe, parce que nous
cherchons instinctivement à l'évaluer que nous ne
pouvons lire un vers sans y introduire un certain
rythme. Quand nous émettons une série régulière
et suffisamment longue de syllabes, en les comptant intérieurement, nous les divisons en groupes
et accentuons spontanément celles qui doivent
marquer chaque groupe. C'est ce qu'on appelle
scander. Ainsi, pour scander l'alexandrin français,

nous le partageons en groupes de deux ou trois syllabes et accentuons ordinairement la dernière de chaque groupe.

> Oui je viéns dans son témple adorér l'Eternél.
> Je viéns selón l'uságe antíque et sólennél.

Voilà donc deux rythmes à accents métriques qui se rencontrent souvent dans l'alexandrin, il en est d'autres ; nous verrons plus loin comment on les distingue. On parle aussi d'un troisième accent, l'accent *logique*. Le sens d'une phrase nous amène à accentuer certains mots qui ne portent pas naturellement d'accent. Cet accent de caractère souvent mélodique joue un rôle très secondaire en prosodie ; il aide parfois à fixer le rythme, mais seulement lorsque celui-ci n'est pas nettement marqué, soit par l'un, soit par l'autre des deux accents principaux.

Sur ceux-ci est basée la versification occidentale ; mais leur importance relative varie suivant le pays. Dans les langues septentrionales, où l'accent tonique est surtout un renforcement du son, il joue un rôle essentiel ; dans les langues latines, sans être réduit à un élément purement mélodique, comme dans la poésie ancienne, il est subordonné à l'accent métrique, et c'est en français que son rôle est le moins marqué. Mais, dans tous les systèmes, les deux accents se prêtent mutuellement leur appui. En anglais et en allemand, quand l'accent tonique est insuffisant pour déterminer entièrement le vers, c'est l'accent métrique qui l'achève. Le vers peut contenir trop peu d'accents toniques parce qu'il y entre un ou plusieurs mots renfermant trop de syllabes non accentuées ; alors on en ajoute un déterminé par la place que devrait occuper en scandant syllabiquement le vers, l'accent absent.

Ainsi, le mot májesty peut revêtir dans le vers ïambique deux accents : májestý.

Par contre, dans le vers syllabique ibéro-italien, c'est l'accent tonique qui explique les irrégularités admises. L'élision partielle des voyelles détruirait tout rythme si certains accents toniques ne survenaient pas pour le soutenir. Enfin, dans le vers français, le nombre de syllabes ne saurait servir à définir entièrement la place de l'accent métrique. Même en considérant les accents comme séparés par un nombre constant de syllabes, on a le choix entre plusieurs groupements. Dans les deux vers classiques cités plus haut, c'est l'accent tonique qui distingue les deux rythmes. Si l'accent français n'est pas assez prononcé pour servir seul de base au rythme, si sa place est souvent sujette à discussion, les règles très générales auxquelles il est soumis sont suffisantes pour fixer sa position lorsqu'il sert seulement d'auxiliaire à l'accent métrique. Ces règles peuvent, semble-t-il, se réduire à ces principes très simples : que l'accent tonique est toujours sur la dernière syllabe non muette du mot ; que les e muets, articles, prépositions, conjonctions, adverbes et pronoms monosyllabiques sont enclitiques ou proclitiques. La plupart des cas douteux sont suffisamment fixés par l'accent métrique, voire l'accent logique ; ainsi *mais*, *car*, sont parfois artificiellement accentués. La structure du vers, ou bien le sens de la phrase, permettent de compléter les données incertaines de la phonétique. S'il reste encore des cas douteux, ils sont trop rares pour en tenir compte, et parfois même ce caractère d'incertitude a lui aussi sa valeur esthétique. Il résulte de ces modifications qu'une série de vers de même longueur peut être et est en fait habituellement composée de deux ou plusieurs espèces de vers. Mais, d'après la concep-

tion du vers français adoptée jusqu'ici, ce rythme
réel reste subordonné à un rythme fictif, basé simplement sur le nombre des syllabes. C'est celui-ci
qui constitue le principe d'unité, l'autre apporte,
au contraire, de la variété, introduit dans une série
de vers égaux des coupes diverses d'un effet parfois
très agréable.

Un tel système s'étend à certains vers ibéro-ita-
liens, notamment au vers octosyllabique des Espagnols. Quoique le vers de quatre accents en
constitue l'élément primitif et prédominant, cette
poésie contient des vers de trois accents seulement :

> Es hómbre víl es infáme
> El' que sólaménto aténto
> A' lo brúto dél deséo
> Viéndo perdído lo más
> Sé conténta cón lo ménos.

Même dans les langues septentrionales quand
l'auteur s'attache trop à la forme syllabique du
vers, on trouve une variété analogue.

Quelques exemples suffiront pour montrer la si-
militude de tous les systèmes occidentaux; on peut
même les rapprocher des vers gréco-latins réguliers,
c'est-à-dire dont les pieds ont la même longueur,
comme le vers épique, ou renferment le même nombre de syllabes, comme le trimètre ïambique.

Vers à cinq accents :
Iambes :

> Trahúntque síccas máchïnáe carínas.
> *(Type de trimètre catalectique.)*

> Nel mézzo dél cammín di nóstra víta.
> (DANTE).

> The róse in búd abóve the róse full blówn.
> (WORDSWORTH).

In férnen Lánden aúfzusúchen réiche...
(GŒTHE.)

Un ástrológue, un joúr, se laíssa choír.
(LA FONTAINE).

Des vénts esméus la ráge impétueúse.
(DU BELLAY).

Anapestes et ïambes :

La vertú n'attend pás le nómbre dés annécs.

Vers à quatre accents (dactyles catalectiques) :

Hást thou a stéed with a máin richly flówing.
(KEATS).

Cómme souvént des prochaínes fougéres.
(DU BELLAY).

Tránche ma víe et m'avánce la mórt.
(RONSARD).

Trochées :

Nón ebúr neque aúreúm.
(*Type de dimètre trochaïque.*)

Hásta que á sa dáma libre.
(CALDERON).

Aúf dem Téich dem régungslósen
Weílt des Móndes hólder Glánz.
(LENAU).

Seé the Kítten ón the wáll...
Sýlph or faéry híther ténding.
(WORDSWORTH).

U'ne avétte sommeillánt...
Luí piquá la máin tendréttc.
(RONSARD).

U'ne póule súr un múr...
Sí le roí m'avaít donné...

Anapestes :

> What's a témpest to hím and the drý parching héats.
>> (WORDSWORTH).

> Oui, je viéns dans son témple adorér l'Éternél.
>> (RACINE).

> Je suis jeúne, il est vrái, mais aux ámes bien nées...
>> (CORNEILLE).

Iambes :

> O níghtingále thou súrely árt.
>> (WORDSWORTH).

> Zúm Wérke dás wir érnst beréïten
> Geziémt sich wóhl ein érnstes Wórt.
>> (SCHILLER).

> Les nuíts plus doúces qúe les joúrs.
>> (SULLY-PRUDHOMME).

Anapestes et ïambes :

> A sénsitive plánt in a gárden gréw
> And the yoúng winds féd it with sílver déw.
>> (SHELLEY).

> Je véux chantér en ces vérs ma tristéssc.
>> (RONSARD).

> Je l'aí rencontrée un joúr de vendánge;
> La plaíne était mórne et le ciél brûlánt.
>> (A. DAUDET).

Vers à trois accents :
Dactyles :

> Títyre tú patuláe...
> A'rboribúsque comáe...
>> *(Premier hémistiche d'hexamètre et trimètre*
>> *catalectique.)*

Rívulet cróssing my groúnd.

(TENNYSON).

Sónt-ce mes gráces riántes...
Quánd son haleíne espoinçónne...

(RONSARD).

Trochées :

O'ver blówing séas.

(TENNYSON).

O'h! que péu duráble...
E'st l'humáine víe.

(DU BELLAY).

Món amí Pierrót,
Préte-moí ta plúme.

Iambes :

Upón the wíde wide séa.

(BYRON).

Il pleúre dáns mon cœúr.

(VERLAINE).

Anapestes et ïambes :

No lóvelier spírit than thíne.

(BYRON).

Que nóble honrádo y valiénte.

(CALDERON).

Et Jehánne, la bónne Lorraine...
Mais oú sont les néiges d'antán?

(VILLON).

Bleus ou noírs, tous aimés, tous béaux.

(SULLY-PRUDHOMME).

Il existe également des couples de vers séparés
par des césures, chaque membre formant à lui seul

un ensemble rythmique. Tel l'hexamètre gréco-latin et ses imitations modernes :

Títyre tú patuláe — recubáns sub tégmine fági.
Wié der wándernde Mánn — der vór dem Sínken der Sónne.
(GŒTHE).

Dárk in its básin of róck — and the báre stream flówing
[in bríghtness.
(COLERIDGE).

L'alexandrin à six accents est souvent un couple de vers ïambiques ; mais parfois il ressemble davantage à l'hexamètre ancien, comme dans ces vers :

Róme, l'uníque objét — de món resséntimént.
Réntre en toi-méme, Octáve, — et césse dé te plaíndre.

On trouve également des couples de vers qui se rapprochent du pentamètre :

Párthenopé cecini — páscua rúra ducés.
Cómme un essáim d'oiseaúx — chánte au brúit de mes pás.
(MUSSET.)

Malgré la faiblesse de l'accent français, il serait ainsi possible de rendre le rythme des vers anciens. Le vers bien connu se traduirait sous cette forme :

Pátre étendú mollemént — sous le lárge toít de ce hétre.

On pourrait imaginer deux distiques tels que ceux-ci :

Vágues sonóres des mérs — qui verséz vos plaíntes aux
[gréves,
Dáns vos abímes mouvánts — chántent et pleurent des voíx,
A'mes qui sóngent toujoúrs — au naufráge fiér de leurs réves,
A'mes qui véulent encór — croíre à l'erreúr d'autrefois.

18

Une telle adaptation entraînerait sans doute une insupportable monotonie; mais si l'on veut perfectionner le vers français, c'est du côté de l'accentuation qu'il faut chercher, non dans les vagues et obscurs systèmes de poètes ignorants, qui semblent étrangers à la poésie des peuples qui les entourent. A la vérité, l'accent est tellement faible que peut-être cette transformation serait peu désirable. Qu'il suffise d'appeler l'attention des poètes sur l'effet de l'accent dans le système syllabique. Ils seront ainsi maîtres des effets à produire et pourront au moyen de l'accent former des coupes et des strophes dont la régularité serait parfois véritablement esthétique. Cela s'est déjà produit inconsciemment, il reste à le faire consciemment.

On ne saurait classer qu'approximativement les vers occidentaux, car les pieds de longueur différente sont souvent mêlés et l'accent se déplace. On peut distinguer des vers ïambiques et anapestiques, trochaïques et dactyliques. Mais ïambes et anapestes, trochées et dactyles se mêlent souvent; et parfois on trouve deux pieds qui s'opposent, comme un trochée et un ïambe. Cette opposition de pieds se rencontre surtout au début des vers ïambiques :

Nów is the wínter óf our discontént.

(SHAKESPEARE).

Púre as the nákéd héavens majéstic frée.

(WORDSWORTH).

*Ih'r bin ich bíl*dend sóll sie mích besítzen.

(GŒTHE).

Vérgine Mádre fíglia dél tuo fíglio.

(DANTE).

Róme n'est plús dans Róme : elle est tóute où je suis.

(CORNEILLE).

On rencontre ces oppositions à d'autres places également.

Sie sénde mir *Múch und Gefähr* und Ruhm.
(GŒTHE).

Quésta *sélva selvággia* ed áspre e fórte.
(DANTE).

Doúce *lángue du cœur*...
(MUSSET).

Enfin, les vers dits catalectiques, comme l'endécasyllabe des Italiens, le vers trochaïque cataleptique à quatre accents, etc., peuvent être regardés, comme nous le verrons plus loin, comme formés de pieds opposés avec un pied central indéterminé.

Malgré cette incertitude du rythme dans la poésie occidentale, on y discerne un caractère général prédominant. La poésie antique, plus près de la musique, préfère le pied que nous appellerons *fort*, c'est-à-dire dont l'accent est sur la première syllabe, et spécialement le pied trisyllabique. La poésie moderne fait un usage plus fréquent du pied inverse ou *faible*, surtout dissyllabique, c'est-à-dire de l'ïambe. Et, en effet, le chant peut se passer de *syllabe d'élan;* le chanteur attaque facilement la note accentuée, parce que la prolongation des sons lui permet de s'y préparer chaque fois. Au contraire, dans la parole courante qui est rapide, formée de sons courts et très liés entre eux, il est plus facile de débuter par une syllabe non accentuée et, ce faisant, de renforcer la voix sur la syllabe suivante. Il faut excepter l'espagnol qui a tellement employé le vers trochaïque, encore est-il parfois transformé en fait, en vers faible à trois accents. Il faut remarquer aussi que ce vers est assez répandu dans toutes les langues; il paraît même assez naturel en français, puisque c'est le vers préféré de la chanson populaire. Mais, sauf en espagnol, il ne convient guère qu'à la poésie légère, à la poésie lyrique, à la ballade, et cette particularité provient précisément de ce que ces genres sont plus liés à la musique. Le vers noble, destiné seulement à être parlé, est d'habitude le vers ïambique à cinq accents ; quand on peut considérer l'alexandrin comme un seul vers, c'est bien le vers à cinq accents, formé d'anapestes et d'ïambes, qui est le plus élégant.

La poésie séparée du chant est donc fondée sur une suite continue de syllabes accentuées et non accentuées, à l'intérieur de chaque vers ; et le lien entre les vers successifs se borne au nombre d'accents, soit réels, soit imaginaires (comme dans la versification française). La seule règle précise, qui s'applique également à tous les systèmes, peut s'énoncer ainsi : *dans chaque vers, deux accents successifs doivent êtrs séparés par une syllabe non accentuée au moins, et deux au plus.* Quand deux accents sont rapprochés par exception, ils déterminent une pause ou césure, et divisent le vers en deux ensembles rythmiques distincts ; d'autre part, dans la parole non chantée, on ne saurait émettre trois sons articulés sans en renforcer un.

On ne peut dire cependant qu'il n'existe aucun lien entre la musique et la poésie moderne. On discerne parfois dans le débit des vers des traces de mesure continue ; mais celle-ci est habituellement limitée au vers lui-même, car la durée des arrêts entre deux vers n'en affecte pas la nature. Quand les vers sont formés de pieds égaux, on peut considérer la durée de l'émission de voix entre deux accents comme sensiblement égale. Ainsi les vers à pieds dissyllabiques peuvent être regardés comme étant à *deux temps*, les vers à pieds trisyllabiques à *trois temps*. Quand il intervient une irrégularité dans la marche des syllabes, on peut dire que le temps est marqué par le pied prédominant; on a en effet une tendance à prononcer plus vite les deux syllabes exceptionnelles, comme dans ce vers :

> And áll the clóuds that *lowered upon* our hoúse.

On prononcerait plus lentement le pied dissyllabique dans le vers suivant :

> *De l'áutre* côté du tombeau.

Quand les deux genres de pieds sont mêlés également, il semble que le plus long tende à ressortir davantage

> ' Je l'aí rencontrée ' un jour de vendánge.

Parfois le premier pied semble influer sur le vers entier :

> *Réntre en toi*-même Octáve, et césse de te plaíndre.

Les deux syllabes qui séparent les deux premiers accents, déterminent une sorte de ralentissement dans le reste du vers.

L'intervention de la mesure musicale est surtout sensible lorsque deux syllabes accentuées sont rapprochées et forment césure; ne pouvant être accentuées l'une après l'autre, elles déterminent inévitablement une pause permettant à la voix de se renforcer sur la seconde. C'est ainsi que les anciens considéraient la césure du pentamètre. La même suspension de voix est inévitable dans les vers suivants :

> Mon regárd ebloui — póse des táches blondes.
>
> (ROSTAND)

> Quánd le soleíl — láve sa téste blónde.
>
> (DU BELLAY).

Ainsi envisagé, le vers comporterait, jusqu'à un certain point, la barre de mesure. Chaque vers serait assimilable à une phrase musicale, dont toutes les notes sont liées par le signe du *legato*; mais il ne faut pas pousser plus loin la comparaison. Ce qui importe, c'est le nombre de syllabes et la séparation des accents. Toute autre considération doit y être subordonnée.

Il n'existe pas pour la plastique une technique précise, aussi est-il inutile d'y chercher des renseignements aussi solides sur les conditions actives de l'émotion. Cependant elle semble ouverte, comme tout art, à une certaine régularisation favorable à l'effet esthétique.

Nous avons dit que chaque volume aperçu par l'œil pourrait être contenu dans une surface conique, dont le sommet serait situé derrière l'objet; et tous les objets aperçus d'un seul regard pourraient entrer dans un vaste cône, dont le sommet serait à une grande distance à l'horizon visuel. A ce phénomène de perspective observé du dedans correspond un fait inverse : l'œil est toujours situé au sommet d'un cône embrassant tous les objets aperçus et qui va s'élargissant de plus en plus jusqu'aux dernières limites de la vision.

Or, il y a des figures planes qui peuvent servir d'intermédiaires entre les surfaces planes et ces cônes de la perspective. Ce sont les courbes du second degré ou *sections coniques*, d'abord établies par les anciens d'après les sections planes du cône circulaire. C'est sous cette forme qu'elles nous intéressent, parce qu'elles peuvent fournir aux architectes les bases d'une véritable harmonie, applicable aux divers plans du monument et servant par leur formation même de lien avec son ensemble pris avec les trois dimensions.

Considérées ainsi, les sections côniques peuvent, comme les angles, fournir une suite continue de formes, en faisant varier l'angle d'inclinaison du plan sécant par rapport à la génératrice et l'angle au sommet du cône. Si, conformément aux procédés de simplification esthétique, on regarde ce cône comme droit, et que l'on fixe l'angle au sommet, on aura une série de courbes dont chacune sera définie par l'angle d'inclinaison, depuis l'angle de 0° à l'angle de 180°. Enfin, prenant comme angle au sommet le plus simple de tous, l'angle droit, on aura une suite simple de formes bien caractérisées. Il faut laisser à l'arithmétique esthétique les déterminations plus précises et l'étude de la gamme des courbes.

CHAPITRE III

L'esthétique de la sensibilité spéciale obéit aux mêmes lois que celle de la motricité. Nous voyons la même conception d'un milieu subjectif, d'une forme générale, et sa décomposition en formes plus simples, afin d'établir des rapports entre les données sensibles.

La musique est l'art du *son,* la peinture celui de la couleur, ou mieux (pour garder à ce mot son sens spécial), l'art de la *lumière.* Son et lumière constituent pour l'esthétique, tout comme l'espace et la continuité, des formes générales dont nous allons étudier les diverses simplifications.

Musique.

L'acoustique distingue dans le son *l'intensité,* la *qualité* et le *timbre ;* l'intensité dépend de l'amplitude du mouvement vibratoire, la qualité de sa fréquence en un temps donné, le timbre est un ensemble de sons de hauteurs et d'intensités différentes. Les conditions extérieures de ces trois caractères sont ainsi de même nature; l'intensité

provient de la rapidité absolue de chaque mouvement ou d'un ensemble de mouvements simultanés ; la qualité, de la rapidité des mouvements
successifs sensiblement égaux ; le timbre, des
divers degrés de rapidité propres à des séries de
vibrations sonores perçues simultanément.

Quoique les théories acoustiques soient relativement récentes, elles ne sont que la systématisation de faits appréciables sans expérimentation
méthodique. Ce n'est pas d'après le nombre de
vibrations de chaque son que l'esprit établit un
rapport entre sa durée et sa qualité ; il ne saurait
arriver d'un bond au résultat péniblement atteint
par les physiciens. Mais il se rend parfaitement
compte que pour établir nettement le caractère
d'un son bas il faut qu'il se prolonge d'une manière
appréciable, tandis que pour un son élevé il suffit
d'une durée beaucoup moindre. On peut même
discerner certains éléments du timbre en écoutant
des instruments à sons peu élevés et suffisamment
intenses, comme ceux d'une grosse cloche. La plus
simple observation nous montre également que
toute impression auditive provient d'un choc de
deux objets dans l'air ou de l'air contre un objet ;
dans beaucoup de cas, l'œil ou le tact discernent
sans difficulté un mouvement de va-et-vient dans
les corps qui résonnent. Enfin, la parenté de nature
qui existe entre l'intensité et la qualité ne peut
guère être ignorée ; on sait l'effort qu'il faut faire
pour produire des sons élevés, soit par la voix, soit
au moyen d'un tuyau sonore ; au contraire, les sons
très bas sont moins intenses. Ces observations
nous rappellent que la science n'est qu'une systématisation du bon sens et de l'expérience populaires. On aurait sans doute obtenu d'autres
résultats en optique si cette règle n'avait pas été
complètement méconnue.

La science retrouve la qualité en partant de l'intensité, et le timbre en partant de la qualité. C'est la marche inverse que l'esprit a suivie, aidé de la conformation des organes auditifs et de l'analyse naturelle des sons dans certains phénomènes, ainsi que des expérimentations dont sont capables les organes vocaux.

Une partie de l'appareil auditif semble spécialement adaptée à la perception de la qualité, sorte de harpe à cordes nombreuses, enroulée dans l'oreille et qui vibre par *sympathie* suivant la rapidité des vibrations sonores. Cette particularité permet à l'oreille d'apprécier les analyses spontanées des phénomènes sonores réalisés dans le monde extérieur.

Un son assez riche pour que sa hauteur soit mal déterminée, comme cela arrive pour la voix articulée et certaines cloches, ne produit qu'une impression de timbre. Un son de hauteur déterminée n'est qu'un son ayant un certain timbre, mais où une série de vibrations domine sensiblement toutes les autres. Pratiquement, cette analyse est facile. Il suffit de prolonger une émission de voix en gardant la bouche ouverte et immobile pour obtenir une note de hauteur déterminée. Cette opération primitive a été complétée par la découverte aisée de matières sonores capables de manifester la qualité du son. C'est à cette qualité simple, obtenue par abstraction de tout ce qui l'entoure, que l'esprit réduit le son et sur elle qu'il fonde l'art musical.

En effet, utilisant cette décomposition spontanée, il la complète et la précise suivant les exigences de la pensée esthétique. Profitant de l'isolement facile de la qualité, il en forme la *note* et l'*accord*, ensemble de plusieurs notes simultanées, interposant ainsi entre la forme complexe, le *timbre*, et l'élément premier ou son de hauteur déterminée, les deux degrés de simplification qui doivent constituer l'harmonie et la mélodie musicales.

La hauteur absolue d'un son n'a pas de valeur esthétique; ce qui importe, c'est la *note,* rapport entre deux sons dont l'un est pris comme son fondamental. Ces deux sons entendus simultanément produisent sur l'oreille un son complexe de qualité déterminée qui, pour des instruments de timbres différents, reste sensiblement la même. La perception de cette qualité est due à la combinaison des vibrations sonores et à leur action spéciale sur les nerfs auditifs. Helmholtz a analysé les principales conditions de cette impression complexe, essentiellement déterminée par la présence du son résultant, auquel s'agrègent beaucoup d'autres sons provenant des combinaisons d'harmoniques, etc.

Mais la musique est autre chose qu'un jeu de sensations spécifiques. Il serait difficile de croire qu'elle eût pris le développement que l'on sait sans autre objet que la satisfaction de l'oreille, que le plaisir de douces caresses préparées avec habileté par quelques grattements moins agréables. On peut supposer à la vérité des liens directs entre certains états mentaux et certaines excitations nerveuses; le problème se ramènerait ainsi à la recherche de lois physiologiques. Se peut-il que la musique ne soit que cela ? Dépenser des trésors de génie pour composer une symphonie, réunir tout un orchestre et l'instruire pendant des semaines, cela semble beaucoup de frais pour produire un résultat que chaque auditeur pourrait obtenir avec une petite dose d'opium. C'est assimiler la musique à une drogue. Nous supposerons que la musique est un art. Nous supposerons qu'elle s'adresse directement aux facultés supérieures.

La musique est fondée sur l'appréciation de certains rapports. Mais ceux-ci sont beaucoup plus simples que les rapports fournis par l'acoustique. Les chiffres par lesquels les physiciens représentent les intervalles musicaux n'ont aucune signification subjective. Dire que la tonique étant 1 la quinte est $\frac{3}{2}$, cela veut dire simplement que pour une vibration de la note fondamentale la quinte fera entendre une vibration et demie. Si l'on considère, comme les anciens, la longueur des cordes vibrantes, on dira que la quinte est $\frac{2}{3}$, c'est-à-dire que la corde, pour produire une quinte, ne devra avoir que deux tiers de la longueur nécessaire à la production de la tonique. Si l'acoustique est enrichie de cette connaissance, notre capacité pour apprécier les intervalles des sons n'en est pas changée; l'auditeur n'en a que faire. A plus forte raison sommes-nous incapables d'apprécier les combinaisons infiniment complexes de ces rapports.

Les philosophes de l'inconscient semblent croire cependant que l'âme se livre inconsciemment à de tels calculs. Ils poussent à ses dernières conséquences l'aphorisme de Leibniz: « Musica est exercitium arithmeticae occultae nescientis se numerare animi. » Si ce mot « inconscient » ne veut pas dire simplement physique, objectif, nous ignorons ce qu'il veut dire. On l'a remplacé par « subconscient », ce qui est plus compréhensible, mais ne diminue pas la difficulté. Nos idées sont plus ou moins conscientes suivant qu'elles sont plus ou moins susceptibles d'être fixées par l'attention et conservées dans la mémoire. Les idées subconscientes sont des idées soumises aux mêmes lois que les idées claires. Il ne se passe dans la subconscience que ce qui pourrait se passer dans la conscience; nous n'avons pas le droit de supposer, pour la commodité de nos théories, que l'esprit puisse s'y livrer à des combinaisons plus difficiles que celles qu'il nous est donné d'observer et de nous rappeler. On voudrait que dans un *prestissimo* de Liszt l'artiste eût le temps de calculer le rapport des nombres de vibrations dans chaque accord. D'après certaines observations, d'ailleurs assez équivoques, il est des états morbides, même des rêves, où une accumulation extraordinaire d'*images* en quelques secondes semble possible. Mais les opérations supérieures qu'impliqueraient de tels calculs sont d'un autre ordre.

Ne suffit-il pas cependant de s'observer un moment pour éclaircir ce mystère? Que signifie pour l'auditeur le rapport de deux notes? Dites à un élève qui apprend une mélodie: « Vous avez chanté faux; vous avez monté d'un ton au lieu d'un demi-ton. » Que fera l'élève? Il ne comparera certes pas le rapport $\frac{9}{8}$ avec le rapport $\frac{16}{15}$; il n'en a peut-être jamais entendu parler. Il tâtonnera et cherchera à arrêter sa voix à peu près à *mi-chemin* entre la première note et la suivante, telle qu'il l'avait chantée la première fois.

Nous jugeons des intervalles d'après la *différence* des hauteurs et non d'après le rapport entre les nombres de vibrations. Si la physique peut nous venir en aide pour préciser ces intervalles, il faut *soustraire* l'un de l'autre les nombres absolus des vibrations et non les diviser l'un par l'autre. D'après les physiciens, la gamme diatonique est représentée par les rapports :

$$1 \quad \frac{9}{8} \quad \frac{5}{4} \quad \frac{4}{3} \quad \frac{3}{2} \quad \frac{5}{3} \quad \frac{15}{8} \quad 2$$

Cette série n'est pas aussi simple qu'on veut bien le dire; mais réduisant les fractions au même dénominateur et supposant que *ut* corresponde à 24 vibrations par secondes (chiffre purement théorique adopté pour sa simplicité), il viendra :

$$24 \quad 27 \quad 30 \quad 32 \quad 36 \quad 40 \quad 45 \quad 48$$

Si l'on admet que la hauteur des sons croît proportionnellement au nombre de vibrations, on voit que *sol* est à *mi-chemin* entre la tonique et l'octave, *mi* au *quart*, *fa* et *la* au premier et au second *tiers*, etc. Voilà les vrais intervalles subjectifs tels que l'esprit les aperçoit, c'est-à-dire d'après la distance de chaque note à la tonique et à l'octave. Qu'il y ait là pour le musicien un phénomène de subconscience, rien d'extraordinaire, car, dans la conscience claire, la comparaison des distances est possible. De plus, le caractère physique demeure le signe du caractère subjectif, soit aperçu, soit vaguement rappelé.

L'esprit se représente la série indéfinie des sons comme une ligne continue. Sur cette ligne, il choisit une distance comme unité et il y établit quelques divisions simples ; chaque note est appréciée d'après sa distance aux deux points de repère, c'est-à-dire comme fraction de l'intervalle unité. Comment est-il arrivé à cette représentation linéaire ? Comment a-t-il jalonné l'échelle ? Comment a-t-il pu mesurer les distances ?

Si l'on peut concevoir comme une série continue la suite des sons, c'est qu'il est possible de la réaliser. Personne n'ignore l'effet d'une sirène ou d'une glissade sur la corde d'un violon ; un instrument n'est pas nécessaire ; on fait des glissades avec la voix. Il n'est même pas impossible de retrouver cette série continue dans les phénomènes naturels. Le vent qui hurle dans les roseaux ou les rochers produit fréquemment des effets de sirène.

La suite sonore est-elle primitive et l'homme a-t-il

commencé par là quand il a inventé la gamme? Les
observations des voyageurs ne laissent guère de
doutes à ce sujet. On remarque d'abord que les peuples primitifs distinguent des intervalles plus petits
que nous, que leurs mélodies procèdent par demi-
tons, tiers et quarts de ton. Bien mieux, on saisit
sur le fait ces glissades spontanées. Chez les peuples chasseurs dont la civilisation est très peu
développée, le chant se borne presque à partir
d'une note élevée et à laisser graduellement tomber
la voix. M. Grosse dit, d'après Gerland, que la musique dans la Nouvelle Hollande semble toujours
débuter « par un ton ou intervalle de seconde et se
continuer par l'abaissement graduel de la voix
depuis ce ton jusqu'à l'octave inférieure environ.
Le chant tout entier consisterait quoique imparfaitement dans cet abaissement de la voix (d'ailleurs
très bien exécuté) depuis cette note unique avec
diverses modifications rythmiques[1] ». M. Wallaschek fait une remarque analogue sur les Australiens d'après Schurmann[2].

Si ces peuples commencent de préférence sur la
note la plus élevée (préparée, semble-t-il, par un
léger mouvement ascendant d'un ton environ),
c'est précisément parce que c'est le moyen le plus
facile et le plus naturel d'obtenir une suite continue. Après avoir émis un son, il n'y a qu'à laisser
les cordes vocales se détendre peu à peu par la
fatigue. Quand l'inverse a lieu, le mouvement est
beaucoup plus court, parce qu'il est beaucoup plus
difficile d'obtenir une semblable continuité. Lorsque son art atteint un état plus avancé, le sauvage
distingue certaines notes, mais on observe qu'il
revient chaque fois à la note primitive avant d'en

1. Ernst Grosse, *Les commencements de l'Art*, p. 278.
2. Wallaschek, *La musique primitive*, p. 159.

émettre une nouvelle, cherchant ses distances par tâtonnement sur la suite sonore continue.

Comment arrive-t-il à déterminer certains intervalles avec quelque précision ? Celui que l'on trouve presque dès l'origine de la musique est l'intervalle d'octave, et c'est lui qui sert de base à tous les autres. Le choix de cet intervalle est dû à des raisons multiples. Il pourrait se fixer approximativement d'après le procédé précédent, car c'est à peu près l'étendue d'une voix non cultivée, la limite dans laquelle se ferait sans effort la glissade descendante. La différence caractéristique entre les voix d'hommes et de femmes a pu aussi y contribuer. Ensuite l'instrument le plus simple, la flûte en roseau, a pu le préciser ; on s'est vite aperçu sans doute qu'en soufflant avec une certaine force on élevait le ton à une hauteur toujours la même. De plus, on sait que l'octave est la première harmonique et la plus distincte ; en montant, la voix a naturellement une tendance à la rejoindre et à la renforcer. Ce moyen, demandant un mouvement ascendant, se serait ajouté postérieurement. Quoi qu'il en soit, la musique semble bientôt tenir compte de l'intervalle d'octave, et il n'a fallu pour le préciser que certaines données physiques faciles à obtenir. On s'entend d'ailleurs assez sur son origine ; il n'en est pas de même des autres intervalles.

Une fois fixé, approximativement ou avec précision, l'intervalle d'octave, comment a-t-on établi l'échelle musicale ou la gamme ? Qu'elle soit d'origine subjective, il n'y a guère de doutes ; le fait qu'elle varie suivant les pays le montre suffisamment, et il paraît certain que les systèmes acoustiques connus se sont basés sur des gammes déjà existantes, sauf parfois à les rectifier en les précisant. Mais comment mesurer la distance de deux

notes dans l'échelle? Demandez à quelqu'un qui
ignore la musique de trouver le sol, en s'arrêtant à
mi-chemin entre la tonique et l'octave; il trouvera
une note approximative, mais il ne la trouvera
pas directement; il la mesurera d'après le *temps*
qu'il aura mis à parcourir la série plus ou moins
continue des sons émis.

Or, à l'origine, musique et danse sont inséparables. La musique sert à lier entre eux les pas discontinus. Descendez la distance-octave pendant
l'exécution de deux mesures de danse, le début de
la seconde mesure fixera la quinte. Descendez-la
dans l'espace de quatre mesures, vous aurez si♭ sol
et mi. On pourrait faire la même expérience avec
les divers temps d'une même mesure: pendant la
durée d'un dactyle par exemple (— ◡◡), on aurait
simplement fixé les notes de l'accord parfait 1 $\frac{1}{2}$ $\frac{1}{4}$.
On s'explique ainsi la diversité des gammes et
leurs ressemblances; elles se créent par tâtonnement, mais les divisions subjectives se complètent
et se précisent à la longue, surtout grâce à certaines
données physiques. Ce n'est pas le lieu d'expliquer
le choix subjectif des principales notes, mais
nous osons croire que l'arithmétique esthétique
enlèvera les derniers doutes sur cette théorie des
intervalles.

Telle est la note ou intervalle musical dans sa
forme complète et précise : c'est une fraction de
distance-unité. Mais elle n'est pas toujours traitée
comme telle; c'est là le point de vue harmonique;
il y a aussi le point de vue mélodique. Dans l'un
et l'autre cas, la note est une différence de hauteur
entre deux sons. Mais dans le premier, elle est
une fraction de différence plus grande; dans le
second, elle peut se rapporter à une petite différence considérée comme indivisible, d'ailleurs
elle-même dérivée de la distance-unité. La mélodie

pure procède de proche en proche par séries addi-
tives; chaque note est l'égale, ou le double, ou le
triple de la précédente. Bien que nous voyions les
peuples les moins civilisés chercher certains
grands intervalles et les rapporter sans cesse à une
tonique constante, ils ne vont guère plus loin : les
développements prennent la forme de mélodie
pure. C'est seulement lorsque la musique s'élève à
l'harmonie véritable que les deux points de vue se
combinent, et si les notes successives se rapportent les unes aux autres, elles sont aussi des fractions bien définies de l'intervalle-unité.

Par suite de ce double point de vue, la question
se complique quand il s'agit de comparer deux ou
plusieurs intervalles successifs ou simultanés, car
il faut les rapporter à la fois les uns aux autres et
à l'unité commune. Remarquons d'abord que la
distance-unité peut être construite sur un degré
quelconque de la suite sonore indéfinie ; aussi sa
longueur, appréciée subjectivement, varie-t-elle
suivant la hauteur absolue de la tonique choisie,
tandis que l'effet physique exprimé par le rapport
des nombres de vibrations reste le même. Plus la
tonique est haute, plus la différence entre les nombres des variations est grande, mais leur rapport
ne change pas.

Plaçons une distance-octave prise comme type
dans la série indéfinie que nous avons représentée
par une ligne. Si nous prenons comme unité la
longueur de cette octave de do_1 à do_2, l'octave de do_2
à do_3 sera du double de la longueur; celle de do à
do_1, de la moitié. Toutes les distances-octaves nouvelles construites sur chaque degré de la gamme
comme tonique seront ainsi plus longues que
l'octave fondamentale.

Cela posé, examinons un groupe de plusieurs
intervalles simultanés ou successifs. Le son le plus

bas ou le premier constitue la première tonique.
On peut considérer les intervalles construits sur
celui-ci ou disposés à sa suite de deux points de
vue différents. Soit l'accord parfait majeur que les
physiciens représentent ainsi :

$$1 \quad \frac{5}{4} \quad \frac{3}{2}$$

Le premier intervalle en tierce majeure s'étend à
$\frac{1}{4}$ de la distance-unité ou octave construite sur *ut*
comme tonique. Mais le second peut être considéré
soit par rapport à l'octave fondamentale, soit par
rapport à une octave secondaire construite sur la
tierce majeure *mi*. Dans le premier cas, il est le
second quart de l'unité, c'est-à-dire égal à la tierce
qui le précède; d'autre part, il fait partie d'une
octave plus étendue ayant pour tonique un son
plus élevé, et constitue seulement le premier cinquième de cette unité, c'est-à-dire que c'est une
tierce mineure.

On peut donc rapporter toutes les notes à la
tonique fondamentale, ou bien chacune à celle qui
la précède ou qui est située au-dessous d'elle dans
un accord, comparant seulement deux à deux les
notes élémentaires, avançant pour ainsi dire à
tâtons sans regarder d'où l'on vient ni où l'on va.
Le premier point de vue met surtout en relief la
valeur subjective des notes; le second fait ressortir
leur caractère physique, parce qu'il entraîne une
plus grande complication. La musique moderne
donne plus d'importance au caractère physique et
insiste surtout sur la valeur de la note d'après celle
qui la précède ou sur laquelle elle repose. C'est
sur cette conception qu'est basée la notation de la
basse chiffrée familière aux harmonistes.

De la combinaison des deux points de vue dérive
la tonalité. Chaque ton est défini d'après son rap-

port au ton fondamental qui, bien qu'inexprimé,
doit être toujours présent à l'esprit ; autrement
tout sentiment de ton disparaît. D'après le système
habituel, les tons dérivés se forment par une double
succession de quintes ascendantes et descendantes.
Cette formation, d'après des données physiques,
n'a aucune signification esthétique. Au contraire,
nous pouvons considérer subjectivement la série
des gammes diésées comme basée sur certains degrés de la distance-octave fondamentale pris comme
toniques ; la série des gammes bémolisées, comme
basée sur d'autres degrés de la distance fondamentale pris comme huitièmes notes (octaves proprement dites). Il en résulte que la série diésée
contient des différences ou distances plus grandes
que la gamme fondamentale, et la série bémolisée
des différences plus petites.

Les différences de longueurs-unités ainsi établies sont égales à la distance qui sépare chaque
tonique de l'ut fondamental. Ainsi, l'octave fondamentale étant 1, l'octave construite sur la quinte,
moitié de la distance primitive, est plus longue
de $\frac{1}{2}$ que cette distance ; l'octave construite sur
la quarte ($\frac{1}{3}$ d'octave), en prenant celle-ci comme
note-octave, est plus petite de $\frac{1}{3}$.

Pour que de tels rapports soient saisissables, il
faut qu'ils soient très simples. Aussi un ton comportant plusieurs bémols ou dièses ne saurait-il se
rattacher directement au ton fondamental ; il est
plus facile d'imaginer une double série correspondant à la série objective des harmonistes, la première fondée sur une série de quintes ou demi-
octaves, la seconde sur une série de quartes ou
tiers-d'octave. C'est dans cet esprit qu'en modulant,
les musiciens modernes de la période primitive procèdent seulement par tons prochains. Cette interprétation subjective explique, semble-t-il, la règle

de Gevaert : « Un ton gagnera en clarté, en éclat, si le ton précédent est situé à un point moins avancé dans la progression des quintes ascendantes, et il perdra au contraire de ses qualités brillantes si la tonalité antérieure se trouve plus avant dans la série. Après si♭, sol majeur est vif, clair; après si majeur, il paraît terne[1]. » Une telle impression est due sans doute au fait qu'on passe d'une série de différences plus petites à une série de différences plus grandes et *vice versa*.

Cette manière d'apprécier le rapport des tonalités à la tonalité primitive n'est cependant pas absolue. La tonalité générale d'un morceau indiquée par la clef peut aussi, lorsqu'elle n'est pas trop complexe, être appréciée d'après le rapport réel à la gamme d'ut, et c'est ce qui lui confère sa physionomie spéciale. Les sauts que se permettent les compositeurs modernes en modulant peuvent aussi parfois s'évaluer ainsi quand ils ne sont pas trop considérables.

Telle est, croyons-nous, l'explication très simple d'un fait qui a tant intrigué les musicologues. Le caractère spécial d'une tonalité provient de la longueur des distances ou intervalles évaluée subjectivement par rapport à la longueur absolue de la distance-octave, choisie comme base.

La distinction entre les deux points de vue permet encore d'établir une théorie dont la généralisation sera d'un grand secours : la théorie des notes complémentaires.

On voit, d'après les remarques précédentes, que chaque note a une signification double. Marquant un point déterminé entre deux sons à distance d'octave, elle peut être rapportée soit à la tonique,

1. Gevaert, *Traité d'orchestration*, p. 105.

soit à la note-octave : dans le premier cas, elle
forme l'intervalle fondamental exprimant la fraction
de la distance-unité choisie ; dans le second cas,
elle devient elle-même tonique, et la note-octave
marque par rapport à celle-ci un nouvel intervalle,
plus petit par rapport à la nouvelle distance-
unité qu'à l'unité primitive. La quinte, par exemple, est à mi-chemin entre les deux sons-limites de
la distance d'octave, et nous l'apprécions comme
telle. Mais en faisant résonner ces trois notes,
nous pouvons aussi prendre la quinte comme fondamentale par rapport à la note-octave, ce qui
donne entre les deux un intervalle nouveau ; en
effet, dans la distance-octave construite sur la
quinte, la troisième note (octave par rapport à
la fondamentale) se trouve seulement au tiers
du chemin ; c'est une *quarte*. Ainsi donc, à considérer ce groupe abstraitement, nous n'avons que
l'image auditive d'une distance d'octave marquée
par les deux sons extrêmes et divisée par un troisième en deux parties égales. Mais, en fait, chaque
son tend à s'instituer en tonique d'une gamme qui
lui est propre, d'où deux notes caractérisées chacune
par une qualité spécifique, le son spécifique de la
quinte et celui de la quarte.

Nous appellerons ces deux notes complémentaires. Les complémentaires existent toujours,
même quand l'octave de la note fondamentale n'est
pas exprimée. Car, pour apprécier la valeur d'un
intervalle, il faut avoir présente à l'esprit l'étendue
de l'intervalle-unité basé sur la tonique, et, en
fait, la note qui marque cet intervalle est toujours
entendue au moins faiblement, car c'est la première et la plus importante des harmoniques de la
tonique. Cependant, l'effet produit n'est pas le
même quand l'octave est exprimée et quand elle
n'est que faiblement perçue. Dans le premier cas,

la nature subjective de l'intervalle paraît nettement; dans le second, le caractère physique prend
plus d'importance, et la valeur précise de l'intervalle est moins facile à reconnaître.

On peut en dire autant des accords. Soit l'accord
parfait majeur ; si l'octave est exprimée, le *mi* et le
sol paraîtront comme des jalons marquant des divisions simples de la distance totale. Si l'octave n'est
pas exprimée, nous aurons surtout le sentiment
des deux intervalles différents superposés : une
tierce majeure dans la gamme d'ut, et une tierce
mineure dans la gamme de mi.

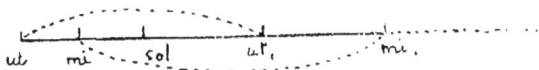

On peut exprimer les rapports des notes complémentaires entre elles par une formule générale très
simple. Appelons n et d le numérateur et le dénominateur d'un intervalle donné (suivant notre système
de division de la distance-unité). L'octave dont l'intervalle est marqué par une ou plusieurs divisions
peut s'exprimer par la fraction $\frac{d}{d}$ égale à l'unité. La
nouvelle octave construite sur la note donnée $\frac{n}{d}$ sera
exprimée par $\frac{d+n}{d}$. Toute note superposée à la
première, rapportée à l'octave fondamentale, sera
représentée par $\frac{n'}{d}$, et rapportée à l'octave secon-
daire par $\frac{n'}{d+n}$. Ainsi, dans l'accord parfait 1 $\frac{1}{2}$ $\frac{1}{4}$
appelons l'octave $\frac{4}{4}$, la tierce $\frac{1}{4}$ est la base d'une
nouvelle octave égale à $\frac{4+1}{4}$. La quinte qui, rapportée à l'octave construite sur ut est égale à $\frac{1}{2}$, sera en
prenant comme unité l'octave construite sur mi
égale à $\frac{1}{4+1}$. La complémentaire de chaque note,
en appelant celle-ci $\frac{n}{d}$, est exprimée par le rapport
$\frac{d-n}{d+n}$. Ainsi la complémentaire de mi^b exprimée par
la fraction $\frac{1}{4}$ est égale à $\frac{4-1}{4+1}=\frac{4}{6}=\frac{2}{3}$, fraction qui
dans notre système représente la sixte.

'Il existe dans la suite continue des sons, à l'intérieur de chaque distance-unité, un point remarquable : c'est celui qui correspond à l'intervalle dont la complémentaire est exprimée par un intervalle égal. Il est représenté par la formule :

$$\frac{n}{d} = \frac{d - n}{d + n}$$

La note usuelle la plus rapprochée est la quarte augmentée qui joue, comme on sait, un rôle spécial dans la modulation, car elle peut être considérée comme appartenant à deux tonalités à la fois. Un tel point est important pour la formation de l'échelle, puisqu'il suffit de faire entendre tous les sons pouvant être distingués depuis la tonique jusqu'à lui pour exprimer tous les intervalles deux à deux.

Remarquons enfin que la gamme mineure mélodique et descendante, ayant pour tonique la sixte (la) n'est que la suite des complémentaires de la gamme diatonique majeure.

Ces particularités sont encore plus sensibles quand on compare les intervalles musicaux aux angles, *intervalles graphiques*. L'unité est constituée par la série des angles, depuis l'angle de o° jusqu'à l'angle de 180°. Ici la grandeur-unité embrasse la série entière. Chaque angle a également son complémentaire ; malheureusement, les termes géométriques ne correspondent pas aux termes employés en optique et que nous avons adaptés à la musique ; les complémentaires sont les angles supplémentaires des géomètres.

Le caractère esthétique d'un angle change suivant qu'on exprime ou qu'on n'exprime pas l'octave entière. Si l'on prolonge l'un des côtés de manière à exprimer la suite continue des angles, on voit surtout les deux lignes qui décrivent les deux angles ; si l'angle seul est exprimé, c'est surtout la forme superficielle que l'on aperçoit, les côtés ne paraissent que des limites le séparant de l'espace environnant ; l'angle-surface semble se détacher du plan et sa grandeur est beaucoup plus difficile à apprécier. Cependant sa forme revêt un caractère distinctif qui ne permet pas de le confondre avec des angles rapprochés, sans pouvoir toujours dire en quoi consiste la différence.

Dans cette série, le point neutre se trouve au centre de la série, parce qu'il s'agit d'une série fermée. L'intervalle neutre est l'angle droit dont le complémentaire lui est égal ; c'est ce qui lui donne en partie son importance comme forme angulaire, en plus de l'avantage d'être l'angle le plus simple.

L'esthétique de l'espace aide à préciser la différence qui existe entre un groupe de notes conçu comme formé de plusieurs divisions de la distance-octave et un groupe conçu comme superposition d'intervalles. Un groupement d'angles peut être réalisé de deux manières, soit en les faisant entrer dans une surface fermée, soit en les juxtaposant. Prenons, par exemple, les angles correspondant aux intervalles qui forment l'accord parfait. Si l'on exprime toute l'octave, en faisant résonner les deux notes extrêmes, elle est divisée par les sons intermédiaires en une moitié et deux quarts.

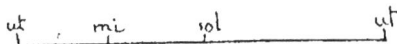

De même nous pouvons exprimer l'octave angulaire par un triangle dont la somme équivaut à deux droits. Ce sera, dans le cas actuel, un triangle rectangle isocèle renfermant un angle de 90° et deux de 45°. Cette figure est une figure plane fermée.

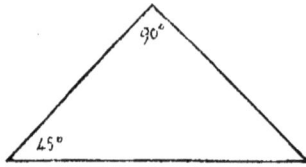

Si, en harmonie, nous ne faisons que superposer
les deux intervalles, nous avons le sentiment de
deux tierces inégales, l'une majeure, l'autre mineure,
l'une égale à un quart de distance-octave fondamentale, l'autre à un cinquième de l'octave basée
sur la seconde note. De même, deux angles inégaux,
non dans le même plan et formant arête, apparaî-
tront comme deux angles adjacents inégaux, et
nous avons vu que pour rétablir sur une surface
plane l'illusion du relief il importe de faire inégaux deux angles supposés égaux. Les tierces
majeure et mineure s'exprimeront ainsi dans l'esthétique de l'espace.

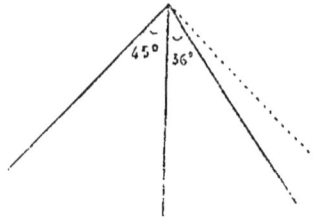

La musique par superposition d'intervalles est
une musique en relief.

Aux groupements de plus de trois sons correspondent également des groupements d'angles.
Mais les surfaces fermées qui les contiennent ne
sont plus l'expression simple de l'unité fondamentale, l'angle de 180°; elles sont équivalentes à 4, 6,
8... angles droits ; cette complication plus grande

correspond à celle que présentent les groupements musicaux qui ne permettent plus d'exprimer la note-octave, mais seulement une octave supérieure. Les figures planes ainsi formées en sont des images qui aident à saisir leurs différences et leur nature.

Jetant un coup d'œil d'ensemble sur la musique, on voit que les simplifications successives du milieu sonore correspondent à celles que nous avons observées en étudiant l'espace et le rythme. Il se réduit, suivant trois degrés de simplification, à un son de hauteur déterminée, séparé par abstraction de tout phénomène d'intensité. La suite sonore est comparable à la ligne, l'ensemble harmonique à la surface. Mais ici la formation la plus simple correspondant aux figures planes rectilignes et à la reconstitution par angles prend une importance à peu près exclusive. C'est que nous sommes dans un domaine essentiellement intellectuel. Le son de qualité déterminée n'est qu'un simple arrêt servant à marquer les divisions de l'échelle sonore. Il ne sert que rarement à reproduire la ligne mélodique par génération, dans certaines séries à intervalles très petits, dans certaines glissades impossibles à noter. L'élément de reconstruction est la différence de deux sons qui, rapportée aux divisions d'une unité fixe, offre une figure complexe comparable à l'angle rectiligne. Le plan sonore est la suite des distances-octaves d'un même ton, le ton fondamental correspondant au plan perpendiculaire à l'axe optique, les autres à des plans obliques. Par la modulation on arrive ainsi à reconstituer la profondeur sonore ; mais, comme nous l'avons remarqué, cette reconstitution est imaginaire. Le volume sonore véritable est le *timbre*. La modulation a des analogies avec le relief des objets dessinés sur une surface plane ; elle ne fait jamais disparaître la forme plus simple de l'accord ; et pour reproduire le son dans sa complexité, pour *sculpter* la musique, il faut l'emploi d'instruments différents, il faut l'orchestre.

Remarquons cependant que la mélodie primitive, les échelles chromatiques et enharmoniques des Grecs et certaines formes modernes procédant par petits intervalles ne rentrent pas dans le système simple ou rectiligne. Elles doivent parfois une apparence de régularité esthétique aux phénomènes acoustiques ; c'est ainsi que le système enharmonique remonte à une haute antiquité. Les Chinois, en coupant une série de roseaux ou *lus* suivant des longueurs déterminées et simples, ont formé une gamme à intervalles croissants dont la dernière note déborde l'octave. La longueur de chaque roseau est à celle du précédent comme 2 est à 3 ; la longueur du troisième et de tous les lus d'ordre impair est de plus doublée de manière à baisser la note d'une octave et la ramener dans la même région. C'est simplement une suite de quintes superposées ; les 12 lus peuvent ainsi s'écrire dans le système européen :

fa ut sol ré la mi si fa# ut# sol# ré# la#

Cette apparente simplicité est toute physique, et c'est sur elle et non sur les rapports subjectifs des sons entendus qu'est basé le symbolisme musical. Le premier et le second *lus* représentent le ciel et la terre ; le premier et tous les lus de nombre impair sont dits mâles (yang) ; le deuxième et tous les lus de nombre pair femelles (ying).

Les suites sonores composées de semblables intervalles n'ont pas de véritable signification esthétique ; mais, tout comme les lignes non droites, elles peuvent avoir une valeur comme

moyens d'imitation, évoquer des inflexions réelles
de la voix sous l'influence des émotions, traduire
mieux que la mélodie diatonique certains sons
naturels. Des trois degrés de la musique européenne, mélodie à intervalles fixes, harmonie et
modulation, la première, quoique toujours essentiellement intellectuelle, conserve un élément d'activité, car elle implique des mouvements réels
ou ébauchés du larynx et de l'orifice buccal. L'harmonie comprenant des ensembles d'accords qu'aucune voix ne pourrait rendre appartient plus
exclusivement à l'intelligence; la forme modulée
comporte l'exercice des deux fonctions.

Peinture.

Les impressions lumineuses s'analysent et se
reconstituent de la même manière que les sons;
on y distingue le *timbre lumineux* (le *ton*, d'après
la terminologie de Chevreul), la *couleur* et l'*intensité*.

Comme celle de l'oreille, la structure de l'organe
de la vision rend possible cette distinction. Les
bâtonnets de la rétine semblent spécialement sensibles aux variations d'intensité et les cônes aux
variations de couleur. Le monde extérieur prépare
aussi ces analyses en offrant des objets de couleur
unie et de clartés différentes, et des objets de clarté
à peu près égale et de couleurs différentes. De
même que pour les phénomènes sonores, l'esprit
perfectionne et complète cette décomposition
spontanée suivant les exigences de la pensée
esthétique.

Mais jusqu'ici cette question a été étudiée de

façon si peu systématique qu'avant de définir les
divers degrés de simplification il est nécessaire
d'entrer dans quelques détails.

Toute couleur se présente comme simple ; elle
peut paraître plus ou moins saturée, plus ou moins
rabattue ; jamais elle ne paraît composée. Les deux
nuances de vert-bleu les plus rapprochées que
puisse discerner un employé des Gobelins sont
deux sensations absolument distinctes et irréduc-
tibles. Nous ne croyons apercevoir les composantes que si nous avons assisté à la réunion des
conditions matérielles. Un peintre croit voir dans
le vert du bleu et du jaune, parce qu'il l'obtient en
mélangeant sur sa palette ces deux couleurs ;
Gœthe affirmait qu'il les distinguait. Un physicien
verrait tout aussi bien dans le jaune du vert et du
violet, parce qu'il peut l'obtenir par la combinaison
de rayons verts et violets.

D'où vient donc la tendance à regarder certaines
couleurs comme simples et d'autres comme composées? Paraissent simples celles auxquelles nous
sommes le plus habitués, celles que nous avons
fixées dans notre mémoire les premières. Nous leur
rapportons ensuite nos nouvelles acquisitions.
Bien des personnes non averties sont persuadées
que le rose est une couleur simple et le violet un
composé de rouge et de bleu. Physiciens et physiologistes s'accordent à dire le contraire. Or, le rose
se rencontre plus fréquemment dans la nature que
le violet ; c'est la couleur du teint des Européens,
des lèvres ; le ciel est souvent rose, au moins dans
nos climats. En outre, le nombre des couleurs
simples varie avec l'habitude de voir ces couleurs,
c'est-à-dire avec la netteté du souvenir ; l'orangé
est d'abord classé comme composé, puis il est considéré comme simple.

Cependant, quelque irréductible que soit chaque

couleur, elle a un certain rapport avec les autres. Reconnaître une couleur, c'est la classer entre deux autres, dire à quelle distance elle se trouve de l'une et l'autre, et une fois fixée, sa place ne change plus. Ainsi, le jaune est toujours classé entre le vert et le rouge; il peut être plus ou moins vert, plus ou moins rouge, jamais nous n'imaginons un jaune plus ou moins bleu, plus ou moins violet. Pour ceux qui considèrent l'orangé comme simple, il n'y a pas de jaune-rouge, mais du jaune-orangé. Les principales couleurs ont ainsi leur place fixe dans notre mémoire ; de plus, chacune est toujours considérée comme située entre deux autres, de sorte qu'elles forment un cercle, ou du moins une courbe fermée. Toutes les nuances intermédiaires seront classées de même; on exprime ce classement en disant que telle nuance *tire* sur telle autre, tel vert sur le jaune ou sur le bleu, etc.

Tout se passe comme si nous portions tout formé dans l'esprit un cercle chromatique, cercle qui peut être très restreint d'abord, mais qui, par des acquisitions, peut s'agrandir considérablement. Son étendue varie avec les individus ; et le nombre des couleurs simples, des couleurs-repères, augmente avec l'exercice.

Le Dr Magnus (dont la théorie fut propagée par Gladstone) croyait trouver dans la littérature ancienne la preuve que la sensibilité pour les couleurs est acquise. Nous verrons plus loin qu'il ne s'agit pas de sensibilité, laquelle ne s'acquiert pas, mais d'un vrai jugement. Ces recherches montrent du moins que les couleurs ne se sont fixées que lentement dans la mémoire. Il semble qu'on puisse presque observer cette organisation progressive chez les Égyptiens. Maspéro dit que « les plus anciennes de leurs tablettes — et on en connait qui sont de la 5e dynastie — ont des compartiments séparés pour le jaune, le

rouge, le bleu, le brun, le blanc, le noir et le vert.
D'autres, à la 18e dynastie, comptent trois variétés
de jaune, trois de brun, deux de rouge et de bleu,
deux de vert ; en tout quatorze ou seize tons différents [1]. »

On dit parfois que ce qui distingue la gamme
musicale de la gamme des couleurs, c'est que la
première est artificielle et la seconde existe dans
la nature. Rien de plus erroné. L'arc-en-ciel, les
spectres solaires naturels ne sont pas des gammes ;
ils ne donnent pas toutes les couleurs et ils présentent une suite continue. Tout comme le vent sifflant
en sirène, ou la voix humaine baissant à mesure
qu'elle se prolonge, la réfraction nous fournit seulement un exemple de sensations continues d'un
même ordre. De même que pour la musique, où
nous employons la voix ou les instruments sonores,
nous pouvons reproduire et compléter cette série
par le mélange des substances colorées ou les
rayons extrêmes du spectre.

Pour connaître la nature du cercle intérieur,
précisons la position des principales couleurs.
D'après les recherches de Dobrowolsky sur la sensibilité différentielle relative à la distinction des
nuances, et d'après la construction de Wundt, on
peut considérer le bleu et le jaune dans le cercle
chromatique comme diamétralement opposés, c'est-
à-dire comme partageant le cercle en deux parties
égales. Nous avons ainsi deux séries allant du
Jaune au Bleu, chacune renfermant en sens inverse
les complémentaires de l'autre.

Dans ce cercle, chaque couleur a des liens
spéciaux avec certaines couleurs déterminées ;
chacune tend à la fois à évoquer sa complémen-

1. Maspéro, *Archéologie égyptienne*, p. 196. Voy. Prisse, *Histoire de l'art égyptien*.

taire et les deux nuances voisines ; mais, si on cherche à la situer d'une façon plus précise dans l'ensemble des couleurs, il faut surtout la rapporter aux deux nuances éloignées d'elle de 120° ou $\frac{1}{3}$ de cercle ; celles-ci offrent, en effet, la construction la plus simple, résumant le cercle entier, et, de plus, forment avec la première trois couleurs complémentaires, en supposant toutes les nuances d'égale saturation. Cette définition toute subjective de la couleur demande à être appuyée sur des données objectives.

Pour établir les conditions physiques et physiologiques de la couleur, nous n'avons pas besoin de connaître la nature de la production et de la transmission de la lumière, pas plus que celle du son. Nous avons parlé de vibrations sonores parce que leur existence est incontestable et qu'elles nous fournissent des données simples et directes pour établir numériquement les règles de l'harmonie. Cependant, les mêmes résultats eussent été possibles en nous servant uniquement des connaissances des anciens : les rapports entre la qualité des sons et la longueur des cordes sonores auraient suffi. Pour la couleur, nous ne nous occuperons pas des prétendues vibrations lumineuses ; il n'y a là qu'une hypothèse et, au point de vue de la couleur, une hypothèse très peu satisfaisante. En plus de sa complication générale, on sait toutes les difficultés qu'elle présente pour l'explication de certains phénomènes, tels que la dispersion anormale, l'absorption complète de certains rayons, etc. Nous nous contenterons donc comme base objective de quelques faits connus, abstraction faite de la propagation des rayons lumineux.

Malheureusement, ces données sont pauvres. D'habitude on classe les couleurs d'après leur réfrangibilité; mais l'esthétique n'a que faire d'une telle classification qui est toujours incomplète, puisqu'il y manque les tons pourpres et roses, et vraie seulement pour certains prismes, puisque, réfractées par la vapeur d'iode, la teinture de fuchsine et d'autres substances, les nuances sont disposées suivant un autre ordre. Les observations sur les propriétés dynamogènes des couleurs ne sont pas plus instructives; leurs variations correspondent à celles des propriétés thermiques et semblent directement liées à la réfrangibilité. Les couleurs seraient de plus en plus dynamogènes à mesure qu'on se rapproche du rouge; mais les peintres ne semblent pas partager l'avis des psychophysiciens, ils appellent le *bleu* la couleur la plus froide et les nuances jaunes et orangées les plus chaudes. Les termes employés ici par analogie ont évidemment une signification non pas thermique, mais dynamogénique. Il ne s'agit pas de chaleur, mais d'excitation, et les variations véritables de l'excitation sont apparemment trop subtiles pour être déterminées par les procédés grossiers de la psychophysique.

En plus de ces difficultés que nous offre l'optique, il existe une complète incohérence entre les théories physiques et physiologiques. Tandis que l'optique considère toutes les nuances du spectre comme formant une série continue, l'hypothèse d'Young, par exemple, suppose l'existence de trois sensations de couleur fondamentales; on n'est d'ailleurs même pas fixé sur la nature de ces couleurs, d'autres en admettent quatre. La théorie de Boll et Kühne, qui suppose que la production et la destruction du pourpre rétinien varient suivant l'action des divers rayons, ne semble guère plus satisfaisante.

Voici, au contraire, les quelques données réelles que nous offre la science. L'optique confirme l'ordre naturel des couleurs, en nous montrant la position relative invariable de chaque nuance dans toute suite continue de couleurs. Dans toute dispersion normale ou anormale, les couleurs contiguës au vert sont le bleu et le jaune ou l'une d'elles quand le vert succède à une bande noire; jamais on ne voit un violet succéder immédiatement au jaune, et ainsi des autres. D'autre part, il existe une loi fixe pour la composition des couleurs. Si, par exemple, avec le *bleu* on mêle successivement les autres couleurs en commençant par les plus voisines du côté vert et en faisant tout le tour du cercle chromatique, on obtient les couleurs montrées par le spectre entre le bleu et le jaune; puis, en arrivant au jaune, on obtient du gris et, enfin, les nuances violettes, pourpres, rouges. Cet ordre est toujours le même pour toutes les couleurs; la couleur dite composée se trouve toujours entre les deux nuances mêlées sur l'arc le plus court (en supposant les complémentaires diamétralement opposées).

Autrement importantes sont les remarques des physiologistes. Quoiqu'elles manquent de la précision désirable, elles laissent au moins entrevoir la possibilité de donner une base à l'esthétique de la couleur. En fait, la théorie physiologique a été sacrifiée à la théorie physique; il faudrait renverser les termes, établir solidement le principe de l'excitation rétinienne et chercher une théorie qui réponde à la fois aux conditions physiques et biologiques. Il existe un certain rapport entre chaque couleur fixe et les divers degrés d'intensité. Avec une lumière intense, dit Dove, les rayons les moins réfrangibles paraissent prédominer, l'inverse est vrai avec un éclairage faible. Il semble que la classification artificielle d'après la réfrangibilité ait un peu altéré les vrais rapports. N'est-ce pas le bleu

qui est reconnu avec le plus faible éclairage? Ainsi,
la nuit, nous voyons encore le bleu du ciel.

D'autre part, on observe que les cônes de la
rétine, organes de la perception des couleurs, sont
très nombreux dans la région de la tache jaune et
deviennent de plus en plus rares à mesure qu'ils
s'en éloignent et se rapprochent de la zone équato-
riale. Or, toutes les couleurs sont perçues dans
leurs nuances réelles jusqu'à la périphérie de la
rétine, si l'éclairage et la saturation en sont assez
grands. Mais avec un éclairage relativement faible,
il y a des zones complètement aveugles pour
certaines couleurs.

M. Landolt, d'après des expériences dont la précision semble un peu douteuse, mais les résultats
généraux solides, a établi la topographie de ces
zones dans l'ordre suivant, en allant du centre à
la périphérie :

Le violet est aperçu avec un écartement de		35° 2
Le vert sombre	— —	42" 8
Le vert clair	— —	50"
Le rouge	— —	57°
L'orangé	— —	62"
Le jaune	— —	67"
Le bleu	— —	74"

C'est avec ces quelques données, unies à celles
de l'observation vulgaire, que nous tâcherons de
mettre un peu d'ordre dans les conceptions du
simple bon sens.

Rien de plus légitime que la tendance spontanée
à rapprocher la musique de la peinture; les analogies qui existent entre l'audition et la vision nous
seront d'un grand secours. Mais on a eu le tort de
vouloir assimiler directement la couleur au son,
c'est-à-dire de leur donner des conditions objectives identiques. Il se peut que la lumière se

réduise à des vibrations, mais il ne fallait pas
commencer par cette affirmation; il fallait étudier
la couleur en elle-même telle qu'elle se présente
naturellement.

Or, il existe entre le son et la couleur une différence fondamentale; le son est un phénomène
temporel, c'est-à-dire qu'il peut s'étudier en termes
de durée. Nous avons vu combien étroitement la
durée d'un son est liée à ses autres caractéristiques
et combien il est facile d'observer les vibrations
sonores; de plus, la structure même de l'oreille
indique la production de phénomènes vibratoires.
Au contraire, la *lumière est un phénomène essentiellement extensif.* On peut mesurer la vitesse de sa
propagation par des procédés indirects; mais que
les sensations lumineuses soient ou non des phénomènes d'oscillation, jamais elles ne se présentent
comme telles. La durée d'une sensation lumineuse
n'influe pas directement sur sa nature. Au contraire,
étant donnée une source lumineuse, l'intensité varie
avec l'*étendue* de la *surface* éclairée. De même,
dans la rétine, les cônes sont plus ou moins denses,
plus ou moins rares dans un espace donné.

Pourvu que nous retenions cette différence capitale, rien ne nous empêche de reconstruire point
par point la théorie de la couleur par analogie avec
celle du son.

Nous avons dit que, pour le son, intensité et qualité
dérivent également de la vitesse d'un mouvement,
mais suivant des modes différents. Nous considérerons l'intensité et la qualité de la lumière comme
dérivant toutes deux du degré de concentration ou
de dispersion du faisceau lumineux, tombant sur
une surface donnée de la rétine.

En effet, les rayons concentrés par une lentille
font sur la rétine une impression plus vive; quand
on regarde à travers un grillage, un voile de gaze,

des verres fumés, la clarté diminue parce qu'il tombe sur la surface rétinienne un moins grand nombre de rayons. Or, la production d'un spectre, soit par réfraction, soit par diffraction, est aussi toujours accompagnée de dispersion. On peut presque saisir sur le fait le rapport de la qualité et de l'intensité : comme les peintres le savent bien, deux nuances très voisines paraissent deux tons différents d'une même couleur; ils se servent souvent d'une telle illusion ; ils ombrent le rouge écarlate avec du rouge carmin, le jaune paille avec du jaune doré, etc.

Les variations de lumière dans certaines conditions font aussi varier les nuances ; ainsi, quand on superpose des verres jaunes, ils paraissent par transparence de plus en plus sombres et de plus en plus rouges. Dans une lumière artificielle peu intense, le vert paraît bleu et le jaune d'or rose.

Ces observations sont corroborées par les remarques des physiologistes sur les rapports entre chaque couleur et les degrés d'intensité, sur la disposition des cônes dans la rétine, et la cécité de certaines zones pour certaines couleurs.

Nous ferons une hypothèse qui semble d'accord avec les conditions extérieures et intérieures connues.

La couleur est un contraste entre deux intensités lumineuses ou (en termes de peinture) entre *deux gris*, trop intimement mêlés pour que la différence soit aperçue par les bâtonnets, mais distingués par les cônes. *La couleur correspond à l'intervalle musical*, différence entre deux sons de hauteur déterminée, mais ici la distance-unité ou octave est fixe comme dans le cas de la forme angulaire; elle est limitée par le contraste maximum (probablement entre le blanc et le noir à peu près purs) et le contraste minimum. Chaque contraste entre deux gris donne naissance aux deux couleurs complémentaires, suivant que la quantité de l'un des gris est plus ou moins grande que celle de l'autre.

On obtient, en effet, des impressions de couleur en faisant tourner des disques en partie noirs et en partie blancs. De plus, cette hypothèse explique le lien existant entre les contrastes de couleurs et les contrastes de gris. Quand on regarde un point blanc sur un fond noir et qu'on ferme les yeux, on voit un point noir sur du blanc, parce que la région rétinienne, fatiguée par le blanc, s'émousse ; l'autre, spontanément active, cause des sensations de lumière. Le même phénomène se produit quand on regarde une couleur et qu'on voit ensuite intérieurement sa complémentaire ; la partie des cônes émoussée par l'impression du gris le plus clair, le voit plus sombre et l'autre partie le voit plus clair d'où l'interversion du contraste.

Deux complémentaires juxtaposées se renforcent en faisant ressortir, par comparaison, le contraste égal mais inverse dans les deux couples de gris. Mélangées, elles forment du gris parce que les deux contrastes s'annulent. Deux couleurs non complémentaires mélangées forment une troisième déterminée par le nouveau rapport entre les deux gris ainsi formés.

En nous guidant sur la topographie de l'œil pour la vision des couleurs, le bleu et le jaune seraient produits par la différence maxima, car pour être perçue avec une lumière faible, il faut, semble-t-il, une différence assez grande ; les caractères particuliers du bleu et du jaune indiqueraient, en outre, que dans le premier le noir prédomine et le blanc dans le second. Pour des raisons analogues, on peut probablement regarder le pourpre et le vert comme correspondant à la différence minima. Entre ces deux extrêmes, la suite continue des différences serait représentée alternativement par les deux quarts de cercles contigus dans le cercle chromatique, toutes les complémentaires étant contenues dans les deux quarts de cercle opposés. Représentant les nuances du jaune au pourpre par a_1 b_1 c_1 d_1... et leurs complémentaires du bleu au vert par a'_1 b'_1 c'_1 d'_1...; les nuances du jaune au vert par a_2 b_2 c_2 d_2... et leurs complémentaires du bleu au pourpre par a'_2, b'_2, c'_2, d'_2..., la série continue des différences peut être indiquée comme suit : a_1 a'_1, a_2 a'_2, b_1 b'_1, b_2 b'_2, c_1 c'_1, c_2 c'_2..., etc.

Nous ne donnons ces indications hypothétiques que pour mieux expliquer le principe général. Il faudrait, pour obtenir des déterminations précises, perfectionner les expériences déjà ébauchées avec des disques. On obtient assez facilement des impressions de bleu et de jaune; il faudrait expérimenter avec divers gris déterminés avec exactitude pour produire le cercle entier.

Quoi qu'il en soit, notre hypothèse semble la plus simple qu'il soit possible de former avec les données que nous possédons. Quant à la production exceptionnelle par réfraction ou par diffraction de certaines suites partielles de nuances, elle ne s'oppose à aucun fait physique connu. Elle indiquerait simplement le rôle de l'interférence dans toute dispersion colorée quelconque, et dans le cas particulier de la réfraction, l'adjonction au centre, habituellement assigné à la région du jaune, d'un centre secondaire dans la région du bleu, fait assez semblable aux phénomènes de double réfraction.

Sur cette théorie on peut établir une esthétique de la lumière, analogue à celle du son. La forme lumineuse est, comme les autres formes esthétiques, décomposable en formes plus simples. La lumière naturelle s'offre aux yeux dans toute sa

richesse, les différences d'éclairage se mêlant intimement aux différences de couleurs. C'est à chaque
moment un timbre lumineux spécial dont la complexité ne se prête pas directement à l'analyse. Mais
la réfraction et la réflexion par certains objets,
aidées de la constitution de la rétine, opèrent des
décompositions que l'esprit perfectionne. De la dispersion irrégulière se distingue la dispersion régulière, le gris uni, comme le son du bruit, et avec
la série des gris contrastés ou couleurs, le génie
esthétique reconstitue la forme lumineuse, suivant
les degrés de complexité habituels. Il considère le
gris, abstraction faite de toute question d'intensité
ou de relief, pour sa valeur intrinsèque ; il compare des gris différents en les juxtaposant, et forme
ainsi des mélodies lumineuses simples ; mais en
rapportant leurs différences à l'unité, ou distance
du contraste maximum au contraste minimum, il
distingue des couleurs et, en les juxtaposant, forme
de véritables accords.

Quoique la gamme des couleurs soit fermée, elle
admet des tonalités nombreuses, car, comme nous
venons de le voir, la série des gris peut aussi être
considérée, en elle-même, comme renfermant des
degrés différents de gris, abstraction faite des couleurs. En combinant les deux points de vue, on
obtient de vraies modulations qui donnent l'illusion
du timbre lumineux, sans jamais le réaliser entièrement. Pour obtenir un tel résultat, il faut des
volumes peints, tout comme il faut à la musique
les divers instruments de l'orchestre.

Comme nous l'avons remarqué pour la musique,
la mélodie lumineuse se rattache en partie à l'activité, car, malgré l'appréciation tout intellectuelle
des valeurs, il reste un sentiment d'intensité qui
est accompagné de mouvements réels des muscles
pupillaires ; quand on parcourt du regard un

tableau, les différences de clarté déterminent des contractions et des dilatations de l'iris; il importe d'autant plus de ne pas négliger ce fait que, comme on l'a montré, les mouvements de la pupille sont étroitement liés aux émotions. De plus, les divers degrés de gris, servant aussi à indiquer les ombres, ne se dégagent jamais entièrement d'un certain sentiment de relief, ce qui rattache la mélodie lumineuse à l'esthétique de la motricité; de même, la mélodie musicale se lie étroitement à la notion de temps.

L'appréciation des combinaisons de couleurs est, au contraire, essentiellement intellectuelle; l'immobilité du regard embrassant les nuances juxtaposées, est d'ailleurs nécessaire au jugement de l'accord lumineux.

La synthèse des deux formes plus simples, dans le clair-obscur coloré, entraîne naturellement celle des fonctions auxquelles elles se rattachent.

Plastique et Poésie.

La poésie et la plastique ont, aussi bien sous le rapport de la sensibilité spéciale que sous celui de la motricité, des règles propres qui, quoique moins précises, ne sauraient être passées sous silence. Ce sont, pour ainsi dire, les arts du timbre, sonore ou lumineux.

Ce qui fait la beauté d'une phrase, ce n'est pas seulement son rythme, c'est l'harmonie des syllabes. Or, comme on l'a montré, il s'agit d'une succession de timbres différents déterminés par les divers volumes du résonnateur buccal dans l'émission, et les divers genres de frottements par le

passage de l'air, le choc des dents et de la langue,
dans l'articulation des consonnes.

La complexité de cet art empêche toute classification absolue, tout système de divisions précises.
Mais elle admet une certaine régularité. La question offre quelque intérêt parce qu'on a essayé de
classer les mots. D'un côté, les poètes ont tenté
d'assimiler des sons et même des lettres à des
notes ou à des couleurs. D'autre part, à la suite
de Helmholtz, les physiciens ont cherché à déterminer la valeur musicale des voyelles, soit pures,
soit accompagnées de consonnes. Ni les uns ni les
autres ne semblent avoir rendu de grands services
à la poésie. Les analogies que croient apercevoir les
premiers sont trop arbitraires pour mériter un
examen sérieux. Aux autres, on peut faire observer
que, pour apprécier la beauté d'une phrase, on ne
saurait se borner à la considération des sons ; il
faut tenir compte des mouvements nécessaires
pour les articuler. Un mot est agréable non seulement parce qu'il plaît à l'oreille, mais parce qu'il
est facile à prononcer. Même chez l'auditeur, le son
des mots éveille une ébauche d'articulation et un
son lui paraît agréable, tout autant parce que la
prononciation en est facile, que parce que le son
lui plaît.

Pour étudier les sons articulés, il faut, comme
pour la métrique, envisager une phrase dans son
ensemble. Une phrase est agréable, si les consonnes ne sont pas trop accumulées, et les voyelles
assez nombreuses pour permettre l'articulation sans
effort.

On peut classer ainsi les consonnes des langues
occidentales :

	LABIALES			LINGUALES		
	fortes	faibles	dentales	palatales		gutturales
c. dures	p	f	t	s ch		k
c. douces	b	v	d	z j g (ge)		g (ga)
voy.-cons.		m	n	r (roulé) l		r (grasséyé)
	Sourdes.			Sonores.		

En général, on ne peut prononcer plus de deux consonnes dures à la fois ; on peut y ajouter une consonne-voyelle.

Une consonne dure et une consonne douce ne peuvent être articulées ensemble qu'avec difficulté.

Les consonnes faibles sont agréables avant les fortes, les palatales avant les dentales — n avant les dentales et palatales — r et l avant les linguales en général — r après les dentales et les gutturales — l après les gutturales.

Ces règles proviennent simplement des mouvements de l'articulation, qui ne doivent pas se gêner ni s'annuler.

Les consonnes concernent la partie harmonie de l'art de la parole. La suite des voyelles détermine un véritable chant de timbres différents que nuancent d'ailleurs les consonnes auxquelles elles sont liées. Si l'on veut, dans les limites imposées par la complexité de ces sons, instituer une sorte de gamme, ce n'est pas seulement sur le bruit entendu, mais sur la manière de l'émettre qu'il faut se baser.

Or, on obtient des voyelles en modifiant la position des lèvres et en réduisant au minimum les mouvements de la langue. En ouvrant la bouche toute grande, il vient un A ; puis, on peut la fermer progressivement, suivant deux ordres différents de mouvements, soit en écartant les coins de la bouche, soit en rétrécissant le cercle formé par les lèvres et en avançant la mâchoire; dans le premier mouvement, on émet la série a, è, é, i (anglais) i (français); dans le second, la série a, o, ou, eu, u. Cette double série forme une sorte de cercle, l'i et l'u français étant deux voyelles très voisines.

Considérant ensemble voyelles et consonnes, on observe que les groupes de consonnes devraient surtout se trouver dans l'intérieur de la phrase, étant moins durs quand ils sont à la fois préparés et résolus par des voyelles. Au début et à la fin, une seule consonne est plus agréable. En règle générale, une phrase est d'autant plus esthétique que voyelles et consonnes sont plus variées.

Ces règles, bien entendu, ne concernent que l'élégance de la phrase; il peut être utile, pour produire certains effets précis, de les enfreindre momentanément, d'accumuler les consonnes, de les répéter, de répéter les voyelles, etc.

L'orchestration est étroitement liée à l'esthétique de la phrase articulée, étant elle aussi un jeu de timbres. C'est une sorte de reconstitution de la parole humaine par les instruments de musique. Ceux-ci pourraient se classer un peu comme les sons articulés. Les consonnes sont représentées par les instruments à percussion; les instruments à corde se rapprochent du son a par la plénitude et la richesse de leur timbre; les cuivres appartiendraient à la série plus éclatante des e, i; les bois à la série plus sourde des o, ou. On pourrait ainsi appliquer à l'orchestre certaines règles générales de la phrase articulée.

La coloration des objets dans l'espace a beaucoup perdu de son importance, puisque l'architec-

ture et la sculpture la dédaignent aujourd'hui.
Cependant, c'est seulement par la coloration dans
l'espace qu'on obtient un véritable jeu de timbres
lumineux, une orchestration des couleurs.

En effet, le timbre provient d'une foule de couleurs combinées avec des degrés de clarté divers et
dont la multitude est devinée à travers la lumière
infiniment riche de l'ensemble. L'éclat agréable
des couleurs changeantes, de certaines étoffes, du
duvet de certains oiseaux, nous font saisir directement ces conditions, comme certaines cloches les
conditions du timbre sonore. Et l'effet obtenu, ne
l'oublions pas, provient d'une certaine activité;
c'est parce que l'objet se déplace, parce que nous
nous déplaçons nous-mêmes ou parce que la
lumière ambiante varie, que les composantes lumineuses se laissent entrevoir à travers la résultante
générale.

La peinture en surface plane ne saurait y arriver;
on l'a tenté en entassant les couleurs; mais ce
n'est plus de la peinture; c'est une ébauche de bas-
relief. La peinture dans l'espace remplit seule les
conditions voulues. Même les monuments et les
statues modernes, quoique de couleur unie, ob-
tiennent par réflexion de la lumière ambiante sous
des angles très variés, des jeux de timbre. Mais là
où il est aujourd'hui permis de mieux étudier cet
art, c'est dans la fabrication des étoffes, l'arrangement des vêtements, des tentures, etc. C'est, en
effet, par le mélange des tissus dont chaque fil
réfléchit différemment la lumière, suivant la position, qu'on obtient des effets de couleurs chatoyan-
tes, de timbres riches; la mobilité des étoffes qui
s'agitent au moindre souffle en augmente encore
la beauté. Malheureusement, comme on l'a remarqué, on recherche trop aujourd'hui les teintes
unies, transportant à l'art de l'espace à trois dimen-

sions une simplicité avantageuse seulement dans la peinture.

Il ne semble pas que cet art comporte d'autres règles que celles qu'il est possible de déduire de l'esthétique picturale.

DEUXIÈME SECTION : ARITHMÉTIQUE ESTHÉTIQUE

CHAPITRE PREMIER

PRINCIPES D'HARMONIE

Conditions extatiques.

Le travail de simplification que nous venons de suivre a pour objet de préparer l'activité et les impressions des sens à l'établissement de rapports abstraits, principale condition de l'état extatique.

Les simplifications des données de l'intelligence, isolement des sens, isolement d'une qualité dans chaque ordre d'impressions, série continue d'impressions de chaque qualité isolée, ont directement pour effet la concentration de l'esprit sur de tels rapports. Cette concentration est encore augmentée par la simplification parallèle et l'intellectualisation de l'activité. Mais, ce n'est là qu'une des conditions favorables à l'émotion. Il faut, d'autre part, pour produire le choc émotif, retrouver le détail complexe, qualitativement riche, auquel répond le mouvement désordonné, la réaction impulsive de l'animal. De là la nécessité de rétablir sans cesse la richesse de l'impression et la variété des mouvements, exprimés ou simplement ébauchés.

L'esthétique a pour but de déterminer une gradation entre les deux extrêmes, sans laisser perdre de vue les rapports simples qui sont à la base de chaque système.

Dans chaque art, la complexité n'est jamais aussi grande que dans la réalité. Car il s'agit d'abord des sensations d'un seul sens et même. dans ces limites, rétablir la complexité naturelle, ce serait supprimer complètement la part de l'intelligence supérieure que nous voulons conserver.

La nature des simplifications, des rapports à établir à l'intérieur de chaque série d'impressions, et celle de la reconstruction des impressions réelles sont déterminées par les lois générales de la pensée abstraite et de l'imagination. Cependant, dans cette élaboration, il faut aussi tenir compte de la nature des organes employés; car ils impriment à toute la reconstruction une direction générale qu'il importe de définir d'abord.

La simplification de l'activité et des impressions sensibles qui la stimulent, est contraire à certaines tendances naturelles de l'individu. Les procédés esthétiques fondamentaux que nous venons d'étudier, tout en généralisant l'activité, réduisent considérablement l'exercice de chaque muscle, et restreignent le fonctionnement des organes des sens, en limitant le nombre d'éléments nerveux excités.

Or, tous les muscles ont besoin de s'exercer; l'œil est avide de voir, l'oreille d'entendre. Trop de repos est un supplice; l'obscurité et le silence prolongés peuvent devenir aussi pénibles que la faim.

Le besoin d'activité musculaire, le désir de voir

et d'entendre, appartiennent à ces multiples instincts dont l'effet est la conservation ou le développement de l'individu; ils ont tous une importance
capitale dans la lutte pour l'existence. Il faut à
l'activité des mouvements variés; les muscles
oculaires se plaisent à suivre des lignes compliquées, la voix s'impatiente de mélodies trop simples; l'oreille recherche les accords riches; l'œil,
en contemplant une forme plane, voudrait qu'elle
s'étende le plus possible sur la surface rétinienne;
aux formes rectilignes simples, il préfère celles qui
se rapprochent du cercle. Enfin, dans chaque
milieu subjectif, c'est toujours la forme la plus
complexe dont les organes recherchent la réalisation.

Ces tendances servent donc de guides spéciaux
au mouvement de la pensée esthétique, mais n'étant
que des auxiliaires, leur développement est naturellement limité par la nature des objets à représenter, et d'autre part par les conditions d'idéalité
exigées par l'émotion.

Dessinez un papillon volant vers nous. Ne cher-
chez pas à exprimer un vol rapide ou lent, donnez
simplement à l'insecte une forme élégante, classique, agréable à voir. Sans nul doute, les ailes ne
seront pas dans le prolongement l'une de l'autre;
elles ne se rejoindront pas au-dessus de l'insecte;
elles ne seront pas non plus trop rapprochées de
ces deux positions extrêmes. Elles auront une direction franche, et probablement tendront à former
à peu près un angle droit. Dessinez aussi un coureur avec le même souci de la pure élégance, de la
forme. Le pied levé ne sera pas trop près du dos,
il sera suffisamment écarté de la jambe tendue, et
aura aussi une position intermédiaire entre les deux
positions extrêmes.

Cette tendance naturelle de l'esprit manifestée

dans la contemplation esthétique, peut être étudiée
sous une forme plus générale, en considérant
abstraitement la série de tous les angles repré-
sentables.

Les deux droites qui forment un angle se confondent avec une droite unique, soit quand elles
sont très rapprochées, soit quand elles sont très
écartées. L'esprit qui fuit l'incertitude, l'indétermination, préfère les angles les plus francs, les
plus faciles à concevoir. Les angles trop aigus ou
trop obtus donnent l'impression de droites hési-
tantes, mal exécutées. L'esprit commence naturellement par choisir la position des deux lignes qui
diffère le plus de celles où elles se confondent avec
une droite unique. C'est la position perpendiculaire.

Mais une fois qu'il a fixé l'impression de l'angle
droit, une fois qu'il en a pris l'habitude, il se plaît
à des positions de plus en plus compliquées. Il n'y
a pas là de plaisir spécial qui pourrait être qualifié d'esthétique. Cette simplification spontanée
est l'application à la contemplation des formes,
des conditions fondamentales de la pensée abstraite, conditions favorables au développement de
l'émotion.

Dans chaque série continue de sensations d'un
même ordre, nous avons fixé une distance-unité,
limitée par deux degrés ayant entre eux un rapport
fixe. La pensée abstraite peut y établir certaines
divisions marquées par des degrés déterminés de
la série. Pour concevoir ces divisions, il faut
qu'elle s'arrête d'abord aux plus simples; une fois
celles-ci fixées, elle peut en établir de plus complexes, reliées aux premières par des rapports
simples; elle s'achemine ainsi par degrés, et, sans
perdre de vue les premières, vers des divisions de
plus en plus complexes.

On peut exprimer de la façon la plus précise

cette ascension graduelle. Représentons par une droite A B, la distance-unité quelconque, et étudions d'abord le degré de complication pour chaque intervalle simple, c'est-à-dire ayant 1 comme numérateur. Le degré de complication est marqué à la fois par la difficulté de la conception de la fraction, et celle de son exécution graphique. La division la plus simple à concevoir, à imaginer et à exécuter, est la division de l'unité en deux parties égales; l'intervalle le plus simple est l'intervalle $\frac{1}{2}$. La complication croît en raison directe du nombre de termes qu'il faut avoir présents à l'esprit pour les déterminer entièrement. Aussi ne suit-elle pas la série des nombres. $\frac{1}{6}$ est en réalité plus facile à concevoir et à représenter que $\frac{1}{5}$, car il suffit de diviser l'unité en trois parties égales et le premier tiers en deux, ce qui fait seulement quatre termes à considérer, cinq en comptant l'unité. Donc, la complication croît suivant la série des nombres premiers; les multiples de chaque nombre premier forment une nouvelle série, dont les termes successifs présentent les mêmes degrés de complication que les nombres premiers succédant à celui qui en forme la base. Mais dans chacune de ces séries, les puissances de ce nombre sont beaucoup plus simples que ne l'indique leur rang; aussi, faut-il construire sur chaque nombre premier une troisième série, formée des puissances de ce nombre, et dont la complication croît comme la suite des nombres premiers qui lui succèdent. Ainsi, l'intervalle $\frac{1}{4}$ ou $\frac{1}{2^2}$, ne demande que 3 termes, y compris l'unité; $\frac{1}{8}$ ou $\frac{1}{2^3}$, n'en demande que 4; $\frac{1}{16}$ ou $\frac{1}{2^4}$, seulement 5, etc. Ajoutons enfin que chaque intervalle présente autant de degrés différents de complication qu'il contient de diviseurs entiers, car ceux-ci représentent autant de manières différentes suivant lesquelles on peut se les représenter ou les exécuter, mais on recherche toujours la manière la plus simple. On peut indiquer dans les colonnes suivantes les premiers degrés de complication :

Nombre de termes.	1	2	3	4	5	6	7	8	9	10	11
Divisions		$\frac{1}{2}$	$\frac{1}{3}$	$\frac{1}{6}$	$\frac{1}{5}$	$\frac{1}{10}$	$\frac{1}{7}$	$\frac{1}{14}$	$\frac{1}{25}$		$\frac{1}{11}$
			$\frac{1}{4}$	$\frac{1}{8}$	$\frac{1}{9}$	$\frac{1}{24}$	$\frac{1}{15}$				
					$\frac{1}{12}$						
					$\frac{1}{16}$						

L'appréciation d'un intervalle implique un double mode d'activité mentale : la division de la donnée sensible ou purement imaginative, de la distance-unité, et sa reconstitution par l'addition répétée, et quand il y a lieu, par la multiplication de la fraction trouvée. Sur ce mouvement de va-et-vient est basée la conception abstraite de l'intervalle.

La part de l'abstraction et celle de l'imagination prennent des proportions différentes, suivant que la division ou l'addition prédomine, c'est-à-dire suivant que la distance totale est prise comme unité ou que la fraction lui est substituée.

Cette différence est sensible quand il s'agit de plusieurs intervalles. Soient deux intervalles $\frac{1}{5}$ et $\frac{2}{5}$. Nous pouvons ou maintenir présent à l'esprit le rapport de chacun à l'unité, ou bien une fois le cinquième fixé dans l'esprit, laisser de côté l'unité et regarder les deux intervalles comme une suite de deux distances égales. Le premier point de vue est plus abstrait et demande un effort mental plus considérable.

L'ordre de complexité des groupes d'intervalles est différent suivant que l'on apprécie par division ou par addition, c'est-à-dire suivant que l'abstraction ou l'imagination prédomine. Les groupes formant des séries régulières, comme $\frac{1}{5}, \frac{2}{5}, \frac{3}{5}$... sont toujours plus simples que ceux qui forment des suites irrégulières, comme $\frac{1}{5}, \frac{1}{2}$...; mais, parmi les séries régulières, la plus simple pour l'imagination est une série arithmétique, la plus simple pour la raison abstraite, une série géométrique. Si nous divisons l'unité en 5 parties égales, nous avons une série arithmétique de 5 degrés ; pour l'apprécier en nous aidant de l'imagination, nous n'avons qu'à monter de degré en degré en répétant l'unité nouvelle $\frac{1}{5}$. Si nous voulions rapporter chaque degré à l'unité primitive 1, nous aurions une suite très compliquée d'intervalles ayant entre eux des rapports tous différents. Au contraire, si nous divisons l'unité suivant la série

$$1 \quad \frac{1}{2} \quad \frac{1}{4} \quad \frac{1}{8} \quad \frac{1}{16}$$

tous les intervalles sont liés entre eux par un même rapport,

$$\frac{1}{2} = \frac{2}{4} = \frac{4}{8} = \frac{8}{16} \cdots$$

et c'est ce rapport qui caractérise la série. Il est bon de remarquer que l'exécution graphique est également beaucoup plus simple que pour la série arithmétique.

Quoique la série des divisions de l'unité par ordre de complexité croissante soit indéfinie, elle est, en fait, très limitée, et pour la raison et pour l'imagination. Le nombre de termes devient vite trop grand pour que leurs rapports soient simultanément conçus, ou pour que l'esprit en ait une représentation nette. Il est dès lors obligé de substituer des signes aux groupes de perceptions trop complexes, et alors la pensée analytique intervient.

La raison abstraite ne peut s'étendre à plus de trois termes à la fois, qu'elle s'applique à des qualités ou à des quantités. On ne peut comparer que deux objets à la fois, distingués par deux caractères différents et rapprochés par un caractère commun ; de même on ne peut apprécier un développement que d'après la considération de l'état primitif et l'état final réunis par l'état intermédiaire ; l'esprit ne peut faire d'opérations plus complexes sans le secours de signes. Cette limite est encore plus visible quand l'esprit ne considère que des quantités. Dans un problème à plusieurs variables on ne peut comparer que deux variables à la fois rapportées à une constante ; dans la détermination d'une progression on ne peut considérer que trois degrés à la fois. Pour employer des termes hégéliens, l'esprit n'examine à la fois qu'une seule thèse et une antithèse pour en faire la synthèse ; celle-ci résulte de l'affirmation d'un rapport soit statique, soit dynamique.

Quand l'esprit se borne à considérer la simple coexistence ou la succession d'objets réels ou imaginaires, le nombre peut être plus étendu, mais il reste très limité. Taine parle de 4, 5 ou 6 objets tout au plus ; au-delà, nous répartissons les objets par groupes, et une fois le contenu du groupe déterminé, nous n'en conservons que le signe général. Il se peut que nous nous représentions nettement jusqu'à six objets distincts ; mais, grâce à la divisibilité de ce nombre en deux ou trois groupes égaux, nous évitons habituellement de faire un effort inutile. Quant aux nombres supérieurs, l'emploi de signes semble indispensable, au moins pour la grande majorité des esprits. Le nombre 5 est donc la limite naturelle ; nous n'éprouvons pas de difficulté à reconnaître un groupe de cinq jetons placés au hasard dans un

espace restreint, sans les compter séparément. Au-
delà de ce nombre nous employons des signes qui
résument les groupes formés, et ceux-ci sont de
plus en plus confus à mesure que les nombres sont
plus élevés.

Nous pouvons donc établir trois degrés dans la
conception des divers intervalles dans chaque système esthétique. La raison saisit directement trois
intervalles, y compris celui qui sert d'unité. Pour
comprendre jusqu'à cinq intervalles, nous devons
nous servir de la perception ou de l'imagination.
Pour comparer des rapports plus complexes, nous
devons considérer comme des signes les divers
degrés de la gamme, degrés dont le caractère
physique seul se fixe dans la mémoire et peut être
reconnu.

Tout ce que nous avons dit des groupes d'intervalles est en partie applicable à chaque intervalle
composé, c'est-à-dire dont le numérateur n'est
pas 1. En effet, pour apprécier un intervalle simple
ayant 1 pour numérateur, les autres divisions peuvent rester assez vagues; mais pour apprécier un
intervalle composé, il faut avoir nettement présents
à l'esprit les intervalles simples qui le composent;
ainsi, pour apprécier $\frac{3}{5}$, il faut se représenter les
trois cinquièmes dont il est formé. Néanmoins,
on peut, au lieu d'ajouter les fractions à partir du
premier degré A, les retrancher du dernier B, de
sorte que l'intervalle $\frac{d-1}{d}$ est presque aussi facile à
concevoir en partant du dernier degré que $\frac{1}{d}$ en
partant du premier; il s'y mêle cependant la notion
de *direction* qui introduit nécessairement un élément imaginatif.

Les groupes irréguliers, c'est-à-dire composés
d'intervalles n'ayant pas le même dénominateur,
sont rarement assez simples pour que l'on puisse
reconnaître directement leur caractère subjectif.

On pourrait peut-être faire exception pour les couples telles que $\frac{1}{3}$ et $\frac{1}{2}$, $\frac{1}{5}$ et $\frac{1}{2}$. Les rapports sont plus faciles à discerner si les intervalles sont placés dans deux octaves différentes, par exemple $\frac{1}{2}$ de la première, $\frac{1}{3}$ de la seconde.

Ce sont ces principes subjectifs qui doivent nous guider dans la reconstruction graduelle des impressions riches réclamées par les organes et nécessaires à la représentation de la réalité concrète.

Nous considérerons surtout la musique qui seule possède un système esthétique précis, mais sans omettre les arts de la vue, soit pour en faciliter la compréhension, soit en vue d'une généralisation utile.

La division de l'unité en deux parties égales ne constitue jamais un groupe d'impressions ayant une valeur esthétique définie. Il faut, en effet, au moins trois termes pour satisfaire la raison et *a fortiori* l'imagination. Par contre, la division en deux parties est importante comme point de départ de toutes les autres et joue dans chaque système un rôle fondamental.

Appliquée à l'esthétique de l'activité, elle donne une mesure à deux temps. Quoique cette mesure ait été adoptée par les musiciens, elle est rare; d'habitude, la mesure à deux temps est, en réalité, une mesure à quatre temps très rapide; pour battre une telle mesure, on compte souvent « un *et* deux *et*, un .... » Le mouvement un, deux, un, deux, représente un *rythme* réel tel que le pas du soldat, sans laisser ressortir assez la notion de *mesure* temporelle; un mouvement de marche n'est véritablement à deux temps que quand on en marque très fortement le rythme aux dépens de la mesure subjective. De même dans la métrique ancienne, le *pyrrhique*, formé de deux brèves, ne constituait pas un véritable pied, ou ne jouait ce rôle que rarement; Aristoxène le condamne; par contre, la division en deux était à la base même de l'ancienne métrique, puisqu'elle marquait le rapport entre les deux éléments constitutifs : la longue et la brève.

Appliquée à l'esthétique de la sensibilité, la division en deux est d'une importance encore plus marquée. En musique, elle donne la *quinte*, sur laquelle est construite toute l'harmonie. Note essentielle de toutes les gammes, cet intervalle caractéristique et si facile à reconnaître est un intervalle de préparation. On ne peut s'arrêter dessus, il annonce toujours un autre intervalle. C'est en partie pour cette raison qu'une suite de quintes est insupportable, chacune faisant espérer une conclusion qui ne vient pas; à la pauvreté et la monotonie d'une telle suite, s'ajoute le caractère transitoire, inachevé, de l'intervalle. Ses analogies avec l'angle droit sont frappantes; nous avons vu que c'est l'angle-type, l'angle par excellence auquel se comparent tous les autres, celui qui sert de base aux coordonnées habituelles. D'autre part, il n'est guère agréable en lui-même, il sert de cadre ou de soutien à des formes variées composées d'angles plus complexes.

L'ancienne mystique des nombres attribuait à 2 et, en général, au *pair*, des propriétés conformes à son rôle esthétique. Suivant les Pythagoriciens, le pair était le principe de l'indétermination, base de toute multiplicité, nécessaire à la création des êtres; il était l'élément du mal et se combinait avec l'impair, principe du bien, procédant directement de l'unité, pour former l'univers. De même dans le Yi-King des Chinois, les hexagrammes symbolisant les divers aspects de la réalité sont

nés de la division du Grand Extrème en deux
formes élémentaires. De ces deux formes, l'une est
représentée par une ligne droite, c'est le Yang,
principe actif, élément mâle, lumineux, fort; l'autre est représentée par une ligne coupée en deux,
le Ying, principe passif, élément femelle, obscur,
faible.

Après la quinte, et ce qui correspond à la quinte
dans les divers systèmes, les intervalles les plus
simples sont déterminés par les plus simples divisions de l'unité.

La mesure musicale comporte la division de
l'unité générale en 3, 4, 5 temps et plus rarement
7. La mesure à 5 temps, familière aux anciens, s'introduit encore épisodiquement dans certains mouvements modernes. La mesure à trois temps donne
naissance, suivant une progression géométrique, à
la mesure à 9 temps; et la mesure à 4 temps aux
mesures à 8, 16 et même 32 temps. De leur combinaison procèdent les mouvements à 12 et 24 temps,
auxquels il faut ajouter la mesure à 6 temps formée de la division en 3 et 2. Dans tous ces mouvements, la mesure fondamentale à 3 ou 4 temps
reste perceptible grâce à des accents secondaires
qui forment des groupes égaux à l'intérieur de chaque mesure. Autrement, les divisions seraient trop
complexes, et ne serviraient plus à établir un ordre
rationnel dans la suite des sensations. Les mesures
à trois et quatre temps, tellement employées par
les anciens, restent ainsi la base de toute mesure
générale, considérée indépendamment du nombre
et de la position des sons exprimés.

Quant à la division de l'octave-unité, il est bon
de rappeler que les intervalles musicaux sont exprimés subjectivement, d'après les différences entre
chaque degré et les degrés extrêmes de la gamme.
Pour retrouver ces intervalles subjectifs, d'après

les rapports fournis par l'acoustique, il suffit, comme nous l'avons fait, de réduire les fractions au même dénominateur, de retrancher la tonique de chacune et de rapporter chaque différence à la différence totale entre l'octave et la tonique, ou en d'autres termes à la tonique elle-même, puisque d'après le système acoustique, elle est la moitié de l'octave. La gamme diatonique majeure, représentée selon les physiciens par la suite

$$1 \quad \frac{9}{8} \quad \frac{5}{4} \quad \frac{4}{3} \quad \frac{3}{2} \quad \frac{5}{3} \quad \frac{15}{8} \quad 2$$

sera représentée subjectivement par la série

$$0 \quad \frac{1}{8} \quad \frac{1}{4} \quad \frac{1}{3} \quad \frac{1}{2} \quad \frac{2}{3} \quad \frac{7}{8} \quad 1$$

$\frac{1}{8}$ veut dire que la seconde est à $\frac{1}{8}$ de la distance-unité A B, quel que soit le chiffre absolu que représentent ces points extrêmes, et ainsi des autres.

Les intervalles les plus simples dans l'échelle de complexité croissante, définie plus haut, correspondent aux degrés les plus importants de la gamme. L'octave ou unité a été divisée en 3, 4 et 5 parties égales qu'indiquent dans le ton d'ut les notes suivantes :

      ut fa la ut   = suite de 3 tiers.
      ut mi sol si$^{b'}$ ut   = suite de 4 quarts.
      ut mi^b sol^b la^b si$^{b'}$ ut = suite de 5 cinquièmes.

On reconnaît, dans ces trois groupes, des formes sonores analogues aux formes superficielles du triangle équilatéral, du carré et du pentagone.

---

1. Il existe, suivant les différents auteurs, trois valeurs pour cette note si^b, c'est-à-dire trois septièmes mineures : $\frac{7}{4}$. (Lavignac, système basé sur les harmoniques) $\frac{16}{9}$ (adopté habituellement en acoustique) $\frac{9}{5}$ (Blaserna). Suivant le point de vue, toutes trois ont leur raison d'être.

De chaque groupe dérivent des divisions plus complexes, dont quelques éléments seulement sont employés. Du premier procède la division en 9 dont il existe $\frac{1}{9}$ (seconde mineure) et $\frac{7}{9}$ ou $1 - \frac{2}{9}$ (septième mineure $= \frac{16}{9}$). Du second procède la division en 8 dont on a gardé dans la gamme diatonique $\frac{1}{8}$ (seconde majeure) et $\frac{7}{8}$ ou $1 - \frac{1}{8}$ (septième majeure ou sensible). De la division en cinq parties dérive le demi-ton moderne $\frac{1}{15}$. La deuxième note de la gamme tempérée de 12 notes est très rapprochée de l'intervalle subjectif relativement simple $\frac{1}{12}$. D'autre part, les rapports adoptés par les modernes pour établir les dièses et les bémols sont $\frac{25}{24}$ et $\frac{24}{25}$. Il en résulte que, mesurée subjectivement, la distance fa — fa $\sharp$ est représentée par $\frac{1}{24}$ et la distance si — si $\flat$ par $\frac{1}{25}$, deux rapports encore peu complexes.

L'esthétique générale du nombre s'applique aussi aux groupements des degrés de la gamme. Une couple de deux degrés seulement n'a pas de caractère esthétique déterminé, parce qu'il faut à l'esprit au moins trois termes pour saisir un rapport et porter un jugement ; une simple couple reste indéfinie, il faut trois degrés pour produire une forme définie, pour déterminer un *accord*. De même, avec trois angles, nous formons la figure fermée la plus simple, le triangle. Au delà de trois degrés, il faut le secours de la pensée concrète ; les groupes de 4 et 5 degrés sont en musique des *accords dissonants*, en géométrie des polygones. Au delà de ce nombre, on ne saurait plus apprécier que le caractère physique des accords.

Ces règles s'appliquent aux degrés d'un même ordre, c'est-à-dire procédant d'une seule série de divisions régulières ; la réunion de degrés de deux ordres différents implique la conception d'un nombre de degrés plus grand que celui des degrés exprimés.

La division en trois parties fournit un premier accord, en musique l'accord de quarte-sixte, auquel correspond, dans le dessin, le triangle équiangle. On en obtient d'autres en prenant seulement deux divisions aux groupes suivants. Le plus important de ceux-ci est le groupe *ut mi sol ut* ou accord parfait majeur, qu'on peut dériver du tétracorde *ut mi sol si* [b] (*ut*), tout comme, en divisant le carré en deux triangles, on obtient le triangle rectangle isocèle, forme très simple, facile à reconnaître et d'un emploi fréquent. En musique cet accord est, en fait, plus important que l'accord quarte-sixte qui devrait être, semble-t-il, l'accord fondamental ; mais l'accord parfait est, en réalité, le plus abstrait, le plus saisissable à la raison pure, car il forme une progression géométrique, et comme tel, il peut être constitué directement sans dériver du tétracorde *ut mi sol si* [b]. L'importance relative des deux accords dépend du point de vue auquel on se place. Des formes *superficielles*, plus concrètes, que la pensée abstraite ne saurait parfaitement saisir, la plus simple est l'accord de trois divisions égales ; au contraire, en musique où les formes linéaires sont plus importantes, la figure fondamentale est l'accord de trois degrés en progression géométrique. La différence est facile à saisir, d'après les deux positions les plus simples du triangle rectangle isocèle.

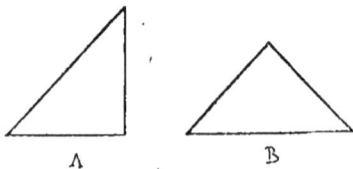

A   B

Dans la position A, favorable à la comparaison des deux angles observés successivement, le triangle parait d'une grande simplicité, mais dans la position B, plus favorable à la vue d'ensemble, il ne parait plus qu'un triangle isocèle quelconque et d'une complexité assez grande, en comparaison du triangle équiangle.

Les Grecs, en faisant de la *quarte* l'unité musicale, s'étaient placés au point de vue plus concret, et tout en connaissant l'accord parfait, ne lui avaient pas attribué la même importance que les modernes. Ceux-ci ont adopté le point de vue linéaire plus abstrait.

Dans toute série de caractère surtout linéaire ou temporel, l'accord parfait joue un rôle prépondérant; on sait l'usage qu'on a fait dans la métrique du dactyle et de l'anapeste (— ∪ ∪, ∪ ∪ —). C'est encore le même groupe que forment, d'après les symboles linéaires du Yi-King, les éléments premiers de l'univers : comme nous l'avons vu, le *grand extrême* est d'abord divisé en deux parties, dont l'une forme le Yang, tandis que le Ying est encore divisé en deux.

L'accord parfait majeur et l'accord de quarte-sixte sont d'ailleurs étroitement liés; ils forment ensemble les quatre intervalles du tétracorde grec

et ils sont complémentaires l'un de l'autre : rapporté à l'octave, l'accord quarte-sixte est un accord parfait majeur. Ce sont les deux accords par excellence des conditions extatiques de l'émotion.

Avec la division de l'unité en quatre parties, on forme encore l'accord *ut sol si*ᵇ *ut* ou accord de quinte diminuée. De la division en 5 dérivent, en prenant les deux premiers degrés, l'accord *ut mi*ᵇ *sol*ᵇ *ut*, analogue au précédent, et en prenant le premier et le troisième degrés, *ut mi^b la^b* (*ut*), accord formé des deux notes caractéristiques de la gamme mineure, accord de tierce-sixte mineures. Comparant ces accords aux figures géométriques, on trouve qu'ils sont assimilables aux deux espèces de triangles que forment les diagonales d'un pentagone régulier.

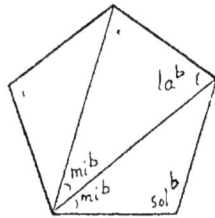

L'accord de tierce-sixte mineures est d'une grande importance esthétique. Il constitue le lien entre les formes abstraites propres à l'extase, et les formes imaginatives servant de passage d'une perception concrète à une autre. Forme trop concrète pour la raison pure, elle offre cependant à l'imagination une part très réduite, grâce à la suppression de deux termes, et la simplicité du rapport unissant les distances ainsi obtenues.

Cette forme est familière à l'antiquité. C'est celle du bacchius ∪ — —, ou de l'antibacchius — — ∪ (si on descend la série sonore), pied qui entre dans beaucoup de mètres, et qui est le type de la mesure à cinq temps. Sur cette forme repose également la gamme diatonique grecque, fondée sur la quarte comme unité. Les subdivisions de celle-ci étaient marquées par les quatre intervalles fondamentaux,

tierce, quarte, quinte, sixte qui forment entre eux
une quarte[1]. Or, la distance de *mi* à *la* est divisée
par *fa* et *sol* en trois parties, suivant le même rapport que le bacchius et l'accord de tierce-sixte mineures; on a la suite 1 + 2 + 2. C'est là une
transition entre les deux accords majeurs fondamentaux, une synthèse des deux. Nous verrons
l'usage qu'en a fait la mélodie grecque.

On peut former des accords de 4 notes avec le
second groupe de divisions simples et les quatre
premiers degrés du troisième groupe :

> ut mi sol si♭ (*ut*)
> ut mi♭ sol♭ la♭

Le premier est identique à l'accord dit de septième de dominante (sol si ré fa). Dans le système
moderne, cet accord se rapporterait au ton de fa,
mais rien n'empêche de le considérer comme une
formation naturelle du ton fondamental (ut). Les
quatre notes dont il se compose semblent d'ailleurs
très primitives. M. Grosse remarque que chez les
Bochimans, d'après Lichtenstein: « Il n'y a que
trois intervalles entre la tonique et l'octave. Le
premier est au moins un peu au-dessous de notre
tierce majeure, le second à peu près à mi-chemin
entre notre quinte majeure et notre quinte mineure, et le troisième entre la sixte majeure et la
septième mineure[2]. » N'y a-t-il pas là un effort pour
diviser l'octave en quatre parties égales ?

Le second accord de quatre notes est analogue
au premier renversement de l'accord de septième

---

1. Cette forme paraît être très ancienne. Nous possédons une flûte en roseau des indigènes de Formose ; elle est percée de quatre trous au moyen
d'une pointe rougie au feu. Les cinq notes ainsi formées peuvent s'écrire :
mi fa sol la et *do*, note supérieure de la distance octave d'où le tétracorde est dérivé.

2. *Loc. cit.* p. 278.

de dominante, si, ré, fa, sol, en bémolisant légèrement le fa. Si on employait un tel accord dans
le ton fondamental, on resterait encore dans les
limites de l'idéalisation esthétique.

Cherchant des groupements toujours plus riches,
les musiciens ont formé des accords dissonants
de 5 et 6 sons. Mais il n'est guère possible d'apprécier que leur caractère physique. On a simplement ajouté aux accords précédents des notes de
l'octave supérieure. C'est ainsi que, pour former
l'accord de 9e, on a ajouté au groupe ut mi sol si b
la note ré ou réb de l'octave supérieure; on peut
remarquer cependant que la distance ut, ré, est
égale à chacune des quatre divisions de l'octave
inférieure ut ut,, ce qui laisse encore une certaine
simplicité à cette formation.

Tous les accords employés en musique peuvent
se ramener aux accords simples que nous venons
d'établir. Les musiciens ne font que combiner ces
formes primitives, prenant des éléments aux uns
et aux autres, pour créer des formes nouvelles.
Ceci permet une classification des accords, indépendante de toute question de renversement et
mettant en relief leur valeur subjective que dissi-
mule le système tonal.

L'application des règles de l'harmonie à tous les
arts semble justifiée, puisqu'elles sont fondées sur
les lois générales de l'esprit. Elles ne sauraient sans
doute avoir la même importance pour les œuvres où
prédominent les idées ou les images, et où il faut
savoir subordonner la technique de la forme à la
clarté de la pensée ou l'exactitude de la représentation. Mais c'est seulement une question d'importance relative; la technique ne doit pas être sacrifiée.
D'autre part, les arts de l'ouïe ne devraient pas
détenir le monopole des règles rigoureuses; pour
acquérir la puissance émotive dont elles sont sus-

ceptibles, l'architecture et la décoration réclament une base technique aussi précise. En outre, il faudrait étendre à la musique la liberté qu'on accorde à la poésie et la peinture, lorsqu'elle doit contribuer à l'expression d'idées ou à la représentation d'images ; c'est ainsi que dans l'opéra, et en général dans le chant, on devrait être libre d'enfreindre bien des règles pour obtenir l'effet désiré. Les modernes ont fait du chemin dans cette direction ; ils pourraient aller plus loin, et leur tort véritable n'est pas d'avoir cherché plus de liberté, mais d'avoir cherché à exprimer par la musique seule des idées ou des images ; une telle adaptation n'est légitime que quand elle est intimement liée à la parole et la mimique ; c'est la parole seule qui exprime des idées, la mimique qui évoque des images ; la musique doit les seconder, faire corps avec elles ; dès qu'elle s'en sépare, elle doit reprendre son rôle supérieur, celui d'éveiller les sentiments en parlant au cœur presque sans intermédiaire.

Quand les arts de la vue aspirent au même rôle, ils doivent se soumettre aux mêmes lois. Il existe cependant entre les deux genres esthétiques une différence dans l'exécution. Le compositeur note exactement les rapports métriques et musicaux, l'instrument y ajoute la complexité des sons réels, et le musicien la variété inséparable de toute exécution même la plus impersonnelle. L'artiste, étant à la fois le compositeur et l'exécutant, ne note pas les rapports géométriques et chromatiques ; il ne fait que les penser et l'œuvre manifeste toutes les déformations secondaires qui lui donnent de la variété et de la vie.

Les figures planes nous ont aidé à représenter les rapports musicaux. On peut étendre les mêmes divisions et les mêmes groupements au cercle chromatique idéal. La quinte correspond à sa division en deux; elle est représentée par l'opposition de deux couleurs complémentaires. Leur juxtaposition produit l'effet désagréable d'une quinte persistante; si l'on en rapproche une des couleurs situées à mi-chemin entre elles, on obtient un accord comparable à l'accord parfait majeur. Mais ce n'est pas l'accord fondamental, car nous avons ici une forme superficielle et non linéaire. Il faut former cet accord avec trois couleurs complémentaires disposées sur le cercle idéal, à une distance d'environ 120° l'une de l'autre. On pourrait former ainsi des divisions de plus en plus complexes.

On pourrait étendre les mêmes règles à la poésie et à la plastique. Les voyelles varient beaucoup d'un pays à l'autre, il y aurait peut-être moyen de les uniformiser et de leur donner tout à la fois une signification esthétique, en se basant sur les divisions régulières des figures schématiques indiquant la position des lèvres. On pourrait, par exemple, fixer la voyelle E en la marquant par la position moyenne de la bouche, entre l'ouverture complète pour prononcer l'A et la fermeture en ligne droite, on pourrait assigner les sons O et Ou respectivement aux deux tiers entre l'A et la réduction de l'ouverture à un point.

De même, la série des sections du cône dont l'angle au sommet est droit fournit, lorsqu'on la partage comme l'octave, des figures caractéristiques. Perpendiculaire à la génératrice, le plan sécant forme une *parabole;* incliné de 45° vers le sommet, et ensuite en sens inverse, il donne d'abord un *cercle*, et ensuite l'*hyperbole* à ouverture *maxima;* incliné de 60° dans les deux directions, il donne une *ellipse* et une autre *hyperbole*. Remarquons aussi que quand on les apprécie directement comme courbes planes, d'après leurs définitions habituelles, les différents degrés de difficulté inhérents à leur description et à leur tracé par points, correspondent encore, quoique d'une manière plus vague, à ceux que nous avons reconnus aux diverses divisions de l'octave-unité. Le cercle et la parabole sont les deux courbes les plus simples, l'ellipse et l'hyperbole sont plus complexes et demandent des éléments plus nombreux. Les formules algébriques correspondantes, plus spéciales et plus simples dans le premier cas, plus générales et plus complexes dans le second, révèlent les mêmes analogies.

C'est ainsi que l'artiste reconstruit par degrés la richesse de la sensation, et prépare les matériaux nécessaires à l'imitation des détails émouvants. Mais il doit sans cesse revenir à la simplicité, non moins essentielle aux émotions profondes. Il prépare et résout par des accords simples les groupements plus complexes; il peut se dispenser parfois de préparation et même de résolution pour obtenir certains effets spéciaux; mais l'abus de ces licences voulues, est contraire à la véritable émotion, il n'en résulte qu'une simple excitation physique, ou bien une évocation trop complète de la réalité qui intéresse l'esprit au détriment du cœur.

Nous n'avons parlé que des sensations ou représentations simultanées, ou embrassées par l'esprit dans une seule pensée indivise, comme les différents temps à l'intérieur d'une mesure. Mais la richesse des impressions et des mouvements peut être reconstruite d'une manière plus complète encore, grâce au développement dans le temps; les sensations prolongées ou à l'état de souvenir s'ajoutent, quoique très affaiblies, aux groupes de sensations présentes; d'autre part, leur dispersion dans le temps et leurs différences d'intensité comme sensations présentes, les laissent suffisamment distinctes pour que l'esprit retrouve leurs

éléments simples et leur loi. Par là l'harmonie se
lie étroitement à la mélodie que nous étudierons
plus loin.

Détail imitatif.

Quoique surtout destinée à satisfaire aux conditions extatiques du sentiment, l'esthétique vitale
rend possible l'accès au pôle opposé de la pensée,
au détail concret. Sa puissance représentative est
toujours très restreinte, l'imitation demeure très
imparfaite. Néanmoins, ses rapides échappées sur
le monde extérieur sont quelquefois d'un effet
plus profond, plus empoignant qu'une évocation
plus complète.

La danse, qui résume tous les arts, est naturellement plus apte qu'aucun d'eux à représenter des
événements réels. Nous ne parlons pas de la pure
pantomime qui sort du domaine de l'esthétique
proprement dite, mais de certaines danses orientales et de l'orchestique grecque, ressuscitées
d'ailleurs par quelques danseuses européennes ; ces
danses permettent d'esquisser tout un drame par
une suite de traits réalistes, apparaissant au sein
de l'activité régularisée, idéalisée, qui constitue la
vraie danse.

On peut évoquer ainsi certains traits de la vie
guerrière ou industrielle. Mais, c'est surtout aux
drames de la passion que se prête la danse individuelle. Lafage décrit ainsi une représentation de
ghawasy, en Égypte :

« Cette danse exprime avec assez peu de décence
les diverses émotions que peuvent occasionner
dans l'âme, et les actions auxquelles peuvent
porter les progrès d'une passion amoureuse, avec

les titillations les plus vives d'un désir sensuel
impatient... Tous les mouvements de cette danse
tendent à exprimer les combats de la pudeur contre
l'amour, le triomphe de celui-ci et la défaite de
celle-là; et suivant que les mouvements de la danseuse et le cliquetis des castagnettes sont, ou plus
modérés, plus égaux, et plus doux, ou plus prononcés, plus vifs et plus intermittents; et au degré
d'éclat des sons qui bruissent avec fracas ou mur-
murent plus étouffés, et plus sourds, on sent l'égalité ou l'inégalité du combat; on juge que le plus
fort triomphe et jouit de son avantage, tandis que
le plus faible succombe et se soumet à la discrétion
du vainqueur[1]. »

Il y a évidemment là quelque chose de grossier
qui nuit à l'effet esthétique. Mais peut-être Lafage
est-il un peu responsable de cette apparence de
brutalité; sa description ne nous fait pas sentir la
régularité des mouvements, nous n'entendons pas
le rythme des castagnettes, qui, sans nul doute,
tend à spiritualiser les faits représentés. L'auteur
déclare d'ailleurs, que les spectateurs habituels
semblent uniquement préoccupés de l'effet esthétique. Supposez cette danse exécutée par une
femme plus raffinée que la ghawasy, et rapportée
par une plume plus poétique que celle de Lafage,
vous aurez simplement la délicieuse zambra espagnole, décrite par l'auteur du *Dernier Abencérage*:
« Quelle variété dans ses pas! quelle élégance dans
ses attitudes! tantôt elle lève ses bras avec vivacité,
tantôt elle les laisse retomber avec mollesse. Quelquefois, elle s'élance, comme enivrée de plaisir, et
se retire, comme accablée de douleur. Elle tourne
la tête, semble appeler quelqu'un d'invisible, tend
modestement une joue vermeille au baiser d'un

---

1. Lafage, *Histoire de la Mimique et de la Danse*, p. 179.

nouvel époux, fuit honteuse, revient brillante et consolée, marche d'un pas noble et guerrier, puis voltige de nouveau sur le gazon. »

Dans cette description, l'idéalisation inséparable de la danse est conservée par le langage, et, en la comparant à la précédente, on comprend comment l'art peut purifier toutes les passions sans les détruire.

Dans les arts de la forme pure, dérivés de la danse, l'imitation, plus difficile, est encore possible; on peut au moins suggérer certains traits, soit du milieu physique et vital, soit du milieu social. Les extravagances de la musique descriptive nous ont assez montré, qu'avec des instruments de musique, on peut reproduire la plupart des bruits naturels. Le tonnerre, le vent, la pluie, les vagues, le cliquetis des armes, le choc des outils, le rugissement des fauves ont été, tant bien que mal, mis en musique. C'est surtout avec l'orchestre qu'on s'est livré à ces amusements, parce que le nombre des moyens d'imitation est augmenté par la variété des matières, dont sont faits les instruments. N'a-t-on pas représenté, à coups d'archets sur le revers des violons, le claquement des os des trépassés dans une danse macabre?

De même, avec les lignes et les figures relativement simples employées dans l'architecture et la décoration, on peut évoquer des images de montagnes, de flots, de feuilles, de fleurs, etc. Les couleurs, indépendamment de toute forme, sont associées à des objets définis : le bleu rappelle le ciel ou l'eau, le jaune la lumière, le feu, le vert la vie végétale, le rouge le sang des animaux; leurs combinaisons peuvent évoquer directement des couchers de soleil, des paysages de printemps ou d'automne, des lueurs d'incendie, les divers degrés d'éclairage, différents états du ciel ou les moments de la journée, etc.

Si le but de l'art est d'imiter, d'obtenir une copie exacte de la réalité, ces moyens sont très maigres, et l'art de la forme est très inférieur aux arts de l'idée et de l'image. Mais si le but est d'émouvoir, si la copie d'une apparence extérieure n'offre d'autre intérêt que d'être un stimulant, ces effets représentatifs sont suffisants. Bien mieux, il faut se garder de les exagérer ; la copie peut encore être trop complète ; l'émotion ne se développe dans son intensité, que quand on manie l'imitation avec une extrême discrétion. La musique descriptive est un contresens ; nous entendons par là la musique instrumentale qui fait de l'imitation un but, qui sacrifie sa propre puissance émotive en portant l'intérêt sur l'exactitude de la copie, la musique qui cherche à introduire la pensée analytique dans l'art qui jouit de l'inappréciable privilège d'en être débarrassé. Quant aux tentatives pour faire exprimer à la musique des idées, par l'emploi de phrases comme signes, elles sont encore plus contradictoires.

Il est incontestable que la forme pure est insuffisante ; il faut des éléments imitatifs pour éveiller les émotions. Si certaines formes sonores ou visuelles nous plaisent ou nous déplaisent, c'est parce qu'elles nous rappellent obscurément des faits agréables ou désagréables, le murmure d'une source, une voix fausse et insidieuse, une difformité physique, un sourire, une grimace, etc. Pour produire des sentiments de crainte, il est certainement permis de suggérer, par exemple, l'idée du tonnerre, ou celle de la nuit tombante. Mais ces évocations doivent être discrètes, limitées au strict nécessaire, n'avoir aucun intérêt en elles-mêmes, rester subconscientes, n'être jamais assez prolongées, assez analysées, pour éveiller les facultés intellectuelles au détriment du cœur. L'effet sera d'autant plus puissant que la source réelle en sera ignorée; une phrase musicale qui rappelle le tonnerre peut être effrayante, si vous ne reconnaissez pas que c'est parce qu'elle rappelle le tonnerre; si vous vous dites « c'est le tonnerre », vous n'aurez plus d'effroi. Les meilleures évocations sont d'ailleurs aussi peu voulues de l'artiste que reconnues du public; nées de l'émotion, elles éveillent une émotion par un intermédiaire extérieur que personne ne reconnaît.

George Sand dit à propos de Chopin : « Le maître sait bien ce qu'il fait. Il rit de ceux qui ont la prétention de faire parler les êtres et les choses au moyen de l'harmonie imitative. Il ne connaît pas cette puérilité. Il sait que la musique est une impression humaine et une manifestation humaine. C'est une âme humaine qui pense, c'est une voix humaine qui s'exprime. C'est l'homme en présence des émotions qu'il éprouve, les traduisant par le sentiment qu'il en a, sans chercher à en reproduire les causes par la sonorité. Ces causes, la musique ne saurait les préciser. Là est sa grandeur, elle ne saurait parler en prose[1]. »

C'est de ce point de vue qu'il faut étudier les ressources représentatives de l'art de la forme pure.

De tous les faits concrets imités par ses procédés spéciaux, les plus importants de beaucoup sont d'ordre humain. Traitées avec discrétion, ces imitations n'évoquent guère la figure extérieure de l'homme, mais elles en prennent juste ce qui est nécessaire pour traduire les phénomènes intérieurs. C'est une peinture de l'âme humaine aperçue presque sans intermédiaire.

1. *Impressions et souvenirs.*

Nous avons vu que l'art cherche à parvenir au détail concret par la complication croissante des rapports. Mais celle-ci n'est pas seulement réalisable sous la forme la plus riche de chaque milieu subjectif, volume, timbre, etc. On peut obtenir une complication relative dans chacune des deux formes plus simples. Mieux que toute autre, la mélodie pure, non basée sur les grands intervalles harmoniques, évoque certains traits de la vie morale et mentale de l'homme. La métrique, dans sa forme primitive, peut suggérer certains gestes, certaines expressions passagères; le mouvement d'une phrase peut interpréter des sentiments de joie ou de tristesse, car il reproduit l'ordre et la rapidité des mouvements des membres dans des circonstances déterminées. Chez l'Européen adulte, ces mouvements ne sont qu'ébauchés, et ne paraissent guère au dehors; mais ils sont visibles chez les enfants et les sauvages, qui sautent de joie, qui manifestent par la lenteur ou l'immobilité leurs sentiments de tristesse ou de crainte. De même, la mélodie sonore à petits intervalles rappelle les inflexions naturelles de la voix sous l'influence des émotions. Dans les arts de l'espace, une simple ligne peut indiquer la direction d'un mouvement, d'un geste, l'attitude momentanée du corps ou d'un membre. C'est ainsi qu'en dehors de toute représentation définie, il y a des formes sévères, gracieuses, voluptueuses, raides, tourmentées, calmes, gaies. Mais les lignes les plus expressives sont celles qui rappellent les contractions passagères des muscles faciaux, lignes souriantes, grimaçantes, tristes, etc. Les variations d'éclairage dans un dessin peuvent évoquer discrètement les apparences du regard, modifiées par les sentiments, selon que les yeux sont éclairés ou assombris par suite des mouvements des sourcils ou du front; l'œil lui-même peut subir directement de telles modifications par les contractions de la pupille; on a observé que dans la joie l'iris se contracte, dans la tristesse il se dilate.

La forme mélodique primitive est celle qui, après la forme complète, fournit les meilleures ressources à l'imitation. Les formes plus simples, harmoniques et mélodiques, gardent toujours quelque chose de leur caractère abstrait et concernent surtout l'idéalisation. Néanmoins, elles offrent aussi certaines propriétés représentatives.

La mélodie diatonique à intervalles simples rappelle surtout la pensée humaine. Les figures simples font souvenir des perfectionnements apportés par l'homme dans la nature, et spécialement dans les moyens d'expression dont il est doué. C'est à l'aide de figures intérieures simples que l'homme pense et aussi qu'il fixe au dehors le résultat de sa pensée. Ce caractère est particulièrement prononcé dans la mélodie diatonique. Une mélodie carrée dont les parties sont ainsi marquées par des divisions simples de l'octave forme comme une esquisse de la parole humaine et, par suite, de la pensée, tandis que la mélodie à petits intervalles rappelle plutôt les inflexions de la voix qui, sous l'influence des émotions, accompagnent le discours. C'est, en effet, en *ponctuant* que nous prolongeons assez la voix pour en dégager une hauteur déterminée; en général, la voix ainsi préparée monte et baisse à peu près d'un même intervalle pour chaque mode de ponctuation.

Beauquier[1] rapproche la virgule de la sensible, le point de la tonique, le point-virgule de la dominante. Il faut remarquer cependant qu'il n'y a pas de signe graphique pour chaque degré réel de

---

1. Beauquier, *Philosophie de la musique*, p. 93.

ponctuation ; quand on parle ou qu'on lit, on ponctue après chaque petit membre de phrase avec des nuances nombreuses que seuls les signes musicaux peuvent noter. De plus, ce n'est pas une note isolée qui donne la ponctuation, mais l'intervalle entre deux sons déterminés en prenant chaque fois le premier comme tonique. La phrase mélodique est ainsi une phrase parlée simplifiée, dont il ne reste que la ponctuation, cadre vide qui rappelle la pensée humaine sans préciser ce qui est pensé, esquisse de l'intelligence débarrassée de son contenu ; l'attention libre se concentre tout entière sur le plaisir de constater la présence d'une autre intelligence.

L'harmonie, au lieu de traduire des expressions passagères, rappelle plutôt certaines physionomies fixes, qui sont d'ailleurs la résultante des nombreux jeux de physionomie habituels à chaque individu ; par là, elle exprime sa manière d'être permanente, son caractère. Le mouvement d'un morceau, le genre de mesure, répondent à la démarche habituelle, lente ou rapide, ferme ou hésitante, solennelle ou légère d'une personne, ou mieux encore, au caractère général de tous ses mouvements, caractère qui révèle ses dispositions permanentes, morales et mentales. De même chaque accord pourrait représenter le caractère d'une voix ; on le représenterait encore mieux par la tonalité générale d'un morceau, tonalité que caractérise l'ensemble de ses accords principaux rapportés au ton fondamental. Les dimensions d'une figure et sa forme superficielle peuvent rappeler les proportions du corps humain ; il y a des figures trapues, lourdes, élancées, etc. L'aspect d'un angle est souvent associé à celui d'un angle facial ; un triangle peut exprimer le triangle formé par les yeux et la bouche ou l'extrémité du nez ; on sait l'importance de semblables triangles pour caractériser une physionomie. La couleur est probablement plus importante qu'on ne le croit d'habitude dans la détermination d'une individualité physique et même morale. La couleur du teint, des cheveux et des yeux n'est pas une quantité négligeable. Remarquons que toutes les nuances peuvent apparaître dans des tons habituellement atténués ou sombres, dans l'un ou l'autre de ces trois éléments de l'apparence physique : les jaunes, les rouges et même le bleu très sombre pour les cheveux ; les jaunes, les verts, les bleus pour les yeux ; les jaunes, les rouges, les roses pour le teint et les lèvres. Naturellement, les couleurs saturées sont extrêmement rares. Parmi ces traits caractéristiques, il faut surtout remarquer la couleur des yeux, qui a une grande importance, quoique peu aperçue directement ; on s'en rend compte d'après les rapports avec la couleur des vêtements. Les femmes savent combien il importe que leurs toilettes aient des couleurs qui s'harmonisent avec celle de leurs yeux ; elles en cherchent ordinairement qui la renforcent par le contraste ; des vêtements de la même nuance, mais plus vive. font paraître le regard terne au détriment de la beauté. On voit ainsi quel rôle joue la couleur des yeux dans l'expression individuelle. Quant au teint, les diverses nuances de rouge et de rose ont une signification morale bien connue ; l'idée d'une passion ardente peut être évoquée par le rouge vif parce qu'il rappelle l'afflux de sang qui souvent l'accompagne.

L'imitation, bornée à ces formes simples, est suffisante quand l'émotion est assez accusée pour ne demander que ces légers contacts avec le monde extérieur. On obtient des sensations plus riches et, par suite, une imitation plus complète par leur combinaison.

Si le compositeur veut imiter avec un instrument de musique les subtiles modulations de la voix que déterminent les sentiments pendant que s'exprime la pensée, il ne doit pas se contenter d'un récitatif, mais recourir à des séries d'accords modulants; car dans la parole ce sont bien des phrases polyphoniques et non une simple mélodie qui accompagnent l'émotion; la mélodie pure doit être chantée; bornée à l'exécution instrumentale, elle n'est qu'une ligne très éloignée de la réalité. De plus, dans un morceau de musique polyphonique, si la tonalité générale indique un caractère, le passage d'un ton à l'autre traduit un changement de sentiment, les modulations passagères les variations de ce sentiment, la suite des émotions subtiles dont il est composé. D'ailleurs, comme nous le verrons, ces représentations n'ont rien d'absolu; les tons successifs peuvent indiquer également les émotions d'un seul ou de plusieurs personnages. Quoi qu'il en soit, l'effort des musiciens vers le développement de la phrase polyphonique et la complication des modulations est un effort vers la réalité; l'émotion y gagne parfois, mais l'exagération aurait tous les inconvénients du réalisme.

Si l'on admet la valeur émotive de la forme pure, ces remarques suffiront pour expliquer comment on a pu créer des œuvres esthétiques sans idées ni images précises. La musique purement instrumentale, qui est surtout en cause ici, prend ainsi une signification nouvelle. Destinée à cultiver les émotions, elle ne se contente pas d'élever le ton de l'émotivité en général, elle lui donne une direction déterminée par des évocations fugitives et à peine conscientes. Les jeux de timbre suggèrent l'idée de certains objets ou de l'homme physique en tant qu'ils sont perçus seulement par l'ouïe, les variations de qualité et de ton, l'homme mental et

moral ; la phrase mélodique pure ses émotions
fuyantes, la phrase diatonique sa pensée, la phrase
polyphonique et modulée l'état d'âme en général
dominé par l'émotion. Si le but de l'art, et en
particulier celui de l'art de la forme, est d'émouvoir, c'est la représentation de l'homme intérieur
qui importe ; par son évocation presque sans intermédiaire, la musique réduit au minimum l'intervention de l'objectivité toujours favorable à la
pensée analytique ; aussi, l'orchestration devrait-
elle être subordonnée à l'harmonie, comme la
représentation du monde physique à celle du
monde moral. Non seulement l'accumulation des
effets dus aux groupements d'instruments tend à
détruire les indispensables conditions extatiques,
mais elle substitue à l'imitation directe de l'âme
une imitation indirecte que la musique a le suprême
privilège de pouvoir dédaigner. À l'un et l'autre
point de vue, c'est à la musique d'une seule espèce
d'instruments qu'il faut reconnaître la plus grande
perfection esthétique. Et c'est, semble-t-il, sur la
modulation que tout l'effort vers la représentation
devrait porter. Pour les mêmes raisons, la peinture
plane est supérieure aux représentations en profondeur ; c'est elle qui évoque les émotions les
plus profondes et les plus délicates. On se rend
moins compte de la valeur émotive des formes
superficielles parce qu'elles sont habituellement
accompagnées d'images véritables ; mais lorsque
celles-ci sont réduites à quelques détails évocateurs
au milieu de représentations essentiellement décoratives, les réalités morales se dégagent avec
puissance. Tel Claude Lorrain est un état d'âme
que traversent des émotions multiples et subtiles.

Le mécanisme de l'imitation dans les arts de la
forme pure permet de préciser encore plus le carac-

tère de l'activité dans les états émotifs accentués, et en même temps explique le processus de l'inspiration sous son aspect le plus remarquable.

On peut dire que le sentiment dispose de deux organes d'expression spéciaux, l'ensemble des muscles faciaux et le larynx. Ce sont précisément les phénomènes visuels ou sonores dont ces organes sont le siège que les arts de la forme reproduisent avec le plus de succès.

Ces parties du corps sont étroitement liées à la vie végétative par leurs nerfs, qui se mêlent aux principaux nerfs splanchniques (pneumogastrique, trijumeau, etc.). Leur fonctionnement présente le caractère essentiel que nous avons reconnu à l'activité émotive : des mouvements secondaires au sein des contractions générales, soit rythmiques, soit équilibrées de manière à former un tonus permanent. Mosso a montré[1] que l'aptitude des muscles faciaux à être ébranlés par le plus léger choc nerveux, provient surtout de leur activité incessante; celle-ci est constamment nécessaire pour respirer, parler, mastiquer, et pour l'emploi des organes des sens situés dans la tête, notamment les yeux. Il en résulte une tension continuelle de ces muscles, qui ne se reposent vraiment que dans le sommeil profond, en donnant à la physionomie une apparence de calme caractéristique.

Pour exprimer les émotions, les cordes vocales, toujours dans un état de tension assez grande, exigent l'aide de mouvements spéciaux, habituellement conscients, dont l'effet est de les faire résonner, mais une fois ces conditions présentes, les variations des sons émis trahissent les plus légères nuances du sentiment. Les jeux de physio-

1. La paura.

nomie ne peuvent guère être perfectionnés par
l'art; on peut les accentuer comme le font les
acteurs, mais leurs plus subtiles variations correspondant aux plus fines nuances du sentiment,
demeurent spontanées. Au contraire, la voix
devient une meilleure interprète quand on prolonge les sons, quand on les rend continus et
qu'on les soumet à un rythme.

Le larynx forme ainsi une transition entre les
muscles faciaux, organes d'expression spontanée,
et un organe d'expression artificiel, la *main*. La
main, toujours en mouvement, toujours dans un
état de tonicité accentuée, est assez apte à exprimer
par des mouvements secondaires les nuances du
sentiment. Mais ses contractions sont trop souvent
volontaires, et on l'emploie à des besognes trop
grosses pour qu'elle soit d'elle-même un véritable
organe d'expression. Il faut la préparer artificiellement à remplir cet office. L'oisiveté est une condition favorable, les mains des femmes qui n'ont
que des occupations demandant peu d'efforts sont
beaucoup plus expressives que des mains d'ou-
vrières, pourvu qu'elles conservent l'activité nécessaire à l'entretien de la tonicité. Mais l'oisiveté
serait insuffisante. Il faut imprimer à la main un
mouvement rythmique bien marqué, ou bien lui
donner volontairement une très grande tonicité.
Le premier procédé est propre à la création plastique. le second à l'exécution musicale. Avant de
dessiner une ligne, la main inexpérimentée fait
ordinairement décrire au crayon une série de
mouvements de va-et-vient, qui vont en se raccour-
cissant, jusqu'au moment où le crayon exécute la
ligne. Avec l'habitude la tonicité se substitue de
plus en plus au rythme, dans la main de l'artiste;
ces mouvements d'oscillation sont peu marqués ou
nuls, quand il dessine des lignes qui lui sont fami-

lières; néanmoins, il reprend volontiers une telle habitude pendant la conception du dessin à exécuter. Il y a d'ailleurs toujours dans l'acte de dessiner, un va-et-vient d'une certaine régularité. Le mouvement rythmique est encore plus régulier et plus continu dans l'écriture, et quoique la graphologie soit ordinairement étudiée de façon peu scientifique, il est permis de croire qu'elle n'est pas sans fondement; mais l'écriture exprime peut-être mieux les émotions passagères que le caractère permanent.

Pour l'exécution d'un morceau sur un instrument de musique, piano ou violon, par exemple, il faut donner à la main une tonicité très grande. Madame Jaëll a beaucoup insisté sur l'immobilité active du corps, et principalement de la main pour rendre toutes les nuances d'un morceau au piano.

Ainsi, la disposition des organes de l'expression s'accorde avec les lois de l'activité émotive que révèle l'esthétique; il existe un lien étroit entre le sentiment et le fonctionnement de ces organes.

Des trois organes que nous avons mentionnés, les deux premiers traduisent les nuances du sentiment et fournissent des modèles à l'imitation, traits de physionomie aperçus par les yeux, modulations de la voix aperçues par l'ouïe. Les deux derniers servent à leur reproduction esthétique : le musicien reproduit avec sa voix, soit par des sons distincts, soit sous forme de commencement de mouvements, la suite des sons entendus qu'il traduit ensuite par des notes. L'imitation plastique est moins directe; c'est avec la main ou du moins, par des ébauches de mouvements de la main que l'artiste reproduit mentalement les traits de physionomie aperçus.

Grâce à leur disposition, les muscles de la face et les cordes vocales expriment les plus fines

nuances du sentiment, et celles-ci peuvent être
transmises à d'autres. Mais la raison analytique ne
saurait les discerner toutes. Mosso disait que le
sphygmographe sait mieux que la conscience ce
qui se passe en nous. En entendant par conscience
seulement la conscience analytique, on peut dire
que les organes de l'expression sont d'excellents
sphygmographes. Mais si l'esprit ne peut déchiffrer
entièrement le langage du cœur, le cœur le comprend. C'est que les mouvements subtils de ces
muscles privilégiés éveillent chez les autres des
mouvements analogues qui déterminent à leur
tour en eux, par imitation subconsciente, les
nuances correspondantes du sentiment. C'est ainsi
que certaines personnes, surtout les enfants et les
femmes, éprouvent des sympathies et des antipathies qu'elles ne sauraient motiver, mais que souvent les événements justifient dans la suite; elles
avaient directement compris par le cœur des sentiments dont l'intelligence ne pouvait déterminer
la nature que d'après une conduite longuement
étudiée. Ces intuitions n'ont rien de surnaturel, si
l'on tient compte de la perfection de nos *sphygmographes naturels* et de leur fonctionnement par
imitation.

Pour reproduire ces nuances du sentiment qui
sont le couronnement de toute vraie poésie, de
tout art sincère, l'artiste chercherait vainement à
les analyser. La supériorité des sauvages et des
enfants comme imitateurs, montre bien qu'il s'agit
moins d'intelligence que de sentiment. Tout ce que
l'artiste peut faire, c'est de se mettre dans les
meilleures conditions possibles, d'abord pour
sentir ces nuances, ensuite pour les exprimer
spontanément. Pour les sentir, il faut naturellement que le sentiment soit chez lui très développé,
ce qui ne peut résulter que de son tempérament,

son éducation et ses habitudes. Pour les exprimer, il doit savoir la direction générale des traits qui correspondent à chaque classe de sentiments ; ainsi, il faut savoir que les coins de la bouche montent quand on est joyeux, descendent quand on est triste ; que la joie fait également monter la voix, et que la tristesse tend à la faire baisser. Mais c'est là un guide, un simple cadre. Et le sentiment et l'organe qui l'exprime doivent être préparés par les procédés d'idéalisation que nous avons esquissés, et qui ont pour but d'augmenter l'émotion. C'est quand l'artiste, dirigé par quelque sentiment vague, a adopté un plan, une forme, un rythme, un mouvement général, que viennent ces inspirations de détail, réminiscences chuchotées par le cœur en une langue inconnue à l'esprit. Enfin, ces émotions subtiles sont transmises au public, préparé à les recevoir par l'environnement esthétique qui les encadre.

Il va sans dire que cette transmission des émotions, du cœur humain qui les a d'abord ressenties jusqu'au public, en passant par l'artiste. est toujours très imparfaite. Les simplifications qu'exigent les procédés esthétiques, la part très grande de l'intelligence dans toute création artistique, les transforment profondément. Mais si elles ne sont jamais la reproduction exacte des impressions premières, elles atteignent un grand nombre d'âmes, qui, sans le travail de l'artiste, n'eussent jamais répondu à leur appel. A six siècles de distance, combien d'âmes sont encore illuminées par quelque pensée fugitive de Béatrice Portinari ?

On voit, en somme, que si l'imitation dans les arts de la forme peut aussi s'étendre avec avantage à certains aspects du monde extérieur, c'est parce que ces aspects rappellent des traits de la physionomie humaine, et non à cause de la valeur intrinsèque de la représentation. Nous restons bien ici dans les conditions de l'esthétique, qui développe de préférence les affections pour les hommes, les sentiments sociaux.

———

CHAPITRE II

PRINCIPES DE MÉLODIE

Entre les deux pôles extrêmes de la pensée, définis avec précision par l'esthétique vitale, l'esprit
monte et descend continuellement, suivant les
degrés de simplicité que nous avons indiqués.
Mais le mouvement de l'esprit se complique du fait
que les détails concrets sont multiples; en même
temps qu'il s'élargit et se rétrécit, il est soumis à
une translation d'un détail à l'autre. Les lois de
ce mouvement complexe, propre à l'imagination,
sont mises en relief par la mélodie surtout diatonique, à intervalles simples, et l'harmonie mélodique qui la complète, en montrant la combinaison
des principes mélodiques et harmoniques.

La mélodie générale concerne la succession des
sensations dans chaque système esthétique, mais
on peut l'étudier surtout dans les arts du son où
son rôle est prépondérant. Historiquement le développement de la mélodie a précédé celui de l'harmonie proprement dite, mais elle repose sur les
règles fondamentales de celle-ci. D'ailleurs, nous
avons vu que le point de vue mélodique n'est pas
exclu de cette première étude, puisque pour apprécier subjectivement les rapports entre les différents
degrés de la gamme, il faut commencer par les faire
entendre ou voir successivement.

La mélodie manifeste les lois de continuité et de rythme propres à l'activité émotive et à l'imagination.

Elle procède essentiellement de proche en proche par addition; l'unité dont elle se sert est l'unité concrète, l'élément premier avec lequel elle reconstruit les formes les plus complexes. En plus de cette continuité mentale qui en forme la base inaltérable, elle observe une certaine continuité réelle. Chaque son est de courte durée; les pauses et les silences, très rares dans la mélopée antique, ne sont fréquents que là où la mesure abstraite prédomine. Il n'y a même pas de place pour une pause, entre les vers successifs des anciens; dans la poésie lyrique grecque, il y a des mots commencés à la fin d'un vers et terminés au début du suivant. Même l'hexamètre est parfois hypermètre et des suffixes tels que *que* ou *ve* s'élident devant la voyelle initiale du vers qui suit. De même, en musique, les petits mouvements mélodiques sont préférés; on connaît le charme spécial des passages chromatiques; les trop grands sauts de voix sont proscrits; et en fait, le chanteur relie souvent les notes par une glissade plus ou moins sensible.

Le principe rythmique n'est pas moins évident. La mélodie, soit métrique, soit sonore, est caractérisée par le retour périodique de certaines formes, de certains sons, et dessine des cycles.

Pour étudier ces lois avec la précision convenable, il faut les observer surtout dans la poésie et le chant antiques, où le point de vue mélodique prédomine.

L'unité concrète, dont se sert la mélodie, est une fraction déterminée de l'unité totale adoptée par l'harmonie, et la structure mélodique s'explique tout d'abord par la tendance constante à reconstruire l'unité totale au moyen de l'unité élémentaire. C'est une sorte d'intégration esthétique. En métrique, la mesure est reconstruite au moyen de *brèves* et de *longues* dont l'une vaut le double de l'autre. En musique, la distance octave est reconstruite au moyen de *demi-tons* et de *tons*.

Mélodie Métrique.

En métrique, l'unité mélodique est une division exacte du pied ; elle est relativement simple, étant égale à $\frac{1}{3}$ de l'iambe ou du trochée, $\frac{1}{4}$ du dactyle ou de l'anapeste, $\frac{1}{5}$ du bacchius ou du pæon. Le pied se reconstruit au moyen d'une suite de *brèves*, égales à l'unité et de *longues*, égales au double de l'unité. Ces deux éléments se lient étroitement dans l'esprit, grâce au rapport simple qui les unit ; d'autre part, leur différence invite l'imagination à s'acheminer de l'un à l'autre. La répétition trop fréquente, soit de la brève, soit de la longue, est monotone et fatigante, et elle l'est d'autant plus que la durée est plus courte, on trouve rarement plus de deux brèves ou de trois longues successives.

Chaque pied forme, en lui-même, une sorte de cycle élémentaire marqué par l'accent. Mais il reste ainsi subordonné à l'esthétique de la motricité ; la mélodie métrique s'en dégage entièrement en formant des cycles plus vastes, s'étendant à un certain nombre de pieds, mètres, kôla, vers, strophes. Les cycles secondaires ont pour effet de permettre aux cycles plus grands de s'étendre; ils les maintiennent, pour ainsi dire, en suspens. Cette tendance continuelle au retour de l'image initiale, tendance entretenue et partiellement satisfaite par les rythmes secondaires, est l'accompagnement naturel de l'émotion. L'imagination très active revient sans cesse à l'image prépondérante, mais elle s'arrête en route aux images qu'elle rencontre et tend à en faire momentanément de nouveaux centres.

Le cycle le plus remarquable est le vers. Les principes qui le définissent sont variables; le vers antique contient un nombre fixe de pieds, et c'est le renouvellement périodique de ce nombre qui constitue son caractère cyclique. Cet élément d'uniformité est complété par d'autres suivant les vers. Les uns, comme l'hexamètre, sont formés de pieds du même genre, c'est-à-dire comprenant le même nombre de temps premiers. D'autres ont toujours le même nombre de sons, ou syllabes, mais les pieds à trois ou quatre temps se mêlent comme dans certains vers iambiques et trochaïques. Dans d'autres, on ne respecte même pas le nombre de syllabes. Le vers renferme souvent un autre élément d'uniformité qui lui confère un caractère plus nettement rythmique; c'est sa terminaison, qui, marquant fortement la cadence, permet à l'intérieur du cycle une variété d'autant plus grande. Tel est le groupe *dactyle-spondée* (ou dactyle-trochée) qui termine l'hexamètre. Telle est aussi la *rime* qui joue un si grand rôle dans les systèmes où les différences de longueur des syllabes ne sont pas sensibles. La rime est commune à toutes les langues modernes, mais il n'y a qu'en France qu'elle soit un élément essentiel du vers. Elle sert à le limiter, à le découper nettement. Dans les langues du Nord, où l'accent est très marqué, elle est peu employée surtout quand chaque vers contient le même nombre d'accents; elle ne convien tguère qu'à la poésie légère, ou bien elle aide à définir une coupe régulière. Mais les poèmes de longue haleine, à vers uniformes, sont écrits de préférence

en vers blancs, la rime ne ferait guère qu'alour-
dir la phrase et deviendrait fastidieuse à la longue. En France, au contraire, le vers ne contient pas ordinairement un nombre constant d'accents, et ceux-ci sont assez faibles, aussi faut-il un
son répété pour fixer l'attention et arrêter la phrase.
C'est parce que le vers français est si irrégulier
qu'il est possible d'écouter une suite indéfinie de
vers rimés. Si l'on supprimait la rime, il faudrait
chercher à imiter la métrique septentrionale, imitation que la faiblesse de l'accentuation ne rend
guère possible. Les autres peuples latins se servent
beaucoup de la rime, mais elle n'est pas aussi indispensable, et le poète y a recours surtout pour
marquer une coupe spéciale ; tels les tercets du
Dante et les octaves du Tasse. La rime est dans ces
langues un embellissement, les accents toniques
seraient assez marqués pour s'en passer ; la terminaison non accentuée habituelle à cette poésie
empêche d'ailleurs la rime de produire un arrêt
comme en français. La poésie espagnole préfère
même la simple assonance qui indique la cadence
avec plus de légèreté.

Il existe, dans tout développement métrique, un
cycle élémentaire que l'imagination saisit facilement dans son ensemble, et qui est habituellement
constitué par le vers, tel que nous venons de le définir. Mais, lorsque le nombre d'accents dépasse cinq,
le vers exige une ou plusieurs césures, qui le décom-
posent en deux ou plusieurs cycles élémentaires.
C'est ainsi que l'hexamètre ancien et l'alexandrin
sont en réalité des couples ou des groupes rythmiques ; ils pourraient d'ailleurs s'écrire comme les
octosyllabes espagnols, qui n'offrent de rimes ou
d'assonances que de deux en deux vers. Cette limite
du cycle élémentaire fixée à cinq accents dérive de
la loi de l'imagination dont il a été question.

La musique moderne, surtout chantée, a conservé bien des traces du mètre antique et du
plain-chant. Même dans la musique instrumentale, on a reconnu des vers et de véritables strophes analogues aux strophes grecques. Mais l'harmonie d'une part et, de l'autre, la recherche du
détail émotif, ont, comme nous l'avons vu, disloqué
le vers.

Le caractère cyclique de la métrique n'est pas
limité au retour périodique d'une même forme. On
le retrouve dans la structure même du pied et de
certains mètres ou vers. En effet, chaque pied peut
être divisé en un nombre pair ou impair de temps
premiers. En principe, les nombres impairs sont
bien plus favorables au sentiment du rythme et de
la continuité parce que ces nombres se partagent
dans l'imagination en deux parties symétriques
autour du degré central. Quand nous comptons
intérieurement quatre, nous partageons ce nombre
en deux parties égales, et l'image semble s'immobiliser sous le regard de l'esprit, qui établit le rapport simple entre les deux moitiés. Au contraire,
quand nous comptons cinq, le chiffre 3 semble
appartenir à la fois aux deux parties du groupe ; il
nous pousse de l'une à l'autre, et en arrivant à 5
nous avons le sentiment d'avoir accompli une
sorte de révolution rythmique, d'avoir refait de
3 à 5 en sens inverse le chemin parcouru en passant de 1 à 3. Le nombre 2 caractérise la comparaison, le nombre 3 l'évolution, et chacun transmet
son caractère propre à tous ses dérivés : le *pair* est
abstrait, harmonique ; l'*impair* est imaginatif,
mélodique. Aussi y a-t-il entre la mesure à 3 temps
et la mesure à 4 une différence marquée ; la première est plus fuyante, plus légère, plus gracieuse,
parce qu'elle fait ressortir le rythme ; la seconde
est plus grave ; elle convient aux sentiments

sérieux, parce qu'elle ne stimule pas l'activité, mais porte à la contemplation abstraite.

Les divisions de la mesure en nombre pair sont plus fréquentes là où le système est spontanément marqué par l'accent; mais là où il s'agit d'un rythme moins physique, plus purement imaginatif, déterminé par les différences de rapidité, le nombre impair est préféré. Dans l'hexamètre, au rythme régulier bien marqué, la mesure dactylique est employée ; de même le pied moderne à accent tonique est habituellement à deux temps. Au contraire, quand il s'agit d'un jeu de syllabes longues et brèves, les mesures à 3, 5, 7 temps sont en honneur. Tels le pæon, le bacchius, l'épitrite, fréquents dans la poésie lyrique, les mesures à 5 et 7 temps de la musique arabe et perse. Le pied de la musique moderne ou *temps* musical est, au contraire, divisé habituellement en un nombre pair de temps métriques ou durées ; la ronde vaut 2 blanches, 4 noires, 8 croches, etc. Le but est évidemment de faire ressortir le caractère harmonique de la mesure favorable aux conditions extatiques de l'émotion.

Le besoin du nombre impair se fait sentir surtout quand le cycle dépasse le pied et que l'accent s'y subordonne. Tel est le mètre ïambe-spondée (ᴗ — — —) du trimètre ïambique; c'est une sorte de mesure à 7 temps. Dans la poésie moderne, nous en trouvons un exemple dans la prédilection pour le vers de 5 accents. La mesure musicale, qui porte un accent bien marqué et doit mettre en relief l'élément harmonique, comprend de préférence, semble-t-il, un nombre pair de pieds ou temps. Mais les mesures les plus communes sont divisibles à la fois par 3 et 2, ce qui permet de faire ressortir à volonté tantôt le caractère harmonique, tantôt le caractère mélodique.

En dehors du nombre total des temps premiers,

qu'il soit pair ou impair, le rythme peut encore être
marqué par l'inégalité des deux parties du pied ; le
centre du pied se trouvant alors dans l'une des
deux aide au mouvement des images temporelles ;
s'il est dans la première moitié, il fait immédiatement attendre l'autre ; s'il est dans la seconde, il
exerce sur l'autre une sorte d'attraction parce
qu'elle est inachevée comme phase du rythme.
C'est l'effet produit par le mètre ïambique ou trochaïque, et aussi par le *dochmius,* si fréquent dans
les chœurs tragiques: Le dochmius présente d'ailleurs tous les éléments les plus satisfaisants au
point de vue rythmique. Il est formé d'un *bacchius*
à cinq temps et d'un *ïambe* à trois ; d'une part, il
constitue une mesure à huit temps premiers ; mais
ses deux éléments impairs restent distincts, et l'ensemble revêt lui-même un caractère rythmique
grâce aux cinq syllabes dont il est formé. En musique, le mouvement des mètres anciens est partiellement rétabli à l'intérieur de chaque pied ou
temps musical par le déséquilibre produit en poin-
tant les notes, mais le rapport plus complexe de $\frac{1}{3}$
manque des avantages du rapport simple entre la
brève et la longue.

L'oscillation rythmique peut également exister
dans les formes mêmes, étant caractérisée par le
retour à la forme initiale et une disposition sensiblement symétrique autour du centre. Dans le vers
moderne, par exemple, nous avons distingué des
pieds forts et des pieds faibles ; or, certains vers
commencent par un pied d'une espèce et se terminent par un pied de l'autre espèce. C'est le cas de
tous les vers dits *catalectiques.* Tel est le vers trochaïque de sept syllabes, si fréquent en Allemagne
et en Angleterre ; tel l'endécasyllabe italien de forme
ïambique. Le premier commence par un trochée
et se termine par un ïambe ; le second commence

par un ïambe et se termine par un trochée. On
part d'une syllabe accentuée pour aboutir à une
syllabe accentuée par deux groupes de pieds orien-
tés en sens inverse l'un de l'autre ; dans l'endécasyllabe on fait le contraire. Le changement s'opère
tout naturellement et sans qu'on s'en aperçoive
sur le pied ou le groupe de pieds moyen qui peut
être considéré soit comme trochaïque, soit comme
ïambique. C'est là un véritable mouvement oscillatoire autour d'un point nul. Chez les anciens, la
catalexe était également très fréquente, par exemple dans le trimètre ïambique ou le tétramètre et le
dimètre trochaïques. La catalexe *in dissyllabum*
laissait à la fin une sorte de résonance qui donnait au rythme entier un caractère hésitant.

Cette tendance à former des mouvements oscil-
latoires se retrouve aussi dans les parties consti-
tutives du vers, comme le montre l'opposition de
pieds inverses dont il a été parlé.

> *Páre as the náked* heávens majéstic frée
> *Vérgine Mádre* figlia dél tuo fíglio
> *Lasciáte ógni speránza* vói ch'entráte.

Les anciens ne pouvaient opposer ainsi les accents
métriques, mais ils opposaient les syllabes de même
longueur. Ainsi les vers ïambiques et trochaïques
habituels sont formés de mètres, renfermant deux
pieds d'espèce différente. Dans le trimètre archilo-
quien, nous trouvons des spondées suivis d'ïambes,
dans le tétramètre trochaïque, des trochées suivis
de spondées ; de la sorte on commence par une
longue, pour terminer par une longue. Certains
pieds fort usités, comme le crétique (— ◡ —) et le
choriambe (— ◡ ◡ —) présentent le même caractère,
sans parler de trois *épitrites* formés d'une brève et
de trois longues. On reconnaît une oscillation

inverse de brève à brève, dans l'*amphibraque*
(ᴗ — ᴗ) deux *paeons* (ᴗ — ᴗᴗ ᴗᴗ — ᴗ) et dans l'*an-
tispaste* (ᴗ — — ᴗ).

On voit ainsi qu'il est spécialement utile au
rythme d'être fondé sur un nombre impair de
temps premiers ou de syllabes, en dehors des propriétés du nombre lui-même. Car les nombres
impairs facilitent la formation de dèux parties
symétriques autour d'un terme médian. Dans les
vers catalectiques modernes, le nombre d'accents
est de préférence, tantôt pair, tantôt impair, suivant que la première partie est trochaïque ou ïambique. Dans le vers trochaïque de quatre accents,
c'est une syllabe non accentuée qui est au centre,
et des deux côtés se trouvent des syllabes accentuées, formant avec elle une sorte de pied double,
de crétique, moitié ïambe, moitié trochée. Pour des
raisons contraires, dans l'ïambique catalectique, la
syllabe médiane doit être accentuée. Les mêmes
remarques s'appliquent aux vers catalectiques des
anciens ; nous avons des trimètres ïambiques,
parce que le changement s'opère sur la partie
forte du pied, des tétramètres et dimètres trochaïques, parce qu'il a lieu sur la partie faible. La
diérèse du tétramètre avait pour effet de borner la
forme oscillatoire au second hémistiche, le premier
restant acatalectique.

Mélodie musicale.

La mélodie musicale est basée sur la gamme qui
lui sert de type, et dont elle n'est que le développement plus ou moins varié.

En musique, l'intégration absolue de la gamme

additive dans l'unité totale est impossible. La mesure n'ayant pas de base extérieure fixe, *brèves* et *longues* peuvent conserver leurs rapports mutuels; mais les tons et demi-tons étant rapportés les uns aux autres, ne sauraient être ramenés à des fractions de l'unité totale que grâce à une sorte de compromis; il en est résulté des gammes diverses.

La gamme grecque, d'où procède en partie la nôtre, est formée de deux tétracordes superposés, contenus dans une octave, chaque tétracorde s'étendant, comme nous l'avons dit, à un intervalle de quarte. Cette gamme est obtenue en transportant le tétracorde moyen dérivé directement des quatre divisions harmoniques fondamentales, en haut et en bas de l'octave, c'est-à-dire en plaçant d'une part la tierce (le *mi*) sur la tonique et d'autre part la sixte (le *la*) sur son octave. On peut représenter ainsi cette gamme conservée sous sa forme primitive dans le mode phrygien :

2ᵉ TÉTRACORDE	1ᵉʳ TÉTRACORDE
mi fa sol la	si do ré mi

Si, par exemple, nous faisons *mi* égal à 30 vibrations, nous avons pour toutes les notes les chiffres suivants représentant le nombre de vibrations :

30-32-36-40	45-48-54-60

En comparant les différences à l'intérieur de chaque tétracorde, on a comme distances subjectives :

2 + 4 + 4	3 + 6 + 6
demi-ton, ton, ton	demi-ton, ton, ton

En prenant successivement comme toniques *mi* et *si*, nous avons deux quartes également divisées

24

sur le modèle du *bacchius*, et séparées par une note disjonctive (la-si). Rapportées toutes deux à la même unité qui les contient, elles forment un tiers d'octave et une demie; les deux parties sont séparées par une distance subjective égale au ton inférieur plus $\frac{1}{30}$ de la distance-unité et au ton supérieur moins $\frac{1}{30}$. Nous avons donc deux tétracordes superposés, séparés par la distance musicalement incommensurable de la quarte à la quinte.

Les gammes orientales semblent basées sur le même principe, la seule différence concernant la disposition des divisions; de plus, celles-ci sont encore subdivisées au moyen d'un intervalle très petit destiné à unifier tant bien que mal la série entière [1].

La gamme hindoue heptatonique comprend 7 *swar* et 22 *sroutis*. Le swar central correspondant à la note disjonctive, comprend 4 sroutis, le premier et le cinquième 4, le deuxième et le sixième 3, le troisième et le septième 2. On peut disposer ainsi cette échelle :

	4		3	2		4			4		3	2	
sa		vi	ga	na		pa			dha		ni	sa	
ut				fa		sol						ut	

La gamme arabe contient sept notes principales, et 17 tiers de ton, dont trois sont affectés à l'intervalle central. L'ordre des groupes dans les deux tétracordes n'est pas le même. Nous avons la disposition suivante :

	3		3		1		3		3		1		3	
yek		du		si	tschar		peni	schesch	heft				yek	
ut					fa		sol						ut	

1. La gamme gaélique semble être un groupement analogue, mais plus simple, étant pentatonique. La deuxième note serait au tiers de la distance de la tonique à la quarte, et la quatrième note aux deux tiers de la distance de la quinte à l'octave.

Il existe une autre gamme arabe de 24 quarts de tons disposés ainsi :

Toutes les tentatives faites pour unifier la gamme . entière, en maintenant les deux tétracordes, au moyen de séries chromatiques, enharmoniques, etc., ont été peu fructueuses.

La gamme occidentale moderne contient également deux tétracordes superposés, séparés par un ton disjonctif; les deux tétracordes sont disposés suivant le même ordre, ton, ton, demi-ton dans la gamme majeure, ton, demi-ton, ton dans la gamme mineure. On remarque même une ressemblance assez étroite de la gamme majeure avec la gamme grecque, puisque les Grecs commençaient de préférence par la note la plus haute. Mais ces ressemblances ne sont qu'apparentes. La gamme moderne, subordonnée aux exigences de l'harmonie, repose en réalité sur un principe tout différent. L'unité-octave est directement partagée d'après ses divisions fondamentales. Tierce, quarte, quinte et sixte restent à leur place. Il n'y a plus qu'à remplir les distances, en dehors du tétracorde central, pour rétablir une gamme heptatonique sur le modèle ancien. Ces deux notes nécessaires ont été obtenues, comme nous l'avons vu, par une division très simple; on a pris le huitième de la distance octave qui, ajouté à la tonique, donne *ré* et retranché de l'octave donne *si*. Les termes de ton et demi-ton, littéralement exacts dans la gamme grecque, ne représentent plus les distances subjectives. Le premier ton est, en fait, égal au dernier demi-ton; il ne reste qu'une certaine uniformité objective, ainsi les deux demi-tons sont également représentés par $\frac{16}{15}$; encore

faut-il dire que parmi les tons les uns sont ma-
jeurs $\frac{9}{8}$, et les autres mineurs $\frac{10}{9}$. La gamme mineure, dite harmonique, résulte de la transfor-
mation de la tierce et de la sixte, par une curieuse
application à l'octave entière, des trois divisions du tétracorde grec. Nous avons également
vu que la gamme mineure mélodique descendante, n'est que la complémentaire de la gamme
majeure.

La gamme diatonique, ainsi constituée, présente
dans tous les systèmes les caractères de continuité
et de rythme propres à l'activité émotive. Tons
et demi-tons se rapportent directement les uns
aux autres, s'ajoutent. Comme dans le pied antique, nous ne voyons pas plus de 3 tons consécutifs, et même dans les séries implicites (dont les
degrés intermédiaires sont supprimés) les compositeurs du Moyen-Age n'en admettaient que deux,
ayant horreur du fameux *triton* ou « *diabolus in
musica* », amené fortuitement dans la gamme par
la présence du ton disjonctif. Quant au demi-
ton, élément premier, il est toujours placé entre
deux tons. Dans la gamme hindoue, le lien est
moins simple, puisqu'elle comporte trois tons
différents ; mais ce nombre ne semble pas trop
grand pour permettre une certaine continuité mentale.

La gamme offre également un modèle de cycle.
On passe de la tonique à l'octave, considérée
comme étant la même note et portant le même nom.
Mais à ce point de vue, il existe, entre la gamme
grecque et la gamme moderne, une différence remarquable. La première contient deux cycles semblables, c'est-à-dire formés de la même série. La gamme
moderne présente un cycle unique marqué par sa
terminaison, le passage de la note *sensible* à l'oc-

tave. Cette différence rappelle celle qui existe
entre les deux métriques.

Le caractère rythmique de la gamme est précisé
par le nombre et la disposition des degrés. Formées d'un nombre impair d'intervalles principaux,
parfois cinq et ordinairement sept, les gammes se
partagent en deux groupes autour d'un intervalle
médian. Même la seconde gamme arabe, men-
tionnée plus haut, présente cette particularité d'être
disposée symétriquement autour du ton disjonctif fa-sol. Dans la gamme européenne le caractère
rythmique est aussi marqué. Elle commence et se
termine par des distances subjectivement égales à
$\frac{1}{8}$ de l'unité, et plus petites que les distances de fa
à sol et de sol à la.

Le développement mélodique de la gamme présente également les deux caractères essentiels de
l'activité émotive.

Le plain-chant grégorien en offre le type le
mieux connu et le plus parfait. Une fois constituée, comme nous l'avons vu, par deux tétracordes
juxtaposés, et complétée par un ton inférieur (le
proslambanomène), la gamme grecque donne naissance à divers modes. Pour établir ceux-ci, il suffit
de partir d'un degré et de prolonger l'échelle jusqu'à l'octave du degré choisi. On a ainsi une série
de gammes renfermant les mêmes notes, mais disposées suivant un ordre différent, chaque gamme
étant définie par sa tonique. Pour écrire une mélodie dans un mode donné, on doit tenir compte
de l'ordre des degrés dans l'échelle type, mais on
y met de la variété en montant et en descendant
certaines parties, et en sautant certains degrés.
Saint Ambroise adopta quatre de ces modes dits
authentiques et saint Grégoire adjoignit à chacun
un mode dit plagal. Pour définir ces modes, l'Église
considère chaque gamme comme formée non de

deux quartes séparées par un ton disjonctif, mais d'une quinte (série de cinq notes), et d'une quarte (série de quatre notes). Dans la gamme authentique la quarte est placée au-dessus de la quinte, dans la gamme plagale elle est placée au-dessous.

Dans le développement de la mélodie, chaque mode est caractérisé par deux notes principales : la *finale* sur laquelle doit se terminer le chant, et la *dominante* qui, comme son nom l'indique, revient constamment, domine les autres ; c'est sur cette note essentielle que se fait le débit, le récit préliminaire du texte à chanter. Le choix de ces deux notes se rattache étroitement à la formation primitive de la gamme grecque. Dans le mode authentique, la finale est la base de la quarte inférieure ou tonique, et la dominante celle de la quarte supérieure, c'est-à-dire la quinte. Dans le mode plagal, la finale est la note la plus haute de la quarte inférieure ou quarte proprement dite ; mais la dominante, au lieu d'être la note correspondante de la quarte supérieure, n'en est que le deuxième degré.

Si l'on considère le plain-chant du point de vue des intervalles subjectifs (par différence), cette double construction paraît remarquablement simple. Soient les cinquième et sixième modes dont la finale commune est *fa*. La dominante *ut* du ton authentique est à mi-chemin entre les notes extrêmes de la gamme, *fa* et *fa*₁. Les notes extrêmes de la gamme plagale correspondante sont *ut* et *ut*₁ ; or, la finale *fa* se trouve au premier tiers de la distance totale, et la dominante *la* au second tiers.

ut   fa   la .   ut₁   fa₁

Ce double mode est subjectivement le plus parfait ; dans les autres, les distances sont légèrement

altérées, soit à cause de la position des degrés
(modes en ré et la), soit à cause de l'élévation
des deux dominantes (modes en mi et sol) pour
éviter le terrible triton. Ces altérations contribuent à donner aux modes leurs caractères distinctifs.

Dans le développement de la mélodie, la forme
cyclique est déterminée par le retour continuel
de la dominante. La nature de chaque mode est
précisée par l'étendue de la mélodie, qui ne doit
pas dépasser la tonique et son octave, sauf d'un
ton exceptionnel facile à distinguer et ajoutant de
la variété à la phrase. Le chant, retenu ainsi entre
les limites d'une octave, monte au-dessus et descend au-dessous de la dominante, ou, pour employer une image graphique, dessine des courbes
autour de la droite qui joint les dominantes. Le
dessin de ces courbes est différent, suivant qu'il
s'agit d'un mode authentique ou d'un mode plagal. Dans le premier cas, il s'élève d'une demi-
octave au-dessus de la dominante et descend de
la même distance au-dessous. Dans le cas du
mode plagal, il s'élève moins et descend plus
bas, sa limite supérieure étant de $\frac{1}{3}$ d'octave et sa
limite inférieure de $\frac{2}{3}$. Il en résulte une impression
générale qui distingue immédiatement les deux
modes ; le premier doit à ses mouvements as-
cendants plus marqués un caractère triomphal,
tandis que le second, plus affaissé, paraît humble
et mélancolique. C'est ce que l'Église exprime ainsi
dans son langage imagé : « Authentos dominos
dices, servosque plagales. » Il serait difficile de
ne pas reconnaître dans ces deux modes l'origine
des deux séries de tonalités à dièses et à bémols,
les premières basées sur la quinte comme tonique,
les secondes sur la quarte comme octave, les premières contenant des intervalles subjectivement

plus grands, les secondes des intervalles plus courts.

La mélodie moderne a conservé encore bien d'autres traces du plain-chant. Quoique l'unité soit nettement l'octave dans sa totalité, chaque ton est reconnaissable d'après les deux demi-tons qui terminent les deux quartes, le demi-ton si-ut qui le distingue du ton voisin bémolisé et le demi-ton mi-fa qui le distingue du ton voisin diésé. Le rythme de la mélodie moderne est basé sur le retour, non de la dominante, mais de la tonique ; cela n'empêche pas cependant qu'à l'intérieur de chaque cycle, que termine la tonique, la dominante n'introduise encore des cycles secondaires nettement perceptibles. Cependant, d'autres notes peuvent également jouer ce rôle, et les cycles sont souvent plus nettement définis par la modulation qui les constitue en toniques provisoires.

On trouve dans la mélodie métrique et musicale des exemples encore plus complets où les conditions de continuité et de périodicité sont intimement unies.

L'esthétique dispose, en effet, d'une ressource spéciale utilisable dans la plupart des arts pour donner au mouvement rythmique et de la variété et de la continuité : l'élément rythmique peut être établi d'après deux directions opposées. En métrique, le point de départ et d'arrivée peut être, soit une syllabe accentuée, soit une syllabe non accentuée, soit une brève, soit une longue ; en musique, on peut s'élever au-dessus de la dominante ou la tonique et y redescendre, ou bien descendre au-dessous et y remonter.

Le mouvement le plus parfait est celui où les deux éléments rythmiques alternent. La continuité y est aussi grande qu'elle puisse l'être, puisque la direction suivie dans la première moitié d'un élément n'est que la continuation de celle qui a été suivie dans la seconde moitié du précédent. Il va sans dire que l'alternance régulière des deux éléments inverses semblables paraît ordinairement trop monotone pour être maintenue ; il faut introduire dans chaque élément la variété dont il a déjà été question, et il y a souvent avantage à répéter une ou deux fois successivement le même élément. L'alternance régulière constitue le rythme le plus simple pouvant servir de modèle aux mouvements plus compliqués.

Elle existe sous sa forme parfaite dans l'hexamètre gréco-latin. En effet, grâce à la césure, chaque vers est formé de deux hémistiches catalectiques, le premier dactylique, le second anapestique, et les deux éléments rythmiques inverses se succèdent sans interruption :

Tĭtўrĕ tŭ pătŭlāe | rĕcŭbāns sŭb tĕgmĭnĕ făgī

La variété est obtenue au moyen du nombre et de la disposition des spondées et des dactyles, et de temps en temps au moyen d'une catalexe in dissyllabum. Le vers élégiaque n'a ni la même continuité ni la même régularité rythmique, le pentamètre étant formé de deux hémistiches dactyliques catalectiques. Appelant A et B les deux éléments rythmiques inverses (c'est-à-dire dactyliques et anapestiques) on a la suite :

AB — AA, AB — AA, AB — AA... etc.

Tandis que les vers épiques peuvent se représenter ainsi :

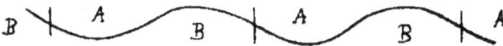

les vers élégiaques seraient décrits par cette ligne :

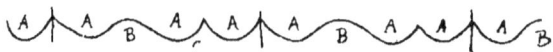

Dans la musique moderne, on ne rencontre pas de mouvement aussi régulier; en outre, sa complication est augmentée par le fait que la mélodie ne se déroule pas seulement autour d'une tonique fixe; une phrase finale peut s'arrêter aussi bien sur une octave supérieure ou inférieure, considérée comme identique à la tonique. Néanmoins à travers ces variations, il n'est pas impossible de retrouver des courbes continues. On les aperçoit plus nettement dans le chant grégorien, où les festons se déroulent autour de la ligne fictive qui joint les dominantes. Sans rencontrer une alternance régulière, on peut souvent rapprocher le dessin mélodique, d'une série de courbes montant et descendant entre les droites de la finale et de son octave, et coupées par la ligne des dominantes.

Les images graphiques auxquelles nous avons souvent eu recours, montrent assez que les remarques précédentes sur la mélodie s'appliqueraient aussi bien au dessin. On y recherche également la continuité; les lignes qui charment le plus sont les courbes dont la courbure n'est pas trop prononcée et les changements de direction graduels; telle est la fameuse ligne de Hogarth. Les séries de festons et de guirlandes sont des exemples de rythme; les lignes d'ornementation dérivées des *ondes* et des *flots* ont plus d'élégance, comme combinant plus étroitement les conditions de périodicité et de continuité. Dans l'architecture, les alignements de colonnes produisent également un effet de rythme, et lorsqu'ils sont aperçus en profondeur avec des intervalles apparents, de plus en plus petits, ils rappellent la mélodie moderne qui rapportant chaque note seulement à la précédente, fait varier sans cesse les vraies distances subjectives.

Mais dessin et plastique ne font qu'une petite part à la mélodie. Car de telles compositions sont faites pour être aperçues dans leur ensemble, pour offrir à la contemplation toutes leurs parties avec leurs proportions, pour frapper l'esprit et le cœur par le contraste des détails et des masses. C'est seulement lorsque l'œil veut examiner plus exclusivement certains traits, qu'il peut suivre la mélodie des lignes.

Mélodie et Harmonie.

Le mouvement de l'esprit allant du détail concret à la contemplation de rapports abstraits, se combine étroitement avec le mouvement de translation d'un détail à l'autre.

Dans la musique polyphonique, la combinaison repose tout d'abord sur la distinction entre l'air et l'accompagnement. Dans la musique la plus simple, tandis que l'air se déroule d'après les principes mélodiques, l'accompagnement marque les grandes divisions de la mesure générale et fait entendre les accords principaux.

Il existe entre les deux points de vue une combinaison plus intime qui nous montre à la fois le double mouvement de translation et de transformation des images. C'est le contrepoint.

Dans le contrepoint, au lieu de faire reposer la mélodie sur l'accompagnement harmonique, on construit note contre note, sur un air ou *chant donné*, d'autres airs formant une série d'accords, on subordonne ainsi l'harmonie à la mélodie. Les règles du contrepoint montrent comment l'esprit peut s'élever et se maintenir à un certain degré d'abstraction, sous l'influence du sentiment; elles nous enseignent qu'on ne saurait retenir l'esprit trop longtemps immobile dans la contemplation d'un même rapport simple. D'autre part, dès qu'il est descendu vers des rapports plus complexes, il doit par des résolutions rapides, s'élever de nouveau à la contemplation de rapports très simples, où l'imagination est réduite au minimum, et où la raison pure se déploie en liberté. De là ces règles si strictes contre les répétitions d'intervalles simples (surtout les quintes), quand les notes sont peu nombreuses, et des licences de plus en plus larges à mesure que l'ensemble se complique; de là cette nécessité de préparer et résoudre les accords dissonants.

Dans les règles de la préparation et de la résolution, on saisit directement la marche de l'esprit vers l'état extatique et de nouveau vers les représentations concrètes. C'est tantôt un mouvement de l'imagination, tantôt l'action directe, simplificatrice de l'esprit. Habituellement les deux processus sont simultanés, d'après la combinaison des principes harmoniques et mélodiques. Ainsi les résolutions se font d'après les mouvements dits naturels de certaines notes, mouvement de la note sensible, de la quarte augmentée, etc., ce sont là des raisons mélodiques. Mais il est aussi possible, en tenant compte des divisions subjectives de l'octave, de voir dans certaines résolutions le passage de la division en quatre parties à la division immédiatement plus simple en trois parties; la résolution de l'accord de 7e de dominante peut être considérée comme le passage de la division de l'unité basée sur sol, en quatre parties égales, à la division en progression géométrique de la distance-octave fondamentale (ordinairement sous sa forme de deuxième renversement: sol do mi).

De même les formules de cadences et de marches combinent souvent les deux éléments. La cadence dite parfaite est surtout de nature mélodique, étant en partie basée sur le mouvement naturel de la sensible; la cadence plagale est nettement harmonique, c'est le passage de l'accord de quarte-sixte (subjectivement $1 \frac{1}{3} \frac{2}{3}$) à l'accord parfait ($\frac{1}{4} \frac{1}{2} 1$).

Cependant au point de vue esthétique, le contrepoint est doublement insuffisant. D'une part, il reste trop mélodique pour permettre à l'esprit de se fixer suffisamment sur les accords eux-mêmes. L'attention est attirée par les différentes lignes sonores superposées, et les accords successifs surgis à chaque pas restent à l'arrière-plan; à peine entrevus, ils s'effacent comme de vacillants arcs-en-ciel que traversent les multiples filets d'eau d'une cascade. D'autre part, la mélodie concrète à intervalles petits est sacrifiée; le détail émotif manque, ce qui donne au contrepoint un caractère trop intellectuel.

La musique moderne a rendu plus indépendants la mélodie et l'accompagnement à la fois sous le rapport du mètre et sous celui de la musique. Elle a ainsi pu fixer l'attention sur les accords et compliquer la ligne mélodique. L'accompagnement maintient l'esprit dans la contemplation des hautes abstractions, pendant que l'oreille est frappée des nuances subtiles des phrases à petits intervalles; les courbes délicates des récitatifs, des passages chromatiques, font tressaillir l'âme tendue par la pensée abstraite. De plus, la musique moderne admet de grandes variations dans le nombre des notes simultanées. La complication momentanée des accords ainsi produits introduit un nouvel élément émotif en présentant à l'esprit des impressions plus concrètes. Monteverde, en attaquant une phrase sur un accord de septième de dominante, a montré la puissance dramatique des groupes complexes de sons. Plus ils sont complexes, plus l'effet produit se rapproche des effets de timbre, et évoque au sein d'un monde imaginaire un coin de réalité. C'est comme si, au milieu d'un enchevêtrement de lignes et de figures décoratives, apparaissait soudain une forme en relief. Telle une tapisserie japonaise.

Le vrai musicien sait habilement combiner, suivant les effets à produire, la musique dramatique et la musique imaginative, le récitatif et la mélodie carrée, les variations subites dans le nombre des notes simultanées et les calmes passages de contrepoint.

Ce n'est pas tout. L'art moderne ajoute un dernier perfectionnement par la modulation. La modulation constitue une sorte de mélodie générale dont le mouvement entraine tout l'ensemble sonore. De nouveau reparaissent et la continuité et le rythme propres à l'imagination. Chaque morceau tend sans cesse, à travers les modulations passagères, à ramener le ton primitif. De plus, dans la musique classique, sous sa forme la plus simple, la modulation ne procède que par tons voisins ; chaque ton nouveau est ainsi basé sur la quinte ou la quarte du précédent, ou bien il est son relatif. Les tonalités successives sont ainsi liées par des rapports très simples, s'éloignent et se rapprochent par degrés de la tonalité primitive, chaque nouvelle tonique constituant, comme nous l'avons vu, la base momentanée des cycles secondaires. Tel est le principe général, mais ses applications spéciales sont guidées par d'autres lois qui se rattachent aux règles de la composition.

Quant à la représentation plane des objets en profondeur, ce caractère cyclique et continu trouve encore son équivalent dans la convergence des plans principaux vers un point de l'horizon, et l'inclinaison sur ceux-ci de plans secondaires suivant certaines divisions relativement simples de l'angle-unité.

Quoique seules les œuvres esthétiques qui se développent dans le temps manifestent distinctement les lois qui président à ces diverses combinaisons de phénomènes intérieurs, les arts de la vue n'y sont pas étrangers. Dans tout dessin, les lignes mélodiques se combinent avec les formes harmoniques simples grâce surtout à la forme intermédiaire de l'angle qui tantôt définit la ligne, tantôt apparaît comme une partie de surface fermée. Le type le plus simple et le plus remarquable d'une telle combinaison est l'étoile à cinq branches inscrite dans le pentagone régulier ; elle présente de grandes analogies avec la gamme grecque formée de deux quartes prises comme unités et incorporées au moyen d'un intervalle disjonctif à une unité supérieure.

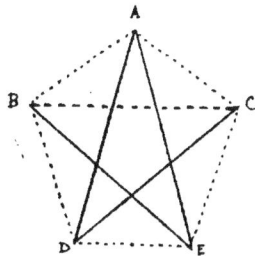

En joignant le sommet A aux sommets D et E on forme un triangle dont les angles sont respectivement égaux à 1, 2 et 2, comme les trois intervalles du tétracorde primitif tierce-quarte-quinte-sixte. Joignant D à C et E à B, on forme avec les côtés AD et AE du premier triangle deux autres triangles identiques ADC, AEB; en joignant B et C, on forme une figure nouvelle, moitié linéaire, moitié superficielle, inscrite dans la surface pentagonale sans la reconstituer; nous avons là une construction qui rappelle la forme sonore.

On observe également en peinture la combinaison des deux points de vue mélodique et harmonique. Le peintre recherche, d'une part, le contraste des couleurs qui permet d'apercevoir quelques divisions simples du cercle chromatique; il y ajoute le jeu du clair-obscur qui, borné au mélange et à l'opposition du blanc et du noir, peut être assimilé à la mélodie. Les deux s'unissent intimement, permettant, suivant les degrés de clarté ou de rabattement, le rapprochement des nuances les plus diverses.

Ces considérations s'appliquent à l'architecture et à la sculpture qui, comme nous l'avons dit, ne forment qu'un seul art. Dans l'ensemble esthétique qu'elles constituent, la première offre principalement les conditions d'idéalisation et la seconde les conditions d'imitation, communes à tous les arts.

En effet, si un tableau peut être apprécié indépendamment du milieu ambiant, une statue est faite pour être contemplée contre un fond architectural. Au *Moïse* de Michel-Ange, il faut son mausolée, et au *Zeus* de Phidias, il fallait son naos. Si une statue est placée dans un jardin, ce devrait être dans un jardin français; elle a l'air mal à son aise dans un parc anglais. C'est l'architecture qui offre les grandes formes harmoniques, la sculpture les relève par le détail émotif. Les deux éléments sont reliés par des formes de transition, les sculptures, les moulures, les bas-reliefs de l'édifice. Dans le temple grec, les métopes forment une transition entre le mur et les grandes statues du fronton. Sur les façades gothiques, ce sont les statuettes des voussures et des chapiteaux, les gargouilles, etc. De plus, chaque grande statue doit faire corps avec le bâtiment, être dans un renfoncement, une niche, sous un dais, une arcade, qui le mettent en relief par des ombres nettes; ou bien elle doit avoir l'air de sortir de l'édifice, comme lorsqu'elle surmonte un pignon.

Tels sont les éléments dont dispose l'esthétique de la motricité et de la sensibilité, formes idéales, traits imitatifs, et formes intermédiaires, servant de passage des uns aux autres. Il ne nous restera plus qu'à montrer comment on les combine dans l'ensemble de chaque composition esthétique.

CHAPITRE III

Les arts, tels que la musique instrumentale et la décoration, qui se bornent aux procédés de l'esthétique vitale, ne se contentent pas d'élever le ton de l'émotion; ils peuvent produire des effets émotifs déterminés. S'ils n'en avaient pas le pouvoir, ils ne se seraient jamais détachés des arts de l'idée et de l'image, auxquels ils prêtent leurs ressources spéciales. S'ils se sont constitués à part, et c'est le cas surtout de la musique instrumentale, c'est que l'artiste peut par leur moyen faire vibrer à son gré toutes les cordes du cœur humain. Nous dirons plus. Ni les arts de l'image, ni les arts de l'idée ne peuvent atteindre le sentiment d'une manière aussi directe et en exprimer les nuances subtiles. L'examen de cette question nous permettra tout à la fois de définir la signification et la portée des arts de la forme pure, surtout de la musique instrumentale, et aussi de donner la plus grande précision possible à notre description de la nature et des lois du sentiment.

Notation esthétique des Sentiments.

Pour stimuler des sentiments d'un caractère

déterminé, les arts de la forme pure disposent de deux moyens : ils y arrivent indirectement par l'*imitation*, et directement par les procédés d'*idéalisation* que nous avons étudiés.

Par leurs propriétés imitatives, ces arts peuvent faire plus que de produire et d'entretenir un état de haute tension émotive ; ils peuvent éveiller des émotions spéciales, sinon voulues par l'artiste, du moins senties par lui et transmises au public. Mais là ne s'arrête pas leur pouvoir sur le cœur humain, ce serait encore peu de chose, et une influence aussi restreinte ne justifierait guère le grand développement de la musique instrumentale. Au moyen des rapports esthétiques et de leurs combinaisons, l'artiste peut agir directement sur les sentiments, sur leur degré d'intensité, leur qualité, leur nature ; il peut rendre l'âme gaie ou triste et jouer avec tous ses instincts. Grâce à ces propriétés, l'esthétique de la forme nous offre les meilleurs moyens pour analyser les sentiments avec précision ; c'est une véritable arithmétique du sentiment.

Le degré d'intensité des sentiments n'est pas seulement modifié par celui des sensations reçues. Il y a là quelque chose de trop grossier, de trop purement physique. Bien qu'un forte ou un piano influent sur le sentiment quand ils sont bien amenés, ils ne sont pas suffisants pour en déterminer le degré, et s'ils sont mal répartis, peuvent avoir un effet exclusivement physique ; le sentiment ne les suit pas. Le degré d'intensité est surtout déterminé par le mouvement, par la partie active de l'œuvre d'art. Les mouvements les plus rapides sont les plus stimulants, les mouvements lents sont calmes. Il existe un rapport analogue entre les petites et les grandes dimensions, entre la perception de figures nombreuses

enfermées dans un même espace et celle de figures étendues et séparées. La différence se précise
quand on compare des angles; des angles aigus
ont apparemment une influence plus stimulante
que les angles obtus ; comparez la sérénité du
fronton grec avec l'élan intense de la flèche chrétienne. Mais ce n'est pas tant la dimension elle-
même qui détermine l'intensité que les variations
de vitesse ou d'étendue. Une phrase musicale
ranime l'émotion quand les notes deviennent plus
courtes ou que les brèves deviennent plus nombreuses; l'émotion se modère quand la variation
est inverse. Moins marquée dans les arts de la vue,
cette propriété se manifeste cependant quand la
disposition des figures invite le regard à suivre
certaines directions ; l'émotion s'accroît, devient
plus vive quand le regard s'élève des toits de
l'église à la flèche de son clocher.

On a aussi remarqué que certaines impressions
sensibles sont plus dynamogènes que d'autres, une
note haute qu'une note basse, les teintes claires
que les teintes sombres, etc. Mais le rôle de la sensation est ici secondaire et n'est guère reconnaissable que si on considère chaque degré isolément.

Au contraire, les variations des sensations sont
de toute importance dans la détermination de la
qualité de l'émotion, c'est-à-dire du degré de gaieté
ou de tristesse. La partie motrice de l'œuvre n'y
contribue qu'indirectement, d'après son effet dy-
namogène ou inhibitoire; un mouvement lent est
triste, un mouvement vif est gai ; mais la partie
sensitive peut y apporter des modifications profondes. C'est par la série mélodique, par le passage d'un degré à l'autre de l'échelle que l'artiste nuance la qualité du sentiment, produit la
tristesse ou la gaieté. Une phrase ascendante est
gaie, une phrase descendante triste, de même toute

série de nuances, de plus en plus claires, est gaie,
l'inverse produit une impression contraire.

Comme nous l'avons vu, l'intensité et la qualité du sentiment se confondent d'habitude dans
la vie réelle, sauf certains cas anormaux. L'esthétique permet une analyse beaucoup plus fine.
Grâce aux moyens spéciaux dont il dispose, l'artiste peut varier indépendamment l'un de l'autre
ces deux caractères, sans toutefois détruire entièrement le lien qui les unit. Ainsi un mouvement
mélodique ascendant combiné avec un rythme
retardé produit un état complexe et pleinement
conscient, où la joie s'accompagne d'une décrois-
sance d'intensité. Les ressources dont l'art dispose
pour compliquer les sentiments sans les confondre
sont encore augmentées par la faculté de suivre
simultanément plusieurs phrases mélodiques.
L'esthétique de la sensibilité manifeste ainsi la
richesse de la vie émotive; non pas qu'elle puisse
complètement analyser une âme, mais dans le
réseau des lignes mélodiques apparaît la trace
des tendances nombreuses qui l'agitent. Une
page de musique est la carte d'un état affectif.
Les règles du contrepoint, basées en partie sur des
nécessités intellectuelles, s'accordent parfaitement
avec les exigences de leur destination affective. Il
s'agit de rendre les mouvements le plus indépendants possible, tout en conservant la clarté
nécessaire à leur perception distincte; il s'agit de
reproduire la complexité réelle de l'émotion, tout
en maintenant séparées les diverses tendances qui
la composent; les voix ne doivent pas se croiser,
mais les mouvements parallèles sont dédaignés
comme pauvres; les mouvements obliques sont
préférés aux mouvements contraires, comme offrant non seulement les meilleures conditions
intellectuelles, mais aussi la meilleure peinture de

l'état émotif, car les tendances morales simultanées ne s'opposent pas absolument; le cœur vit de
contradictions, mais il fuit les contradictions
franches; il faut qu'il se croie logique en se con-
tredisant.

Cependant, ceci n'est encore qu'une esquisse
très incomplète du monde moral. L'esthétique de
la sensibilité dispose de moyens d'expression plus
parfaits; nous croyons qu'il est possible de traduire,
ou du moins de suggérer, par les seuls procédés
d'idéalisation, certaines classes d'instincts déterminées.

Pour l'individu qui l'éprouve, une émotion ne se
spécifie pas d'elle-même; le sentiment constitue à
chaque moment un état unique, universel, qui
s'étend à l'individu tout entier. L'homme obéit
sans cesse à la foule obscure de tous ses instincts
dont tantôt les uns, tantôt les autres, prédominent.
C'est l'intelligence qui dans ce tout complexe distingue des tendances diverses en précisant leurs
objets et les moyens de les satisfaire. C'est l'intelligence qui permet de distinguer les effets moraux
d'une mauvaise digestion, d'un regret ou d'un
remords. Encore est-il rare que l'analyse soit complète ou même qu'elle ressemble de loin à une
description exacte.

Les sentiments forment un entrelacs tellement
inextricable que pour peu que les fonctions affectives prédominent, les véritables raisons extérieures
sont facilement remplacées par des représentations
entièrement différentes. Quand l'intelligence est
peu active, comme dans le rêve, une douleur physique peut se transformer en douleur morale ou *vice
versa*. Quand le sentiment devient intense, comme
dans l'idée fixe, les émotions les plus diverses peuvent être rapportées à une seule et même raison.

A l'état normal, l'intelligence reconnaît les instincts réellement prépondérants et en détermine approximativement la nature. Quand aucun ne prédomine suffisamment, comme dans la mélancolie, l'intelligence elle-même reste flottante ; il en résulte une aboulie souvent observée[1]. Car une volition implique un désir précis, en même temps que l'intelligence nette de son objet et du moyen de l'atteindre.

Il semble donc que l'intelligence joue un rôle important dans la distinction des sentiments ; d'un autre côté, si on lui accorde une part trop grande, la vie affective en est réduite d'autant. Aussi les sentiments, comme tendances et émotions déterminées, sont-ils conscients sans que leur intensité en soit diminuée outre mesure quand ils peuvent être classés par l'esprit dans certaines catégories générales. Ainsi, la vanité ou l'instinct destructeur sont le plus profondément et le plus consciemment ressentis quand ils sont reconnus par celui qui les éprouve, sans préciser les raisons qu'il a de s'enorgueillir ou le caractère de l'objet à détruire et les moyens de destruction. La vie esthétique est riche en émotions de cette nature.

Or, pour chaque individu les instincts se classent d'après les objets auxquels ils se rapportent. Leur classification par catégories générales ne peut donc provenir que d'une division correspondante de la réalité dans laquelle l'individu affectif est plongé. Partant de ce point de vue, les divisions les plus simples de la réalité se font dans l'ordre suivant : l'individu distingue le monde extérieur du monde intérieur, l'objectif du subjectif ; puis, se considérant lui-même comme un objet, il distingue son siège biologique du milieu environnant,

---

1. Voy. G. Dumas, *Les états intellectuels dans la mélancolie.*

et ce milieu se décompose encore en milieu social
et milieu matériel.

Cette analyse progressive de la réalité correspond à celle des différentes formes sensibles que
nous avons observées comme formant la base de
l'esthétique. Milieu social, milieu matériel, individu vital, tels sont les trois degrés de simplification obtenus après avoir isolé abstraitement le
monde extérieur. C'est la marche générale de toutes
les constructions imaginatives faites, soit pour
faciliter les opérations de l'esprit, soit pour obtenir
la transformation esthétique des sentiments.

La classification des instincts, que nous avons
empruntée à Auguste Comte et que l'auteur lui-
même donne comme subjective, correspond à cette
analyse naturelle de la réalité totale : altruisme et
égoïsme, ambition, instincts de développement,
instincts de conservation. L'individu affectif, con-
fondu avec son objet dans l'état altruiste, se sépare
de lui et classe ensuite ses instincts d'après les
trois catégories de réalités auxquelles il les rapporte. Aussi une telle classification n'intéresse-
t-elle pas moins celui qui les éprouve que celui qui
les étudie. Elle est la systématisation d'une classification spontanée, vague, sans laquelle les événements affectifs seraient à peine conscients. Il est
nécessaire de préciser la nature d'un tel parallèle.

La distinction entre les instincts altruistes et
égoïstes est souvent admise aujourd'hui. On a
renoncé à expliquer l'altruisme par une sorte de
transmutation des sentiments égoïstes sous l'influence des exigences de la vie collective. Si l'on
adopte cette distinction, on observe que dans l'altruisme le sujet affectif se confond avec son objet;
il désire pour lui, il est heureux ou triste en lui.
Dans l'égoïsme, le sujet se sépare de l'objet; il
désire posséder l'objet ou agir sur lui pour lui-

même, pour son propre bien à lui, sujet affectif.
Considérés du point de vue de celui qui les éprouve,
les sentiments altruistes sont logiquement antérieurs aux autres qui, sans eux, sont inconcevables,
et ils sont les seuls qui arrivent à une pleine conscience, les seuls qui puissent être considérés
comme essentiellement subjectifs.

On dit souvent que le sentiment est un état purement intérieur, reconnu comme tel. Je sais que
c'est moi qui souffre et non un autre ; la souffrance
est en moi et non dans l'objet qui la cause ;
elle peut exister indépendamment de lui. Mais
c'est l'intelligence qui, par une abstraction, assigne
au sentiment sa place à l'intérieur de l'individu.
Et cela n'arrive que lorsque le sentiment n'est
pas trop violent. Quand l'émotion est forte, on
croit fermement à la réalité extérieure ; le sentiment se moque de l'idéalisme ; le désir, la joie,
la douleur croient à la réalité de leurs causes
ou de leurs objets. On trouve une volée de bois
vert une réfutation peu philosophique de l'idéalisme absolu ; mais un tel argument a l'avantage
de poser un fait dont les idéalistes doivent tenir
compte : la croyance au monde extérieur est inséparable d'une fonction psychique tout aussi importante que l'intelligence qui la repousse.

Les sentiments élevés partagent ce caractère de
la sensibilité physique. Dans un ardent élan d'affection, dans la douleur causée par la perte d'un
être cher, l'idéaliste le plus endurci ne peut douter
de la réalité extérieure des causes de sa joie ou de
son affection. Le sentiment se crée même des
objets irréels, et dans certains cas pathologiques
suscite des illusions ou des hallucinations.

Mieux encore : l'individu tend à attribuer à un
monde indépendant de lui, à extérioriser la source
même de ses désirs. On dit : c'était plus fort que

moi ; une force m'y poussait. Les anciens attri-
buaient leurs passions aux dieux ou au destin :

> C'est Vénus tout entière à sa proie attachée.

Virgile s'aperçoit bien tard que ces dieux pourraient
être les passions humaines :

> Dîne hunc ardorem mentibus addunt,
> Euryale? an sua cuique Deus fit dira cupido?

Beaucoup de gens, comme l'âne de la fable,
peuvent dire avec sincérité : « Quelque diable
aussi me poussant ». Le christianisme n'a pu se
défaire complètement de cette croyance; même
quand il n'attribue pas à des démons, successeurs
des dieux polythéistes, les passions inférieures, il
continue à voir dans le Dieu suprême la source de
tous les bons sentiments sous le nom de *grâce*.

L'égoïsme conscient impose des restrictions aux
tendances naturelles; c'est une limitation par l'intelligence du domaine affectif dont elle exclut l'objet
désiré. D'autre part, les instincts inférieurs, égoïstes en fait, c'est-à-dire favorables au seul individu,
ne revêtent l'apparence d'extériorité qu'aux dépens
de la conscience ; il leur faut, pour atteindre cet
état, une intensité morbide qui obscurcit l'âme en
paralysant les fonctions intellectuelles. Seuls les
sentiments vraiment altruistes, au point de vue de
leur destination réelle, paraissent extérieurs à celui
qui les éprouve sans perdre de leur lucidité. L'altruisme est seul complet, seul il conserve dans le
plein épanouissement de la conscience claire le
caractère synthétique des passions vives.

Une fois établie la distinction entre l'altruisme
et l'égoïsme, c'est le milieu social qui présente aux
affections l'objet le plus réel. Le milieu physique
découpé dans la réalité par la pensée analytique

n'offre qu'un objet incomplet. L'individu biologique répond à une abstraction encore plus grande suivant laquelle l'être vivant est séparé du milieu sans lequel il ne saurait exister.

Ainsi, au point de vue de celui qui l'éprouve, l'instinct de la conservation, loin d'être primitif, ne peut se concevoir que comme le dernier résultat de l'abstraction. Il s'étend à une foule de besoins observables objectivement : besoin de reproduction, besoin sexuel, besoins nutritifs tels que la faim, la soif, le besoin de circulation, de respiration, etc. Il n'y a pas de désir primitif de « persévérer dans l'être ». La résistance spontanée à la douleur, à la mort, doit être attribuée à la réaction de l'individu vivant contre tout obstacle opposé au déploiement de ses instincts positifs, quels qu'ils soient. Il ne s'agit pas toujours des instincts inférieurs ; l'individu combat ce qui l'empêche d'assouvir sa faim, de respirer, de remuer, de se développer ; mais l'homme qui défend désespérément sa vie peut être mû par le désir de continuer à jouir de plaisirs supérieurs, par son amour pour ceux dont il craint d'être séparé. Quand un instinct moins directement lié à la conservation de l'individu, comme la vanité, se développe au détriment des autres, il peut amener sa destruction volontaire : c'est le suicide.

La tendance à résister, à se défendre, à persévérer dans l'être n'est donc pas un instinct irréductible, c'est le caractère général commun à tous les instincts égoïstes et qui se manifeste seulement quand ils rencontrent des obstacles. La conscience d'un instinct conservateur implique la notion du moi empirique ; celle-ci résulte d'une élaboration mentale et disparaît ou du moins s'obscurcit quand le sentiment devient prépondérant. Dans une grande colère, une vive douleur, on dit qu'on est « hors de soi » ; cet état est très accentué dans certains cas pathologiques, et beaucoup de maladies de la personnalité sont d'origine affective[1].

Si les métaphysiciens ont parlé d'un instinct conservateur comme d'une tendance absolue et primitive, c'est qu'ils avaient assez de calme pour abstraire leur moi du monde extérieur. L'art nous procure également un calme suffisant pour classer les instincts suivant des catégories abstraites, mais en même temps il nous permet de les éprouver plus profondément que ne le saurait faire la pénible construction d'une sèche métaphysique.

Quand les sentiments inférieurs atteignent aux dépens de l'intelligence un certain degré d'intensité, ils tendent à rétablir la réalité complète en éveillant les instincts supérieurs. Leur objet s'anime, semble doué de conscience et de sentiment. Sans s'élever au degré extrème où sujet et objet sont confondus, l'individu le traite souvent en être vivant distinct de lui. Cet anthropomorphisme émotif n'est pas propre au fétichisme primitif, il subsiste dans certaines grandes passions; on en veut aux choses comme aux personnes ; la veuve du marin maudit la mer qui lui a pris son compagnon et son soutien. Ce n'est même pas le privilège des grandes catastrophes; l'homme irritable qui bute contre une chaise et lui donne un coup de pied a momentanément l'impression qu'il rend à la chaise un coup volontaire qu'il en a reçu.

Nous pouvons ainsi reprendre à notre compte l'idée des théologiens affirmant que le péché n'est qu'une privation. Le mal moral correspond en effet à une analyse réelle des tendances de l'être affectif, parallèle à l'analyse idéale de la réalité totale opérée par l'intelligence. Les instincts de conser-

___
1. Voy. Ribot, *Maladies de la personnalité*, etc.

vation et de développement s'adressent à des abstractions; l'ambition s'adresse à une réalité plus
complète, mais reste liée à la distinction tout
idéale entre l'objet et le sujet. L'amour seul est
réel.

Le lien qui unit chaque groupe d'instincts à chaque domaine implique l'existence d'un lien semblable avec le degré de généralité des notions correspondantes. Quand l'individu considère ses rapports
avec les objets extérieurs, ceux-ci lui paraissent
d'autant plus complexes qu'ils sont plus étroitement et plus constamment liés à son existence.
Aussi ses instincts conservateurs, rapportés à l'individu vital, lui semblent-ils les plus complexes.
Le milieu matériel avec lequel il entre en relation
de façon moins continue lui paraît être l'objet
d'instincts plus simples; enfin le milieu social, encore plus éloigné de son existence individuelle,
devient pour lui, malgré sa plus grande complexité
réelle, le plus simple domaine où se déploient ses
instincts égoïstes. Cherchant à attirer à lui tout ce
qui l'entoure, il simplifie ce qui ne le touche pas
directement; la perspective égoïste est comme la
perspective visuelle.

Au contraire, lorsque l'individu s'élève au point
de vue altruiste, lorsqu'il vit pour autrui, le milieu
social lui apparaît avec sa complexité réelle et se
lie non moins étroitement à son existence que
tous les phénomènes organiques qui l'accompagnent.

Il semble possible d'étendre aux divers degrés de
généralité présentés par la pensée esthétique les
mêmes considérations. Dans la contemplation esthétique, l'attention n'est pas dirigée vers la réalité.
Mais elle se fixe sur une forme sensible, sur un
milieu imaginatif, complexe, soumis à des divisions
équivalentes. C'est ce milieu imaginatif qui con-

stitue momentanément pour l'esprit fortement con-
centré sur lui toute la réalité. D'autre part, le sentiment, porté par les procédés mêmes de l'idéalisation
à son plus haut degré de tension, doit revêtir, en
présence de chaque forme déterminée, le caractère
spécial des instincts qui sont liés au degré correspondant de généralité.

Nous dirons donc que les divisions les plus simples de l'unité esthétique, divisions qui résument
toute la gamme et sont liées aux phénomènes
sociaux grâce à l'origine particulière du nombre,
répondent aux instincts égoïstes les plus élevés,
vanité et orgueil. Les divisions les plus complexes et les suites mélodiques à petits intervalles
éveillent davantage les tendances inférieures. Les
formes proprement imaginatives, transition entre
les deux extrêmes caractérisée par la mélodie à
grands intervalles, stimulent de préférence les instincts intermédiaires ou instincts de développement.

On remarque, en effet, que les instincts inférieurs, nutritifs, sexuels, etc., sont surtout excités
par le détail concret et amènent plus volontiers
une forte tonicité qu'un ensemble de mouvements
rythmiques; c'est là la volupté proprement dite.
Au contraire, les instincts égoïstes les plus élevés,
orgueil et vanité, s'entretiennent par l'extase et les
mouvements amples. Les mystiques ont souvent
montré une vanité démesurée. On se rappelle la
réponse de Plotin à son disciple Amélius qui l'en-
gageait à s'approcher des dieux : « C'est à eux de
venir à moi[1]. » D'autre part, une valse lente, un
adagio au rythme majestueux et bien marqué n'é-
veillent-ils pas souvent chez l'auditeur des idées
de grandeur? La lecture d'un poème produit parfois

1. Porphyre, *Vie de Plotin*, ch. x.

un effet analogue. Les personnes simples peu habituées à lire semblent éprouver une véritable jouissance morale à déclamer des vers pompeux, en les scandant d'une façon intolérable. On sent que le rythme, bien plus que les idées (souvent incomprises), développe et entretient momentanément chez elles une vanité sans bornes ; cette mégalomanie passagère, divertissante pour le public, est instructive pour le savant.

Le même état extatique, qui développe l'ambition, peut aussi donner naissance à son contraire quand l'inclination ambitieuse se trouve contrariée soit en fait, soit par la simple croyance. C'est ainsi que l'adoration de l'être suprême, quand elle est accompagnée de l'idée de la petitesse humaine, peut entraîner la plus profonde humilité. Mais c'est toujours la même classe de sentiments ; l'humilité n'est que la vanité refoulée par l'idée d'un être supérieur. Une personne qui n'aurait aucune tendance à la vanité ne serait pas consciemment humble ; elle montrerait spontanément une soumission passive et ne serait humble qu'aux yeux des autres. D'ailleurs, même chez les mystiques chrétiens, quand ils atteignent l'état extatique, on ne trouve guère d'humilité ; leur personnalité, d'abord méprisée, se confond avec l'existence divine : ils deviennent Dieu.

On pourrait même trouver des indications plus précises. L'ambition, d'après notre tableau, se décompose en vanité et en orgueil, celle-là plus intellectuelle, celui-ci plus lié à l'activité ; les formes de la sensibilité feraient ainsi plutôt appel à la première, celles de la motricité au second. Les instincts constructeurs et destructeurs, qui constituent l'instinct du développement, sont tous deux de nature plus active qu'intellectuelle, mais les premiers trouvent une plus complète satisfaction

dans la contemplation des formes synthétiques de
l'harmonie, tandis que le caractère analytique des
développements mélodiques convient davantage
aux seconds. Les sentiments altruistes se dévelop-
peraient sous l'influence de l'harmonieuse combinaison des diverses formes esthétiques. Ici se
montre la véritable nature des sentiments altruistes
qui, loin de supprimer les instincts inférieurs, les
utilisent en se les subordonnant.

Les mystiques semblent avoir saisi le rapport entre
les divers instincts et les degrés de simplicité de la
pensée. Le mysticisme incomplet de Plotin, qui ne
s'élève guère plus haut que la vanité, nous montre
qu'en faisant abstraction des objets sensibles, l'âme
remporte d'abord la victoire sur ses passions inférieures ; puis vient la contemplation de la beauté
sensible, état où l'on reconnaît le plaisir esthétique
des formes imaginatives fondé principalement sur
les instincts constructeurs ; enfin, contemplant la
beauté morale en soi-même et chez les autres, on
aime le Beau absolu, on aime à être Dieu, couronnement de la vanité poussée jusqu'au délire.

Pour tous les mystiques chrétiens, il s'agit aussi
de s'élever du trouble des passions à la paix intérieure, en passant des représentations sensibles
aux hautes abstractions. S'ils s'étaient contentés
de cette ascension isolée, ils n'auraient pas été
plus loin que Plotin. Mais ils sont partis d'un
autre point de vue, ils n'ont pas laissé pâlir l'idée
du Dieu qui revêt des caractères individuels et qui
est même supposé avoir vécu sur la terre sous
la forme humaine du Christ. Aussi, arrivés à la
contemplation extatique, ils la dépassent et, du
nouveau point de vue de l'altruisme, voient les
images concrètes transformées. Ils se trouvent face
à face avec l'Époux. Tel est le « vol de l'esprit »
dont parle sainte Thérèse : « L'âme voit une lu-

mière incomparablement plus brillante que toutes celles d'ici-bas. » « Cela n'est pas une vision intellectuelle, mais une vision représentative dans laquelle on voit plus clairement avec les yeux de l'âme que l'on ne voit avec ceux du corps », ou, pour donner une interprétation positive de ces termes inexacts, on pourrait dire : « plus clairement avec les yeux de l'altruisme qu'avec ceux de l'égoïsme. » D'autres fois le mystique aperçoit une grande multitude d'anges, etc. Enfin, quand l'union avec le Christ est accomplie, quand vient le moment du mariage spirituel avec l'Époux. « Il se montre à l'âme dans sa très sainte humanité par une vision représentative, afin qu'elle ne puisse douter de cette insigne faveur dont il l'honore. » Il dit à la personne que la sainte cite comme exemple : « Qu'il était temps qu'elle ne pensât plus qu'à ce qui le regardait, qu'il prendrait soin d'elle[1]. » C'est bien là le point de vue de l'amour qui, ayant surmonté toutes les passions, tous les plaisirs physiques, s'étant élevé aux plus hautes contemplations, retrouve tout, transformé, transposé dans l'objet d'affection.

L'art obtient des résultats semblables en simplifiant les données sensibles et en combinant harmonieusement l'extase esthétique avec le choc émotif des détails concrets. Les règles de l'art sont ainsi des règles morales ; non des règles qui expriment certains devoirs, certaines vertus désirables dans les rapports réels avec les hommes, mais des règles qui enseignent la régénération intérieure, l'harmonieuse subordination de la personnalité aux hautes aspirations de l'amour.

---

1. Sainte Thérèse, *Château de l'Ame*, 7e demeure, ch. 11.

Notation esthétique des Sentiments sociaux.

Une fois établie cette correspondance générale entre les instincts et les formes imaginatives, il semble possible d'aller plus loin et de trouver dans les combinaisons des divisions simples de l'unité choisie certaines indications relatives aux divers sentiments altruistes.

Nous avons essayé de montrer l'origine sociale de la numération; il n'est pas difficile de saisir le lien qui unit les rapports abstraits, établis par la division de l'unité, et les relations sociales dont ils procèdent. La série géométrique par quotients représentée par l'accord parfait correspond à une série hiérarchique; la série arithmétique par différences à un groupe dont les membres sont égaux. Mais, par suite de leur caractère abstrait, elles ne sauraient représenter le groupe social lui-même, elles ne traduisent que le lien, c'est-à-dire les sentiments sociaux. Si la notion de *cause* procède de celle d'activité individuelle, la notion de rapport constant ou *loi*, est en effet étroitement liée à celle de sentiment, et spécialement de sentiment altruiste. L'accord parfait traduirait ainsi des sentiments de vénération et de bonté, déterminés par l'inégalité, l'accord secondaire des sentiments d'attachement entre égaux, les deux termes de chaque accord étant rapportés à l'existence sociale que représente l'unité. Les modifications de ces accords et leurs combinaisons pourraient se traiter dans le même esprit.

C'est ainsi qu'il faudrait transformer le symbolisme oriental qui donnait aux notes des noms de fonctions sociales ou de divinités. Dans la gamme

pentatonique des Chinois, *Koung*, la note fondamentale signifie, comme nous l'avons vu, l'empereur, *tchang* le premier ministre, *tchiao* le sujet, *tchih*
les affaires et *yu* le miroir du ciel. Les sept swar de
la gamme hindoue sont dédiés aux sept principales divinités, les sroutis aux nymphes, divinités
secondaires.

Est-il utile de pousser plus loin un symbolisme
qui, naturel tant qu'on se contente d'en énoncer le
principe, deviendrait arbitraire si on cherchait à
en fixer le détail? Mais il se présente ici la question
du langage. Or, notre langage est radicalement
insuffisant pour exprimer les phénomènes moraux.
Empruntant au monde extérieur quelques analogies grossières, on parle de sentiments bas et
élevés, d'humeur sombre, de dureté, de froideur,
de tendresse, etc. Il nous manque une notation des
sentiments. Or, le nombre seul pourrait suivre les
phénomènes moraux dans leurs nuances subtiles,
leurs insaisissables transformations. L'ordre et la
simplicité relative que l'esprit introduirait ainsi
dans le monde moral se trouveraient plus rapprochés de la réalité que les lois générales assignées
au monde extérieur, car ici le sujet qui étudie et
l'objet étudié se confondent. L'homme crée en
partie sa propre nature affective, ses théories morales deviennent des réalités morales; l'ordre qu'il
reconnait dans ses sentiments, d'après une étude
approximative, devient peu à peu leur ordre exact

Le mysticisme du nombre n'était pas un amusement futile, mais ses méthodes étaient insuffisantes.
Un nombre entier quelconque ne saurait jamais
désigner directement une vertu, une qualité, comme
le voulaient les Pythagoriciens et les Orientaux;
cela nécessiterait un langage entièrement conventionnel, impossible à retenir et même à établir, vu
la subjectivité des phénomènes représentés.

Le problème devient tout autre si l'on rapproche une classification tout abstraite des phénomènes affectifs, telle que celle d'Auguste Comte, des rapports fournis par les constructions esthétiques établies plus haut. Les groupements de trois degrés seraient ainsi liés aux rapports sociaux, les rapports simples (à propriétés extatiques) aux sentiments égoïstes supérieurs, les rapports complexes aux passions inférieures.

L'échelle des sentiments, loin d'être une énumération, est un simple cadre, indiquant l'ordre et la dépendance mutuelle des grandes classes d'instincts. Ce cadre peut être simplifié ou compliqué à volonté, sans en transformer la nature. Le degré de complication n'est déterminé que par des considérations d'utilité; il est inutile de pousser la classification plus loin que ne l'exige l'étude des phénomènes moraux. Une fois l'échelle fixée, il n'y a qu'à régler en conséquence la série des rapports esthétiques qui doivent servir de signes. Le degré de complication de l'une et l'autre se trouve d'ailleurs spontanément le même, car dans les deux cas il est fondé sur le même principe et son but ultime est le même. Une classification abstraite des sentiments perd toute signification quand elle devient trop complexe pour être clairement saisie par l'intelligence et guider ses recherches ; l'échelle esthétique est inutile si elle n'est pas assez simple pour permettre à l'intelligence de suivre les combinaisons de ses divers degrés. Il faut à l'intelligence le même gabarit pour ses analyses morales que pour ses synthèses esthétiques.

Un tel symbolisme est-il très artificiel ? Nous ne le pensons pas, car il ne fait qu'exprimer ce qui existe déjà. La musique est le langage naturel du cœur et le cœur le comprend ; les notes et leurs combinaisons ont déjà une signification morale,

variable dans ses détails, mais sans doute assez
fixe dans son ensemble. Il ne s'agit pas d'une
musique encombrée de signes. Les notes n'indi-
queront jamais que des phénomènes intérieurs,
des sentiments, non des objets ; et les éléments
seuls peuvent revêtir une signification exprimable
en langage ordinaire ; quand on écoute leurs combinaisons multiples, l'interprétation analytique
s'efface devant l'émotion immédiate. Mais le symbolisme n'en persiste pas moins dans la pensée
synthétique que l'émotion domine. La musique
moderne est le vrai Pythagorisme, la vraie mystique des nombres.

Cette interprétation des formes esthétiques
comme notation des sentiments paraît encore plus
naturelle si l'on considère l'extension spontanée
de la sympathie au delà de la société humaine.

Nous avons déjà remarqué que ce phénomène
est l'accompagnement naturel de la poésie ; il est
possible maintenant de l'étudier avec toute la précision désirable. Le véritable altruisme implique,
avons-nous dit, la combinaison de l'amour général
avec les affections privées ; celles-ci tendent à
dépasser les individus et atteignent au delà, le
groupe collectif auquel ils appartiennent ; l'amour
général ne peut être entretenu que par l'affection
pour des représentants individuels.

Mais nous ne trouvons pas encore là les deux
formes extrêmes de l'altruisme, ni leur intime
combinaison, possible seulement quand celles-ci
sont atteintes. Sous la double poussée commune à
tous les sentiments, vers les détails les plus concrets
et les plus hautes généralisations, l'altruisme se
déploie au delà de l'humanité, cherche à embrasser
tous les êtres, tout ce que l'individu peut apercevoir ou imaginer hors de lui. D'autre part, les
êtres aimés se réduisent de plus en plus pour le

cœur à un ensemble de petits faits précis, d'actes insignifiants, d'attentions à peine observées, de paroles passagères. D'un côté s'épanouit la *sympathie universelle*, de l'autre tout se réduit à la *grâce*, en généralisant un peu ce terme pris dans son acception ordinaire.

Cette double tendance suscite une sorte de panthéisme mystique, ou mieux de fétichisme universel, suivant lequel l'univers apparaît comme un seul être immense et chaque petit détail aperçu comme une manifestation spéciale de son existence. Une pareille tendance du cœur mal dirigée par l'esprit a donné naissance à une foule de systèmes métaphysiques aussi contraires à la morale qu'à la raison, entravant les recherches fructueuses et détournant des hommes les affections qui leur sont dues. Mais si elle est contenue dans les limites de la connaissance positive et de la vraie morale humanitaire, elle est légitime, et en la subordonnant à la réalité on ne lui ôte rien de son efficacité affective.

Il suffit pour cela d'être guidé par le véritable esprit poétique qui, comme nous l'avons vu, transforme le monde extérieur en une image simplifiée de la société humaine. Le vrai poète conserve à l'être immense, qui semble l'environner, sa nature collective, et au sentiment correspondant son caractère essentiellement humain ; ce qui est illégitime et immoral, c'est d'imposer à cet ensemble l'unité de notre propre personne, d'en faire un individu, un Dieu, au lieu d'une foule où les individus sont plus ou moins nettement définis, et l'activité plus ou moins harmonieuse et convergente. C'est l'amour universel et non l'affection privée qui nous porte à ce sociomorphisme général, et il est impossible de le transformer subitement en amour spécial. Le panthéisme absolu est une faute de goût.

D'autre part, cet altruisme qui dépasse l'humanité ne la dépasse qu'en apparence; l'humanité y
est encore intimement mêlée. Cette sympathie
n'est-elle pas faite d'amour pour les hommes? n'adorons-nous pas dans le monde inerte l'ensemble
des êtres humains qui le voient en même temps
que nous, l'ont vu et le verront à travers tous les
âges? N'y reconnaissons-nous pas le siège immuable de l'Être multiple et changeant, mais dont
toutes les parties sont liées entre elles par l'impérissable souvenir? Nous l'aimons comme on aime
le corps d'une personne, comme on aime le pays
natal; mais à travers ce corps, à travers cette
demeure terrestre, c'est vraiment son âme multiple,
c'est l'Humanité que nous aimons.

L'altruisme va encore plus loin, il s'attache aux
conceptions mêmes de l'homme en les extériorisant. Telle est la notion d'espace, milieu imaginaire où l'esprit place toutes les existences extérieures, simple abstraction réalisée, et précisée
d'après la construction esthétique que nous avons
vue. C'est surtout lorsqu'il s'applique à notre
environnement solaire et stellaire que l'espace
revêt son caractère émotif. Qui n'a été saisi d'une
sorte de ravissement en contemplant par une belle
nuit le ciel constellé? Rien ne saurait mieux
éveiller et entretenir les émotions altruistes : un
espace infini que la pensée cherche vainement à
embrasser, une multitude de points brillants dessinant sur le ciel des figures précises et qui changent
sans cesse au gré de l'imagination capricieuse, tout
cela pénétré du sentiment de l'esprit humain qui
lui a donné son apparence d'unité et d'infinité.

Ces tendances sociomorphiques se mêlent également aux vérités générales. C'est leur généralité
qui entretient l'émotion; mais ce qui rend cette
émotion altruiste, c'est leur lien avec la notion

d'Humanité. Une idée très générale est émouvante
non seulement parce qu'elle présente les conditions
extatiques favorables à l'émotion, mais parce qu'elle
s'accompagne de l'idée de tous les hommes qui la
pensent, l'ont pensée et la penseront. C'est ainsi
que le monothéisme social, pour lequel Dieu représente obscurément l'Humanité, rejoint le monothéisme intellectuel pour lequel Dieu n'est que
l'idée la plus générale.

Telles sont les tendances poétiques qu'Auguste
Comte s'est efforcé de régler d'après les besoins de
la pensée philosophique et de l'activité sociale en
distinguant la Terre, ensemble des forces actives
que l'Humanité utilise et sur lesquelles elle s'appuie, et l'Espace, siège artificiel des notions
abstraites, des relations générales ou lois, conçues
par l'esprit humain.

Quelles que soient d'ailleurs les classifications
adoptées pour le guider, cet épanouissement illimité
de l'amour semble naturel, il peut même fortifier
et faire mieux comprendre l'amour individuel.
Qu'est-ce, en effet, que l'amour individuel, sinon
l'affection pour une personne dont la vraie nature
reste éternellement inconnue et ne se manifeste que
par une foule d'actes précis, nettement distincts,
reliés entre eux par une individualité tout idéale
reconstruite dans le cerveau de celui qui aime.
Pour le cœur, chaque individu est un microcosme
souvent aussi riche de variété que l'univers. L'âme
féminine surtout est un monde dont la richesse
infinie s'exprime par les détails les plus subtils et
les nuances les plus délicates. Se représenter
l'Humanité et le Monde qui l'entoure sur le modèle
de l'individu, c'est leur imposer artificiellement
une conception aussi égoïste qu'elle est vague et
incomplète. C'est, au contraire, sur le modèle d'un
être collectif que peut se concevoir l'individu

quand l'esprit est placé au vrai point de vue
altruiste. Le macrocosme n'est qu'un agrandisse-
ment de la notion d'Humanité, et le microcosme
une copie réduite.

C'est surtout sous cette forme de sympathie universelle, d'amour pur, où les êtres concrets disparaissent entre les immuables vérités et la fuite
tumultueuse de détails à peine saisissables, que
l'esthétique peut noter les aspects multiples et les
changements incessants de la vie altruiste.

Pour les Orientaux, les nombres et les intervalles
musicaux représentaient aussi bien les grands
phénomènes cosmiques que les phénomènes
sociaux. Schopenhauer, dont la métaphysique ne
semble guère plus avancée que les antiques cosmogonies, estime que la *basse*, en général, représente la masse planétaire, les parties les plus basses
les corps inorganiques, les parties supérieures les
végétaux et les animaux, les parties de remplissage
le monde organisé, la mélodie la vie et les désirs
pleinement conscients de l'homme. Pour lui, le
passage d'une tonalité à l'autre signifie la mort en
tant qu'elle détruit seulement l'individu. Il dit :

« La musique qui va au delà des idées est complètement indépendante du monde phénoménal ;
elle l'ignore absolument et pourrait, en quelque
sorte, continuer à exister, alors même que l'univers
n'existerait pas... La musique est une objectité, une
copie aussi immédiate de toute la Volonté que l'est
le monde, que le sont les Idées elles-mêmes dont le
phénomène multiple constitue le monde des objets
individuels. Elle n'est donc pas, comme les autres
arts, une reproduction des Idées, mais une reproduction de la Volonté au même titre que les Idées
elles-mêmes[1]. » « La musique n'a avec le phéno-

---

1. *Le monde comme volonté*, I, liv. III, § 2.

mène qu'un rapport indirect, car elle n'exprime jamais le phénomène, mais l'essence intime, le dedans du phénomène, la Volonté même[1]. »

Ces passages demandent autant que le *Li-Ki* à être transcrits en langage positif; mais ils renferment dans leur obscurité une grande part de vérité. La musique exprime et communique à ceux qui écoutent non pas une existence métaphysique qui s'appellerait la Volonté, mais des sentiments de sympathie dégagés autant que possible de tout objet précis. Il est inutile de dire dans quel domaine ces sentiments se déploient, s'ils s'arrêtent aux hommes ou s'ils se répandent dans tout l'univers. Les notions vaguement évoquées seront probablement tantôt des hommes, tantôt des phénomènes cosmiques, avec une tendance continue à les réunir en une vaste synthèse. Ce qu'il importe de remarquer, c'est que la musique décrit les sentiments eux-mêmes et que ceux-ci peuvent s'adresser à tous les aspects de la réalité.

Si l'on demande à la musique une signification plus objective, si on veut qu'elle nous représente une existence, tout ce qu'on peut dire, c'est qu'elle a la propriété de nous expliquer clairement ce qu'est un être collectif. Dans la vie pratique nous subissons une telle existence et nous travaillons pour elle sans la voir, ni même la comprendre; dans une symphonie nous en avons un tableau plein de vie qui nous explique sa nature intime, ses analogies avec l'individu et qui la rapproche de nous. En écoutant une composition musicale, on ne saurait dire au juste s'il s'agit d'un drame individuel, car il y a des voix qui se répondent; on ne saurait préciser si c'est une conversation ou une délibération solitaire. La musique nous explique l'individu

1. *Id.*

par la collectivité en nous montrant qu'il n'est qu'une harmonie passagère de tendances diverses. La musique répond à la fois à tous nos besoins d'affection, amour universel et amour privé. Elle élève au plus haut degré notre sociabilité en développant simultanément toutes ses formes et en les dirigeant vers tous les êtres.

Si enfin l'on veut assigner aux représentations sonores un domaine spécial, il faut replacer la musique dans l'ensemble des arts. Des trois classes d'existences qu'Auguste Comte propose pour diriger nos tendances sociomorphiques, l'Humanité est surtout susceptible d'être représentée par l'art de l'idée, par la poésie; l'art de l'image est particulièrement adapté à l'idéalisation, la socialisation de la Terre; la musique et en général les arts de la forme pure, expriment mieux que les autres l'Espace aux éléments individuels toujours changeants et insaisissables.

Quand on entre dans une cathédrale pendant le service, on assiste à cette synthèse sublime de tous les arts qui exprime si bien la réalité totale idéalisée, socialisée. La grande âme humaine chante sous la forêt vivante des colonnes et des voûtes, et l'orgue emporte les aspirations infinies du cœur à travers les espaces illuminés qui s'éveillent à leur appel.

TROISIÈME PARTIE

La Composition

CHAPITRE PREMIER

PRINCIPES GÉNÉRAUX

Lorsque dans la vie de l'âme le sentiment domine, l'intelligence et l'activité tendent à s'organiser suivant les différents modes que nous avons essayé de définir. Mais l'état individuel et actif qui accompagne l'émotion ne s'établit pas du premier coup et ne reste pas immuable pendant que les sentiments se déroulent; il est soumis à des fluctuations qui correspondent à l'évolution de l'émotion elle-même. C'est tantôt l'intelligence, tantôt l'activité qui prédomine, et chacune de ces fonctions ne revêt pas simultanément au même degré les deux caractères opposés que nous avons déterminés. Pour préciser la nature du sentiment, il est bon de compléter l'étude statique par l'étude dynamique, c'est-à-dire l'étude des éléments esthétiques par celle de la composition.

Suivant notre règle constante, nous ne nous occuperons que des principes les plus généraux et nous les chercherons dans tous les arts. Comme il s'agit d'une évolution affective, on doit surtout s'adresser aux œuvres qui se développent dans le temps, c'est-à-dire aux œuvres littéraires et musicales. Néanmoins, ce serait une faute de négliger les arts de la vue qui, comparés aux autres, ne peuvent que confirmer et faire ressortir certains principes essentiels.

Pour qu'une telle étude puisse être vraiment générale, il faut considérer tous les arts d'un point de vue unique, mais c'est tantôt le caractère individuel, tantôt le caractère social qui prédomine, suivant que l'œuvre se rapproche davantage du genre épique ou du genre dramatique.

Laissant de côté les définitions superficielles d'après la forme, on peut dire que l'épopée dans le sens le plus large du mot, développe une idée soit philosophique, soit historique ; le drame met directement en conflit les passions de différents personnages. Il est naturel que l'épopée prenne la forme de récits et de descriptions, le drame celle de conversations. Mais ce lien n'est pas nécessaire ; il y a des tragédies dont le but est surtout épique ; beaucoup de romans, malgré leur forme narrative, ne sauraient être classés qu'avec la littérature dramatique.

Même en donnant aux termes leur sens le plus étendu, la distinction est loin d'être absolue ; l'épopée contient un drame, elle personnifie les idées qu'elle expose ; un tel caractère est particulièrement prononcé quand l'idée générale est surtout historique, quand l'auteur peint le tableau d'une civilisation, montre les principes sur lesquels elle repose. D'autre part, tout drame vraiment esthétique doit, comme nous l'avons vu, développer une idée générale. Il ne s'agit donc que d'une différence de degré, habituellement, mais non toujours, accentuée par la forme spéciale, narrative ou dialoguée.

Dans ces deux genres ainsi entendus peuvent se classer tous les genres dits secondaires ; on observe, par exemple, que la poésie lyrique qui développe d'habitude une idée générale appartient surtout à la poésie épique. Mieux encore, les deux groupes d'arts spéciaux, visuels et auditifs, rentrent dans les mêmes catégories ; les arts de la vue se rattachent naturellement à l'épopée, les arts de l'ouïe au drame.

La plastique et la peinture comme la poésie épique ont pour fonction de raconter et de décrire. Un tableau peut représenter une scène historique ou fictive où les pensées et les sentiments ne s'expriment qu'à travers les événements extérieurs. Quelque dramatique que soit un tableau, il l'est toujours, comme l'épopée, indirectement. De plus, l'art de la vue ne peut suivre l'évolution d'un sentiment ; il existe bien, comme nous le verrons, des séries de sculptures ou de tableaux formant par leur ensemble de vrais poèmes. Mais les tableaux sont discontinus comme les morceaux détachés d'un recueil de poésies, chacun ne représente qu'une scène isolée, qu'un moment, une crise. Il faut que l'esprit rétablisse intérieurement la suite des événements et l'évolution affective.

La musique, au contraire, est éminemment dramatique ; elle se développe surtout sous forme d'opéra, et ce caractère persiste dans tout morceau polyphonique. Les voix différentes représentent des personnages, et nous suivons, pas à pas, la moindre phase dans la marche des émotions. Il y a bien des opéras à prétentions épiques, et c'est ce qui caractérise et souvent ce qui gâte nombre d'opéras contemporains. Mais la partie musicale reste essentiellement dramatique. L'élément épique ne saurait guère se rencontrer dans la musique instrumentale, puisqu'elle ne peut expri-

mer d'idées. Mais, d'autre part, celles-ci sont remplacées par des idées musicales, sortes de cadres
vides, de silhouettes de la pensée qui, sans rien
exprimer, peuvent évoquer certaines idées générales et, comme elles, se développer, s'enchaîner,
s'opposer, imitant de point en point la marche de
la pensée réelle qu'elles suggèrent.

Une suite de sculptures ou de tableaux est une
épopée faite de scènes détachées; une symphonie
est un drame où les faits extérieurs sont réduits
au minimum, où l'on assiste à la lutte directe et
ininterrompue des passions. L'histoire de l'art
montre clairement ces liens spéciaux. L'épopée procède de l'architecture et de la peinture primitives;
le drame a donné naissance à la musique moderne.
Les premières épopées furent sculptées, peintes,
écrites en caractères idéographiques sur les stèles
et les murs des temples. La musique qui a accompagné le drame à l'origine a finalement éliminé
l'accompagnement poétique ; la tragédie est devenue opéra et l'opéra symphonie.

Aussi les deux arts spéciaux peuvent-ils être
placés aux deux extrémités de l'art général ou
poésie. Dessin, épopée, drame, musique, tel est
leur ordre naturel. Mais il est nécessaire d'étudier
chaque forme poétique avant la forme extrême
qui en manifeste plus nettement les traits distinctifs.

D'après cette division fondamentale, on comprend que l'œuvre d'art, quoiqu'exprimant toujours les mêmes lois affectives, revête une forme
tantôt plus individuelle, tantôt plus collective,
sans jamais exclure cependant ni l'un ni l'autre
caractère.

Le poète épique, en développant son idée et en
racontant des événements, laisse à l'œuvre entière
l'empreinte de sa pensée individuelle ; l'auteur

dramatique se répand parmi les personnalités distinctes qu'il met en scène. Mais le poète épique, par la personnification des idées et des sentiments qui les accompagnent, s'extériorise aussi, quoique à un moindre degré ; et l'unité de l'œuvre dramatique rappelle, à travers la multiplicité apparente, l'individualité de l'auteur.

L'étude de la composition est éminemment synthétique en ce qu'elle combine intimement les deux formes de la vie subjective, forme individuelle et forme collective que, jusqu'ici, nous avons étudiées séparément. C'est surtout en examinant l'ensemble d'une œuvre esthétique que l'on saisit la nature et de l'existence individuelle et de l'existence collective, déjà indiquée par l'étude d'un simple passage de composition musicale. On comprend alors que l'individu n'est qu'une synthèse passagère des multiples tendances d'une existence sociale permanente, et que la société est un être réel, synthèse permanente d'individualités passagères.

Or, quel que soit le genre adopté, si le but de l'artiste est d'émouvoir, de provoquer et de développer dans une autre âme une suite déterminée d'émotions, son premier soin doit être de réduire autant que possible l'objectivité que revêt son œuvre pour le public. Le lecteur d'un poème doit pouvoir s'incorporer à l'œuvre qu'il lit, se l'assimiler ; il doit sentir les événements se dérouler en lui-même, oublier que l'ensemble des faits se passe hors de lui.

Mais les difficultés sont différentes suivant le genre. Dans l'épopée où l'individualité prédomine, l'auteur doit s'effacer le plus possible. On répète depuis Pascal que le moi est haïssable ; et c'est un grand défaut chez un auteur, parce qu'il renonce ainsi aux meilleurs moyens de développer ses émotions chez le lecteur ; on se rappelle sans cesse qu'il s'agit des émotions d'un autre ; quelque vive que puisse être la sympathie qu'on éprouve pour lui, l'effet reste trop intellectuel ; une subjectivité excessive chez l'auteur devient, par rapport au lecteur, de l'objectivité, et les sentiments ne se communiquent plus à lui comme ils le devraient ; le lecteur observe, juge, même lorsqu'il sympathise le plus avec le poète. Nous avons dit que le sentiment se développe le mieux, devient le plus lucide quand son objet est imaginaire ; il ne faut pas que les avantages d'une scène fictive soient diminués par l'intervention d'un être réel, l'auteur. Lui aussi doit se transformer en un être intérieur. Pour cela, il doit rendre les objets et les personnages fictifs le plus réels possible ; l'illusion ne sera jamais assez forte pour s'élever à la netteté de la réalité extérieure. L'auteur ne doit se montrer que dans l'ensemble de son œuvre, dans l'unité de la composition. Il ne doit jamais parler de lui. S'il le fait exceptionnellement, comme Dante, il doit se transformer lui-même en un personnage fictif. Quand on lit la *Divine Comédie*, ce n'est pas à l'auteur du poème que l'on pense ; on croit écouter le récit d'un voyageur extraordinaire qui vient de visiter des régions merveilleuses, ou encore on croit le suivre dans son terrible voyage. On le voit passer à travers son œuvre avec les yeux de la pauvre femme qui le rencontra un jour et dit à son fils : « Celui-ci revient de l'enfer. »

Dans le drame, la difficulté est inverse ; il s'agit de réduire le caractère collectif qu'il revêt nécessairement et qui, trop prononcé, nous empêcherait de nous l'assimiler suffisamment. En premier lieu, il faut que notre intérêt se porte sur tous les personnages. Ni l'auteur, ni le spectateur ne partagent au même degré les sentiments de tous ; l'un et l'autre s'identifient de préférence avec les person-

nages sympathiques ; néanmoins, il faut bien, pour
s'intéresser à un rôle, éprouver à un degré quelconque les sentiments représentés, quelle que soit l'horreur qu'ils nous inspirent. Ceci est surtout vrai de
l'auteur au moment de la création d'un type ; mais
pour peu qu'il entre dans l'esprit d'un drame, le
public ne peut s'en dispenser entièrement. Narcisse
et Iago ne sont pas uniquement des monstres à nos
yeux ; en eux nous retrouvons ce fond de haine et
de méchanceté qui s'attache aux racines de l'être.
Leur passage sur la scène réveille un moment les
tendances innées qui sommeillent dans les profondeurs de l'âme et ajoute leur sourd grondement à
la richesse des instincts mis en jeu. Ce serait aller
trop loin que de dire que nous sympathisons avec
eux ; mais s'ils nous paraissent naturels, humains,
c'est que vraiment nous sentons en nous quelque
chose qui répond à leur caractère. Parfois même
ils nous en imposent par la grandeur de leurs
crimes. Enfin, au moment où ils nous sont le plus
antipathiques, ils éveillent encore des émotions
qui, pour être différentes des leurs, sont souvent
du même ordre ; nous leur rendons haine pour
haine, et l'auteur ne manque pas de satisfaire
aux instincts féroces excités, par le supplice du
criminel. Ainsi, quoique les sentiments en conflit
soient attribués à des personnages différents et tous
extérieurs à nous, nous assistons en réalité au
spectacle des états successifs d'une seule âme, qui
est celle de l'auteur ; et si le drame est bien fait,
s'il nous émeut, la même évolution affective se
développe en nous. D'objectif qu'il était, le drame
devient subjectif.

Pour contribuer à cet effet, pour que le spectateur puisse s'assimiler l'ensemble des sentiments
décrits, les bons auteurs ont soin de ne jamais trop
concentrer l'attention sur les personnages eux-

mêmes. Un sentiment important, quoique représenté par un personnage spécial, est ordinairement partagé par d'autres ; de plus, le conflit
moral n'est pas décrit comme se livrant uniquement à l'intérieur d'un seul personnage. Enfin, il
y a bien des événements qui contribuent à l'évolution de l'ensemble et qui se passent en l'absence
des personnages intéressés ; de tels événements servent à produire directement chez le spectateur un
état affectif qui ne sera réalisé chez un personnage
donné que plus tard, par exemple quand il aura
appris ces événements ; parfois même ils n'ont
d'intérêt que pour le spectateur. L'auteur s'efforce
de faire évoluer l'émotion en dehors des acteurs,
dans l'atmosphère du drame, et par là il la rend
subjective.

Le maître dans l'art de disperser à travers les
événements les sources d'émotion, de créer un
milieu affectif, de faire une seule âme de plusieurs
âmes et de transporter cette âme de la scène dans
le spectateur, est sans contredit Shakespeare.
Les calomnies d'Iago ne servent pas toutes à
accroître la jalousie d'Othello, et il y en a qui
n'arrivent pas jusqu'à lui ; elles s'adressent à un
personnage secondaire, Roderigo ; mais le spectateur les entend, et quoiqu'elles ne puissent guère
trouver chez lui créance, elles contribuent à lui
faire comprendre les sentiments du Maure et rendent plus naturelle sa jalousie. C'est dans *King
Lear* que Shakespeare utilise cet artifice avec le
plus d'habileté et obtient les effets les plus puissants. Il ne s'agit pas de l'étude froide et désintéressée des progrès de l'aliénation chez un personnage
fictif. Si Lear est le seul fou de la pièce, il n'est
pas le seul qui déraisonne. Quoiqu'il y ait des raisons naturelles pour les actes et les discours parfaitement lucides des autres personnages, on se

croit transporté dans un asile d'aliénés : c'est le
bouffon du roi qui brode sur la folie de son maître ;
c'est le fils du duc de Gloucester qui contrefait le
fou pour échapper aux persécutions suscitées par
la calomnie ; c'est le duc de Gloucester lui-même
qui, étant aveugle, croit aux descriptions fantai-
sistes qu'on lui fait du paysage qui l'environne.

Dans les arts spéciaux, c'est surtout de l'unité de
la composition que dépend son assimilation par le
public. La musique s'y prête mieux qu'aucun autre ;
mais un tableau bien composé qui absorbe toute
l'attention du spectateur peut, au bout de peu de
temps, s'incorporer à lui et susciter un état affectif
général.

L'œuvre d'art étant ainsi individualisée exprime
par sa composition l'évolution d'un sentiment ou
d'un groupe de sentiments à l'intérieur d'une seule
âme. Quelles sont les lois affectives qui lui servent
de base ?

On peut caractériser ainsi *à priori* l'ordre de
développement d'un sentiment quelconque : d'abord
naît un désir vague, résultat des tendances naturelles, c'est-à-dire de l'exercice spontané des fonctions affectives ; — ensuite l'objet du désir se précise, l'intelligence en prend connaissance ; — enfin,
le désir, devenu plus conscient et développé par la
précision de son objet, aboutit à l'acte qui doit le
satisfaire, à moins que des obstacles intérieurs ou
extérieurs n'en empêchent l'exécution.

Si l'on considère les fonctions affectives sous
leur forme passive, c'est-à-dire à l'état de sentiment
proprement dit et non d'inclination, la marche est
la même. Une émotion agréable ou désagréable ne
saurait être éveillée par la perception d'un objet
quelconque si les inclinations correspondantes
n'existaient déjà. De plus, toute émotion ainsi

éveillée est inséparable du désir de satisfaire ces inclinations. Ce qui distingue les deux cas, c'est que dans l'un le sujet prédomine, dans l'autre l'objet. Dans le premier, l'inclination du sujet s'affirme dès le début et son objet se précise petit à petit; dans le second, elle reste inaperçue ou du moins extrêmement vague, jusqu'à ce que l'objet se soit dessiné avec netteté. Ces trois phases ne sont pas absolument distinctes ; si l'intelligence prédomine sur l'activité dans la première, l'activité sur l'intelligence dans la troisième, toutes deux jouent un rôle pendant le développement du phénomène affectif. On ne peut concevoir le désir séparé de toute représentation, et l'on a souvent insisté sur ce fait qu'une inclination correspond à une suite de mouvements réels; que ces mouvements soient toujours musculaires ou qu'ils puissent être limités à l'ébranlement nerveux, il est légitime de supposer qu'il y a toujours déploiement d'activité. Nous dirons avec plus de précision que l'intelligence joue un rôle plus important dans la première phase, l'activité dans la troisième, tandis que dans la phase moyenne le sentiment atteint son plus grand développement en organisant les deux autres fonctions suivant ses propres lois.

Dans cette évolution, le sentiment lui-même manifeste les changements qualitatifs qui lui sont propres (tristesse et joie). Tandis que les fonctions intellectuelles et actives sont intermittentes, on peut supposer que les fonctions affectives liées au système végétatif s'exercent de façon continue. Mais elles ne laissent pas de traduire par des états différents le rythme commun à toute existence, la tristesse et la gaieté correspondant aux états de repos et d'activité des fonctions de relation. Même indépendamment de tout rythme physique ou mental nettement caractérisé, il est des cas pathologiques[1] où cette oscillation émotive entre la tristesse et la gaieté est directement observable. Dans la vie normale, chacun n'a-t-il pas aussi remarqué en lui-même de telles oscillations sans pouvoir en donner la raison ? Tel est sans doute le rythme simple commun à chaque tendance et qui se manifeste seulement quand aucun sentiment spécial ne se précise. Il est compliqué (et c'est le cas le plus habituel) quand une inclination ou un groupe d'inclinations se développe au détriment des autres et réclame la satisfaction qui lui est propre.

Cette lutte à laquelle coopèrent l'intelligence et l'activité ne s'engage pas au moment du repos (ou état de tristesse) de l'inclination, et pour suivre son évolution complète il faut prendre un cycle entier de trois états successifs commençant par un état d'activité. Le conflit qui s'organise dans la première phase transforme la gaieté initiale en un état mixte que nous appellerons *trouble*. Au sentiment ou groupe de sentiments prédominants, déjà à l'état actif, s'oppose un sentiment nouveau encore sous forme passive et dont l'intelligence cherche à définir la nature. Il y a conflit entre l'intelligence et l'activité aussi bien qu'entre les sentiments opposés, d'où un mélange de joie et de tristesse, d'énergie et d'abattement. La deuxième phase perd son caractère de simple tristesse en se compliquant d'expectative et de crainte ; enfin, la gaieté propre à la troisième phase est vite modifiée par la satisfaction du désir.

Ce groupe de trois états émotifs modifiés caractérise la systématisation passagère que l'individu intelligent et actif apporte à chaque moment dans la suite continue des phénomènes affectifs. Au lieu de croître et de mourir pour renaître encore, la joie de sentir, d'éprouver des émotions, troublée

1. Voy. G. Dumas et Richet.

par la séparation et le conflit des instincts, est suivie d'un état de tristesse plus profond ou plus lucide et, au lieu de reparaître graduellement, donne naissance à un acte énergique où elle se manifeste avec une intensité exceptionnelle.

Ces considérations théoriques ne peuvent que nous servir de guides ; c'est dans l'observation directe des phénomènes complexes de la vie affective qu'il faut chercher la base d'une théorie précise.

La pathologie mentale fournit quelques indications utiles quoique vagues et incomplètes. Si l'on peut attribuer à un déploiement excessif de la vie affective la majorité des troubles mentaux, il semble légitime de chercher dans les phases de la folie, lorsqu'elle atteint son plein développement, la marche de l'évolution spontanée du sentiment non contenu par l'action du monde extérieur et livré à ses propres lois.

Magnan distingue quatre classes d'aliénés correspondant à quatre périodes dans le développement de l'aliénation : la période d'incubation caractérise l'état mental des *inquiets* ; la période de systématisation commençante celle des *persécutés* ; la troisième période où la systématisation est de plus en plus accentuée est atteinte par les *ambitieux* ; enfin, la période de dissolution est propre aux *déments*. Le malade peut ne point parcourir tous les degrés ou du moins s'arrêter pendant très longtemps à une phase ; tels les démonopathes, les possédés, etc., qui sont des *persécutés*; les mégalomanes, les théomanes qui rentrent dans la catégorie des *ambitieux*. Mais il semble que pour atteindre une phase il faille être passé par celles qui précèdent, et l'on trouve des cas de délire chronique qui présentent l'évolution complète. On a pu donner d'au-

tres classifications, mais celle-ci semble indiquer
suffisamment la direction générale que suit le
développement de la folie, d'après nombre d'obser-
vateurs. Nous croyons pouvoir la prendre comme
guide.

On remarque que la folie, sous sa forme la plus
complète et la mieux caractérisée, se rapporte surtout aux sentiments égoïstes supérieurs, à l'ambition. Celle-ci est en effet particulièrement liée aux
fonctions intellectuelles dont les troubles, déterminés par un excès de subjectivité, constituent
l'état d'aliénation. La question est ainsi simplifiée,
puisque nous pouvons suivre l'évolution d'un
même ordre de sentiments.

Les deux premières et les deux dernières phases
distinguées par Magnan sont respectivement liées
entre elles, à la fois par le caractère des sentiments
et par les phénomènes intellectuels qui les accompagnent. De l'inquiétude à l'idée de la persécution
il n'y a qu'un pas, et pour peu que l'inquiétude
dure, elle doit donner naissance à un commencement de systématisation destiné à justifier ces
craintes. De même, sous l'influence de l'illusion
mégalomane, la pensée, que le monde extérieur ne
contient plus, se désagrège peu à peu ; après quelque temps d'une coordination relative, elle se
dissout et l'individu devient presque inconscient.

Il y a au contraire une opposition très nette
entre la deuxième et la troisième phases. Le
craintif, le persécuté, se croit tout-puissant, se
croit Dieu. On a même observé que le passage de
l'une à l'autre est parfois très brusque ; il y a revirement complet. Il y a là, croyons-nous, un fait
caractéristique de l'évolution affective et qui est de
toute importance en esthétique. Il s'agit bien, avant
et après le revirement, du même ordre de sentiments ; la persécution et la mégalomanie sont

également l'expression de la vanité. Mais dans le
premier cas, cette inclination est considérée comme
retenue, combattue par les circonstances extérieures; le fou se croit dès le début un être exceptionnel, ayant une valeur supérieure; mais d'abord,
les autres sont jaloux de lui; ils lui en veulent; ils
cherchent à le supprimer, sa supériorité les gêne
et les offusque. Tout d'un coup la situation change,
mais non l'inclination; la valeur exceptionnelle du
fou est reconnue, ou du moins il la croit assez
réelle, assez manifeste pour qu'on soit prêt à l'accepter; elle ne lutte plus, elle s'impose; le fou la
proclame avec solennité, avec confiance, il est sûr
qu'elle triomphera; elle triomphe. C'est tout simplement le passage du désir croissant à sa réalisation, opéré sous la seule influence du sentiment.
Ce passage n'est pas graduel; l'espoir ne s'attache
pas de plus en plus au désir jusqu'à ce qu'il
arrive à sa maturité; au contraire, il l'abandonne
entièrement au moment où il va s'accomplir, et
son accomplissement arrive tout d'un coup, par
surprise, c'est un saut du rêve à la réalité, du sou-
hait à l'acte.

C'est à la lumière de ce fait capital qu'il faut
examiner les deux phases qui précèdent et celles
qui suivent. Elles sont surtout caractérisées par
les phénomènes intellectuels et imaginatifs qui les
accompagnent. Au point de vue des fonctions
intellectuelles, les deux premières phases constituent une période de formation. Dans la première,
l'esprit, sous l'influence d'une émotion morbide,
rassemble les matériaux épars; dans la deuxième,
il les rassemble peu à peu en corps, les emploie
d'une manière de plus en plus systématique pour
justifier des craintes spontanées; il les organise
autour de la notion du *moi*.

Dans la troisième phase, l'attitude de l'esprit

change. S'il est permis d'appliquer des termes de logique à la folie, on peut dire que les procédés employés jusque-là ressemblaient aux procédés inductifs; il s'agissait d'expliquer par une théorie générale tous les événements observés, d'y retrouver une unité; ils étaient tous l'effet du désir universel de faire du tort ou du mal au persécuté. Inutile d'ajouter qu'il ne s'agit pas de véritable induction; l'observation est imparfaite, les événements interprétés sont souvent des illusions et même des hallucinations; c'est l'attitude de l'esprit qui est inductive. Dans la troisième phase, la déduction semble prédominer; le malade ne s'occupe guère de ce qui se passe dans la réalité: il est roi, président de la République, il est Dieu en personne. Il transforme tous les événements pour les plier à son idée fixe, il en invente beaucoup d'autres, il raconte des histoires sans fin; l'illusion et l'hallucination sont de plus en plus fréquentes.

Dans la quatrième phase, le raisonnement disparaît, la pensée vogue à la dérive, les idées n'obéissent plus qu'aux lois de liaison des images; l'imagination aboutit à l'activité musculaire. Le dément se livre à des actes de violence. A la vérité, cette activité n'est pas nulle au début. On observe d'abord une agitation considérable, mais elle n'a pas la même importance, et il semble qu'elle diminue à mesure que l'intelligence poursuit son travail de systématisation. Les mégalomanes accompagnent de gestes leurs discours, mais ils sont d'habitude lents et nobles pour répondre à la majesté de leur personne.

Ces données restent très vagues, mais elles peuvent servir d'introduction à l'étude précise de l'évolution affective dans la composition esthétique. Le rapprochement ne doit pas surprendre et n'a rien d'injurieux pour le génie artistique. Le fou ne fait

que manifester inconsciemment les lois du sentiment. L'artiste, dont les affections sont plus vives
et plus fines que celles du commun des hommes,
ne les suit pas aveuglément. Il connait au moins
empiriquement quelques-unes des lois intérieures
auxquelles il obéit, et il cherche à s'y conformer,
afin d'éveiller chez les autres des sentiments pareils aux siens. Cette obéissance partiellement
volontaire aux lois de l'émotion, est en réalité
plus instructive que celle de l'aliéné, parce qu'elle
met en relief les lois principales, en les dégageant
de toutes les influences secondaires auxquelles
obéit celui-ci. L'artiste qui suit les enseignements
lentement accumulés par l'Humanité et transmis
par la tradition artistique les applique dans leur
simplicité.

On admet ordinairement que, dans toute œuvre
bien conduite, l'intérêt doit croître jusqu'à la fin.
Il ne saurait y avoir de principe plus capable
d'égarer le jugement esthétique. En fait, il n'y a
pas une seule œuvre vraiment importante qui présente l'application rigoureuse d'un tel principe, et
l'on s'en est servi pour critiquer les plus belles
compositions depuis la *Divine Comédie* jusqu'à la
symphonie en *ut* mineur de Beethoven.

C'est surtout à propos du drame et du roman
qu'on a émis cette théorie. Or, même dans les
drames les plus parfaits, on chercherait vainement
un véritable accroissement d'intérêt jusqu'à la fin.
Dans tout drame, l'intérêt se porte sur un conflit
de passions; on veut savoir laquelle triomphera et
à quel événement son triomphe aboutira. Or, cet
événement, qui constitue la véritable catastrophe,
se produit ordinairement, dans la tragédie classique, dès les premières scènes du cinquième acte.
Le reste de la pièce est employé principalement
à raconter en détail les circonstances de la cata-

strophe (tels les récits de la tragédie française) ou à
présenter les divers dénouements particls des événements secondaires (telles les scènes finales du
drame shakespearien). La catastrophe est parfois,
il est vrai, très rapprochée de la fin, mais on se
passe difficilement des scènes qui la complètent. Il
y a des cas où la mort du principal personnage est
réservée pour la fin, mais alors ce n'est pas la
vraie catastrophe, ce n'en est que la conséquence,
ordinairement prévue ou instinctivement attendue
par le spectateur. En général, la catastrophe réside
non dans la mort du criminel, mais dans son
crime. Dans *Phèdre*, c'est la mort d'Hippolyte; dans
Othello, le meurtre de Desdémone, qui nous intéressent comme étant les résultats directs de l'évolution affective décrite. Que Phèdre s'empoisonne,
qu'Othello se poignarde, ce sont des faits auxquels
nous nous attendons, des châtiments dont nos
habitudes morales se passeraient difficilement, et
en même temps des actes qui réhabilitent en quelque sorte des personnages avec lesquels nous ne
saurions nous défendre de sympathiser. Cette
catastrophe secondaire n'est pas d'un intérêt purement intellectuel. Elle est ordinairement accompagnée d'une émotion très vive; mais c'est une
émotion subite, passagère, une récapitulation de
l'évolution affective déjà achevée, un reflet du premier moment d'émotion intense; c'est le dernier
éclat que jette la flamme avant de s'éteindre.

D'habitude le dénouement est même déjà esquissé
vers le début du quatrième acte. Là le sentiment
s'affirme, le résultat du conflit se pose nettement,
la catastrophe n'en est que la conséquence fatale.
On ne connait pas encore l'événement lui-même,
mais sa nature générale ne laisse pas de doute, et
l'on est désorienté, déçu, quand l'auteur amène un
dénouement contraire à l'attente.

L'art ne se contente pas d'éveiller des sentiments;
quand ils se sont précisés, il doit aussi les entretenir, les rendre conscients, les développer ; la
théorie de l'intérêt croissant néglige tout cela et ne
tient compte que de l'excitation. C'est l'étude inductive des meilleures productions esthétiques qui
peut seule nous montrer les vrais principes de la
composition esthétique.

Toute composition est essentiellement caractérisée
par une partie centrale où se présente le contraste
entre l'état extatique et la concentration subite de
la pensée sur un fait précis, ou catastrophe principale. Cette partie, qui met en relief les conditions
fondamentales de la vie émotive, est précédée d'une
phase préparatoire et suivie d'une phase où se
déroulent les conséquences de la catastrophe.
Quand une œuvre est complète, elle se divise
ainsi en trois parties principales d'étendue variable : dans la première, on cherche par le groupement des événements ou des images à stimuler
progressivement des sentiments divers, dont le
conflit donnera finalement naissance à l'état affectif cherché ; — dans la seconde, l'action se ralentit,
les événements extérieurs ont moins d'importance,
l'âme rentre en elle-même, prend connaissance de
son état qui se fixe avec netteté, rumine pour ainsi
dire ses émotions ; — dans la troisième, les sentiments ainsi renforcés aboutissent à des actes
fictifs, dont la description entretient et prolonge
l'émotion jusqu'à la fin. On saisit déjà certaines
analogies avec les phases de l'aliénation, le passage de la période de recueillement au dénouement
correspondant au revirement subit souvent observé
chez le malade.   .
Des trois parties d'une composition esthétique,
la seconde reste très simple; la première et la troi-

sième admettent des subdivisions qu'il faut préciser.

La première partie comprend une introduction, une ouverture, où sont présentés tous les éléments du drame; c'est l'exposition du sujet, qui contient en puissance le drame entier et le laisse obscurément entrevoir; quand elle est bien faite, quand elle prépare bien les situations, elle détermine une véritable incubation. Le reste de la première partie présente le conflit des éléments posés au début; la lutte devient de plus en plus intense, de plus en plus serrée, les contrastes, les accords et les oppositions, les affinités et les répulsions se dessinent de plus en plus nettement. Pour se conformer au principe de simplification qui domine toute œuvre esthétique, les dramaturges ramènent d'habitude toutes les tendances en conflit à deux principales, dont la lutte puisse être facilement suivie à travers les complexités du développement; des sentiments secondaires s'y agrègent, les réincorporent à la réalité concrète, mais sans jamais les faire perdre de vue. L'état émotif à produire chez le lecteur ou le spectateur doit résulter du concours de tous les sentiments décrits; mais d'habitude ceux-ci étant représentés par des personnages spéciaux, et en même temps partagés à des degrés différents par d'autres, on peut les compliquer beaucoup sans confondre les éléments distincts, sans obscurcir le dessin général de la lutte.

A mesure que les relations mutuelles des diverses tendances se précisent, un des deux éléments principaux l'emporte sur tous les autres et les organise, les systématise en les assujettissant à sa loi. C'est dans la seconde partie que cette tendance s'affirme, prend conscience d'elle-même, se définit, se présente sous ses différents aspects, pour aboutir au point culminant, à l'émotion intense, c'est-à-dire à la catastrophe principale.

Dans la troisième partie, l'activité imaginative se déploie dans tous les sens, revient sans cesse sur l'idée et le sentiment déterminants, et dure autant que le permet l'impulsion émotive qu'elle prolonge. Elle la ranime même de temps en temps et lui rend un moment son intensité première par la catastrophe finale.

Le passage de l'état de recueillement à l'action du dénouement ne s'accomplit pas sans aide extérieure. La situation morale précisée dans la deuxième phase est la raison générale des événements qui vont suivre, mais elle ne peut aboutir à l'acte sans l'intervention d'événements spéciaux, de conditions extérieures déterminantes, sans causes occasionnelles, comme disaient nos aïeux. Il faut donc une pause dans le développement psychique, pause pendant laquelle ces événements se préparent; l'attention se porte du sujet au monde extérieur. Ces événements préparatoires sont parfois dispersés dans le cours du drame, mais ils sont souvent ramassés en tout ou en partie dans un épisode spécial, nettement distinct du reste. Cette phase préparatoire se place soit avant, soit après la période de recueillement, et l'effet émotif est différent suivant la position qu'elle occupe; il correspond à deux états psychiques distincts.

Dans la vie normale où le sentiment est contenu par la raison, il y a rarement passage immédiat de l'émotion sous sa forme la plus consciente à l'action ou la réaction. S'il s'agit d'un désir à satisfaire, le sentiment semble, après la période de recueillement, refoulé dans les régions obscures de l'âme ; il devient presque physique ; l'intelligence s'en détache et prépare avec d'autant plus de lucidité les actes qui doivent satisfaire le désir, pendant que dans les profondeurs de l'être gronde la passion inassouvie. Mais dès que se présente l'événement favorable à sa manifestation, l'émotion remonte à la surface, les chaînes sont rompues, et l'activité entre en jeu. S'il s'agit d'une passion, d'un sentiment à l'état primitif, il faut de même un certain temps pour que l'être réagisse sur les conditions extérieures de l'émotion éprouvée; l'intelligence intervient dans leur appréciation et choisit le moment favorable.

Quand l'événement préparatoire, la cause immédiate du dénouement, précède non la troisième, mais la deuxième phase, il y a passage brusque de celle-ci à celle-là, de la période de recueillement à la période active. Cette disposition correspond au cas où l'émotion très violente aboutit inconsciemment à l'acte, ou bien où le dénouement se présente comme tout extérieur, l'être réagissant peu, et le sentiment étant satisfait non par le sujet qui l'éprouve, mais par les conditions objectives.

La composition peut ainsi revêtir deux formes principales suivant la position de la phase préparatoire :

Exposition et conflit — phase de recueillement — préparation et dénouement; ou bien :

Exposition et conflit — préparation et phase de recueillement — dénouement.

Les différentes formes intellectuelles et actives, favorables à l'émotion, sont diversement réparties suivant la phase de l'œuvre esthétique.

Dans la première partie, l'activité est peu stimulée; l'auditeur ou le spectateur reste assez passif, il suit les événements représentés, se laisse conduire par eux ; c'est surtout l'intelligence qui travaille. Ce qui domine ici, c'est la pure observation des faits. L'émotion naît et grandit sous le harcèlement d'impressions et de perceptions concrètes. La pensée en dégage peu à peu une idée générale, sans effort, sous la poussée de l'émotion

28

croissante qu'elle éclaire et même renforce. Dans la deuxième partie, la pensée atteint la simplicité et la généralité qui sont favorables à la forme extatique du sentiment. Si l'émotion devient plus consciente, c'est grâce non à une analyse détaillée des circonstances qui l'accompagnent, mais à une vue synthétique de l'ensemble de la situation ramenée à une notion simple. Celle-ci peut s'étendre plus loin que le drame lui-même, s'élever aux plus hautes généralités. C'est de cette partie que se dégage surtout la pensée philosophique de l'œuvre. L'activité fort réduite revêt la forme correspondante. Dans les arts de la sensibilité, c'est le bercement lent, le rythme simple et régulier; dans les arts de la pensée, l'imagination vague, indéfinie. Dans la troisième partie, tout redevient précis, et à partir de la catastrophe, c'est l'activité qui prend le dessus; la pensée reste suspendue entre ses pôles extrêmes, étroitement unie à l'activité sous forme d'imagination; le rythme est vif et complexe, la liaison des images préside aux digressions continuelles, et le rythme imaginatif les ramène sans cesse à l'idée première.

Cet ordre est manifesté dans sa plus grande simplicité par la composition musicale, dont le type parfait est la sonate classique. La sonate se compose de trois parties, dont la première et la dernière sont écrites dans le même ton principal, la deuxième dans un ton différent. L'Allegro, de rapidité moyenne, est caractérisé par la présence de deux motifs qui s'opposent et se combinent; — l'Andante ou l'Adagio, etc., du milieu, par un mouvement lent et une grande simplicité harmonique et mélodique; — le Finale, ordinairement en Rondo, par le retour périodique du motif principal. Enfin, l'on y ajoute souvent un morceau épisodique, Menuet, Scherzo ou Intermezzo, qui sert de phase préparatoire.

L'analyse générale que nous venons de faire se retrouve ici, et c'est même l'examen de la composition musicale qui, seul, permet de dégager la structure permanente de toute composition quelconque. Son étude approfondie nous permettra de fixer avec précision les lois psychiques sur lesquelles repose l'ordre esthétique.

Tels sont les éléments essentiels de la composition. Mais on observe souvent une modification profonde qui, sans détruire le cadre général, tend à le dissimuler en partie. La première et la seconde phases ne changent pas et sont toujours faciles à analyser. Mais la troisième comporte souvent une évolution secondaire qui se greffe sur la première et la complique considérablement. Cette modification intervient soit dans la phase préparatoire qui prend des dimensions anormales de manière à repousser la catastrophe vers la fin, soit dans la dernière phase, où la préparation de la catastrophe finale revêt une importance exceptionnelle.

Dans certains drames, l'épisode qui précède le dénouement n'offre pas un intérêt purement matériel. Il est, comme nous l'avons vu, extérieur au groupe de sentiments en conflit, extérieur aux personnages principaux qui les représentent, extérieur à l'âme du spectateur ou du lecteur qui, par sympathie, s'est identifié avec eux. Mais il contient aussi parfois une évolution affective secondaire, incarnée dans un personnage déterminé dont le rôle jusque-là a été peu important. Ce développement psychologique complémentaire ajoute un intérêt moral au dénouement. C'est comme si à l'âme individuelle, dont le drame entier représente les états divers, s'ajoutait un nouveau personnage aperçu pendant quelques instants.

Dans d'autres œuvres, le développement des conséquences se transforme en une nouvelle évo-

lution, un nouveau conflit ressemblant au moins
en partie au conflit de la première phase. En fait,
pour préparer la catastrophe dernière, cet élément
évolutif n'est jamais complètement absent, et c'est ce
qui a permis de soutenir la théorie de l'intérêt croissant; mais dans les compositions simples, il est
très peu marqué; et lorsqu'il prend de l'importance
dans les drames plus complexes, il ne détruit
jamais entièrement les caractères essentiels de la
phase consacrée aux conséquences. La composition musicale admet des modifications analogues :
ainsi le finale peut prendre la forme de l'allegro
initial, mais plus ou moins défiguré par certains
caractères propres au rondo.

Ces modifications ne sauraient infirmer notre
théorie générale de l'évolution affective basée sur
l'étude d'œuvres plus simples. Si nous regardons la
composition entière comme décrivant les états d'une
même âme, la nouvelle évolution qui s'y greffe
ne représente qu'une nouvelle individualité liée à
la première, ou bien un second cycle affectif débutant avant la fin du premier, ce qui nous rapproche davantage des conditions de la vie réelle
et nous offre un tableau plus concret. Dans l'un et
l'autre cas, la persistance des caractères essentiels
de l'évolution simple confirme notre théorie.

CHAPITRE II

ARTS INDIVIDUELS

Poésie.

Pour préciser la nature de chaque mode, il faut emprunter des exemples aux différents arts et à des genres différents.

En poésie, l'évolution simple peut ordinairement s'étudier dans les grandes épopées et les œuvres lyriques suffisamment étendues. Les meilleurs drames nous la présentent compliquée d'une évolution secondaire.

Dans l'épopée, il s'ajoute un développement théorique qui s'accorde avec la marche naturelle des phénomènes affectifs, car, comme nous le verrons, il s'agit d'une évolution générale de toutes les fonctions intérieures. A l'exposition du sujet correspond l'énoncé du problème, à la lutte des tendances contraires l'opposition, la discussion, la comparaison des différentes données, à la phase de recueillement la conclusion générale, à la dernière phase les conséquences, applications ou développements spéciaux. Cette marche de la pensée est souvent dissimulée par les ornements esthétiques, par les détails concrets qui donnent de la réalité et de la vie à la personnification des idées.

La *Divine Comédie* est, à notre sens, un des exemples les plus instructifs que l'on puisse choisir. Elle nous offre le type le plus parfait de l'exposé synthétique d'une doctrine en même temps que le tableau remarquable de toute une civilisation. C'est l'exposé du catholicisme tout entier avec son développement scolastique et les modifications que lui a imposées la féodalité en y introduisant notamment le culte de la Vierge. Tout en nous promenant à travers un monde surnaturel qui correspondait en partie aux croyances contemporaines, l'auteur nous expose sous forme allégorique les convictions morales, les notions théoriques, l'organisation sociale de l'époque, idéalisées et présentées sous le jour le plus favorable à ses opinions personnelles.

Grâce à son homogénéité, cet univers d'idées peut se ramener à une idée centrale qui donne à l'œuvre de la simplicité et de l'unité. Dans le système catholico-féodal, pensée et organisation sociale étaient subordonnées à la morale, ou, pour plus de précision, à la connaissance et à la culture des sentiments. Aussi l'idée dominante de l'épopée ne pouvait-elle être que morale. C'est elle qui est exposée dans la partie moyenne; le drame proprement dit, ou mieux la lutte qui doit préparer cet exposé, consiste moins dans un conflit d'idées que dans une lutte morale. Enfin, les principes d'organisation sociale et les idées théoriques dérivant de l'idée morale dominante trouvent leur développement dans la troisième partie.

L'amour (ou plutôt le désir) dirige tout et nous mène soit vers le bien, soit vers le mal; telle est l'idée générale exposée exactement au centre du poème (chant 17 du Purgatoire). D'après le christianisme, sans nier l'utilité d'influences purement humaines, l'orientation vers le bien ne peut être complètement assurée que par l'intervention de la

gràce divine. Pour Dante, cette influence qui sauve
est représentée par Béatrice ; mais Béatrice est plus
qu'un symbole : elle est la femme réelle dont la
gràce exquise, apparue un moment, et l'ineffaçable
souvenir ont sauvé l'âme du poète ; ce n'est plus
l'idée chrétienne, c'est l'idée chevaleresque née des
mœurs féodales. Ramené à sa majestueuse unité
par cette théorie de l'amour rédempteur, le poème
se déroule lentement à travers les épisodes, les
jugements politiques et les observations philoso-
phiques en suivant toutes les phases que présente
un drame bien fait.

Réveillé par les obscurs pressentiments de
l'amour, Dante s'élève peu à peu vers le bien sous
l'influence de la poésie et de la philosophie que
représente Virgile. Mais ce n'est qu'une préparation ; l'œuvre de la sagesse doit être complétée par
l'amour ; Béatrice achève ce que Virgile a commencé.

Dès l'ouverture (deux premiers chants), nous
entrevoyons les acteurs du drame et le poème
entier se dessine. Envoyé par Béatrice, Virgile
arrache le poète à l'obscure forêt du mal. Le conflit
commence. Conduit par son maître, Dante sent
croître l'horreur du vice à mesure qu'il poursuit sa
terrifiante descente aux Enfers. Le drame proprement dit n'est pas encore terminé lorsqu'après
l'horrible vision de Lucifer les deux pèlerins sortent et revoient les étoiles. Nous ne connaissons
le bien que vaguement, par contraste avec le mal.
Il faut encore que devant nos yeux se déroulent
les tableaux des vertus, contraires aux vices les
moins graves, aperçus dans les cercles supérieurs
de l'Enfer. Ce n'est pas tout ; ce n'est là que la
vertu d'un Caton ; c'est l'amour qui doit opérer en
nous la suprême transformation, et nous en sommes encore loin. Pour aimer véritablement, il faut
nous défaire des deux vices punis dans les cercles

inférieurs du Purgatoire, l'orgueil et la jalousie, nous élever à la mansuétude, à la générosité, la tempérance, la chasteté. Pour aimer, il faut aussi que l'objet de notre amour soit un être supérieur, et en montant vers Béatrice, le poète aperçoit d'abord la Sirène, puis Lia et Rachel. Le drame se poursuit ainsi à travers une grande partie du Purgatoire.

Dans un poème d'une telle étendue, la distinction des phases ne saurait être aussi marquée que dans une tragédie, où d'ailleurs la première et la deuxième empiètent ordinairement l'une sur l'autre. Aussi le discours de Virgile sur l'amour est-il enclavé dans les derniers prolongements du conflit dramatique, et l'exposé général ne correspond pas exactement au moment de l'état extatique, mais ils ne sont pas éloignés. Une fois le Purgatoire franchi, le conflit est terminé; le pèlerin respire; le dénouement approche. La phase d'attente et de recueillement qui doit le préparer n'est pas omise; le Paradis Terrestre nous entoure d'une atmosphère de calme et de mystère. Aussitôt après se produit la crise, dans la fameuse scène où Dante confesse à Béatrice ses errements passés et obtient son pardon.

Parvenu à la source de tout bien et de toute lumière, au pur amour, le poète peut désormais contempler de ce haut point de vue moral la société idéale, réalisée, en partie du moins, par l'organisation catholico-féodale. Dans Mercure, dans Vénus et dans le Soleil il aperçoit comme les éléments de cette société : ceux qui se sont donnés à la gloire, à l'amour ou à la pensée. Dans Mars et Jupiter apparaissent les héros du pouvoir temporel, ceux qui ont combattu pour la croix et ceux qui ont rendu la justice; l'aigle de l'Empire, formé de milliers de bienheureux, déploie ses ailes immenses.

Plus haut encore et précédé de la sphère de Sa-
turne qu'habite le clergé régulier, s'ouvre enfin le
Ciel où sont les grands serviteurs de l'Église. Dans
ce tableau symbolique de l'organisation sociale
entre naturellement, surtout là où il s'agit des
représentants de la pensée chrétienne, l'exposé
des dogmes et des croyances de l'époque; le poème
se termine par l'exposition des conceptions fondamentales de la religion catholique. La glorification
de la Vierge, préparée dans tout le cours du Paradis
par l'intervention continuelle de Béatrice, accentue
la transformation du catholicisme sous l'influence
de l'idéal chevaleresque qu'elle rappelle une dernière fois. Le Paradis contient sans doute une
évolution secondaire, marquée par l'ascension du
poète après sa régénération, mais elle ne constitue
pas un conflit comme dans la première partie;
elle est entièrement subordonnée au magnifique
panorama de la civilisation catholique; c'est tout
aussi intéressant que le reste, mais il est vrai de
dire que l'intérêt dramatique ne croît pas.

On peut rapprocher de cette œuvre typique les
grandes épopées connues. Les poèmes homériques,
malgré leur défaut d'homogénéité, nous offrent les
principales divisions de la composition esthétique.
L'*Iliade* et l'*Odyssée* contiennent chacune un drame
servant de prétexte à la peinture d'innombrables
tableaux. Dans l'*Iliade*, ce beau drame de l'amitié,
il y a lutte entre l'orgueil blessé d'Achille et son
dévouement à la cause commune; c'est son amitié
pour Patrocle qui le fera triompher de sa colère
égoïste. Après les démarches inutiles des Grecs, qui
font ressortir son obstination, Achille ne commence
à s'intéresser à leur sort qu'en entendant les plaintes
de Patrocle et finit par consentir à lui prêter ses
armes pour repousser les Troyens. Quand Patrocle

est tué, toute rancune disparaît, l'amitié est victorieuse. Alors vient cette phase d'attente et de
recueillement où Achille pleure son compagnon au
bord de la mer et fait célébrer ses funérailles. Après
quoi, revêtu de ses nouvelles armes, il s'élance au
combat ; la troisième partie se poursuit jusqu'à la
mort d'Hector, et jusqu'à la scène admirable où
Achille cède aux prières de Priam, dernière transformation d'une âme ennoblie par l'amitié et le regret.

Le plan de l'*Odyssée* est encore plus facile à
dégager. Dans ce beau poème du retour au foyer,
nous voyons le voyageur luttant contre les obstacles qui l'éloignent d'une patrie aimée. La première partie ne s'étend qu'à une demi-douzaine
de chants (le quart du poème). Les travaux d'Ulysse
touchent à leur fin : le tableau d'une maison dont
le maître est absent, un dernier effort des divinités
hostiles pour empêcher son retour, et le drame
proprement dit est terminé. Jeté sur le rivage, le
héros contemple une scène gracieuse de vie domestique à laquelle s'ajoute bientôt le spectacle récon-
fortant d'un paisible intérieur où, autour d'une
table bien servie, on écoute des récits du temps
passé. Après cette période de recueillement, où le
charme du foyer pénètre toujours plus profondément l'âme du lecteur, le héros est reconnu, et le
puissant roi des Phéaciens promet de faire reconduire Ulysse dans sa patrie. Alors se déroule à
partir du neuvième chant une série de contes qu'il
fait bon entendre entre les murs bien clos, parce
que chaque nouvelle aventure de l'exilé donne
encore plus de prix à la douceur du foyer. Un
pareil plan permettait de multiplier indéfiniment
les récits et les descriptions, et si cette partie
dépasse aujourd'hui les proportions de la troisième
phase d'une épopée, c'est sans doute que les con-
tinuateurs ne se sont pas fait faute d'accumuler

les épisodes. Plusieurs, en effet, sont de véritables répétitions et d'autres sont indignes de l'œuvre primitive, vrais contes de fées pour amuser les enfants. Ramenée aux récits primitifs, cette phase serait peut-être de longueur normale. L'intérêt est de nouveau relevé à la fin par la courte lutte qui rend au voyageur sa famille et ses biens.

Le plan plus savant de l'*Énéide* n'exige aucun effort de simplification. L'épopée de Rome nous montre dans un récit légendaire l'introduction de l'esprit d'ordre, propre aux grandes théocraties, chez les populations du Latium qui l'ont pendant longtemps repoussé. L'influence asiatique se heurte à l'esprit autochtone; Énée, aidé de Vénus, apporte ses dieux à Rome malgré la résistance de Junon et de son protégé Turnus. L'Asiatique l'emporte sur le Latin parce qu'il obéit au destin et aux ordres des dieux, ses interprètes; mais la victoire n'est pas absolue; les deux tendances se concilient et de leur fusion doit naître l'Empire romain, que le poète a lui-même contribué à créer. Dès les premiers vers, nous savons la conclusion : Jupiter ne tarde pas à expliquer à Vénus la mission d'Énée et à lui révéler l'avenir. Au récit des malheurs du héros suscités par Junon se mêlent continuellement les avertissements et les encouragements divins. Après de magnifiques descriptions de la civilisation théo-cratique, auxquelles s'ajoutent des souvenirs de la Grèce, la descente d'Énée aux Enfers ne laisse plus de doutes sur le résultat des efforts du roi-prêtre. La mission de Rome, présentée comme un facteur essentiel dans le plan général de l'univers, comme une condition essentielle du retour de l'âge d'or, est formulée avec précision par l'ancê-tre du Troyen :

Tu regere imperio populos... etc.

La première phase embrassant la moitié de l'*Énéide* est ainsi terminée. La préparation du dénouement est confiée au septième chant : arrivée d'Énée chez Latinus, menées de Junon, soulèvement des Rutules, etc. La deuxième phase est contenue dans le huitième chant : l'action est suspendue ; dans la calme retraite d'Évandre, Énée trouve les mœurs simples et honnêtes qui forment le fond du caractère romain ; il écoute les légendes du lieu, parcourt les sites sauvages où s'élèvera la Ville Éternelle, et contemple sur le bouclier forgé par Vulcain les hauts faits de ses descendants. Revêtu des armes divines, il se jette alors dans la mêlée : « Attollens humero famamque et fata nepotum. » Tout le reste n'est que le développement de la lutte directe dont nous connaissons l'issue et dont les détails seuls nous intéressent ; l'imagination se donne libre cours et y brode des épisodes sans nombre tout en ramenant de temps en temps l'attention sur l'idée dominante : la fusion finale des deux principes. Disons encore que, comme nous l'avons déjà remarqué, à l'idée historique s'ajoute partout une idée morale, la lutte entre la piété, la soumission aux ordres divins et l'orgueil, se développe parallèlement au conflit politique ; la piété d'Énée, soutenue par Vénus, l'emporte sur l'orgueil de Turnus que Junon encourage, non sans un retour d'admiration et de regret pour le héros vaincu.

Dans le *Paradis Perdu* de Milton, la simplicité du plan répond à celle du sujet. Le conflit entre les principes du bien et du mal chez l'homme libre aboutit à sa chute. Le drame, qui se livre d'abord entre Dieu et Satan, devient plus direct et plus intime dans les cœurs d'Adam et d'Ève. Après la préparation du dénouement par de grands changements, résultats de la chute, les lamentations, les récriminations d'Adam et d'Ève constituent la phase de recueillement. La dernière partie comprend deux chants : l'archange Michel annonce à Adam les terribles conséquences de son acte, mais lui montre en une série de tableaux prophétiques l'histoire de l'humanité jusqu'à la venue du Messie.

Les drames d'Eschyle, d'intention épique, offrent des caractères analogues. La seule trilogie grecque que nous ayons conservée dans son entier manifeste le même cycle esthétique qui, d'ailleurs, est également visible à l'intérieur de chacun des trois drames. Mais au point de vue épique, l'ensemble nous intéresse davantage. L'*Orestie* nous montre la substitution à l'ancienne justice théocratique « œil pour œil et dent pour dent » de la justice plus indulgente et plus éclairée, accueillie par la démocratie athénienne. Dans l'*Agamemnon*, il n'y a pas en réalité conflit entre les deux idées opposées ; mais le meurtre du roi, accompli pour des motifs criminels et en même temps au nom de l'ancienne justice, nous prépare à en condamner le principe erroné. Dans les *Choéphores*, la question est longuement exposée par Oreste, Electre et le Chœur devant le tombeau de la victime, et l'horreur du meurtre de Clytemnestre apporte sa sanction définitive au rejet de l'ancien idéal. Le drame des *Erinnyes* auquel, suivant la coutume classique, on a reproché de présenter un intérêt moindre, proclame définitivement le nouveau principe et le développe jusqu'à l'acquittement d'Oreste par l'Aréopage.

Dans les poèmes, de durée relativement courte, appartenant aux genres appelés secondaires, il est difficile de retrouver des traces du plan habituel. Certains revêtent les caractères de l'une ou de l'autre des parties essentielles du drame ; c'est tantôt une discussion, tantôt une effusion, une série de tableaux, etc. Néanmoins, quand le sujet en est assez développé, on y retrouve les grandes lignes du plan normal.

Ainsi, c'est dans la partie moyenne de ses odes que Pindare s'élève aux souvenirs mythologiques et aux idées religieuses. Les canzoni de Pétrarque, qui revêtent souvent une forme spéciale et fragmentaire, suite de tableaux, dialogue, etc., laissent cependant entrevoir quelquefois l'ordre habituel. Le début est de préférence subjectif et décrit les tourments du poète; vers la fin, la personne de Laure se dessine plus nettement et s'encadre d'un paysage plus précis (Voy. *In Vita,* canz. III, X, XI, XIII; *In Morte,* canz. IV). Au milieu du chant paraissent aussi parfois des réflexions plus générales, comme dans la canzone III.

Novo piacer che negli umani ingegni
Spesse volte si trova...

Ou bien ce sont des images d'immensité et d'éternité; dans la canzone IV (In Morte), les astres à la naissance de Laure se placent suivant leur ordre le plus parfait. Dans la canzone finale, la description des vertus de la Vierge nous élève jusqu'à la pensée de sa beauté unique et éternelle, et puis nous la voyons pleine de compassion se pencher vers le poète.

Milton, dans *Il Penseroso*, décrit allégoriquement la mélancolie avant de s'entourer des pâles paysages qui la font s'épanouir dans son âme, après quoi il montre tous les plaisirs intimes qu'elle peut répandre dans la vie du poète. Dans l'ode de Keats, *On a Grecian Urn*, nous interrogeons les gracieuses peintures suspendues au flanc du vase; leur musique silencieuse nous chante leur haute leçon de pur idéalisme, et de nouveau l'attention se fixe sur l'autel, et le prêtre, et les

génisses, et la petite ville invisible aux rues éternellement désertes. L'ode de Shelley, *On a Skylark*,
ne dit pas seulement la joie débordante de l'alouette,
elle évoque peu à peu toutes les joies dont aucune
n'atteint à son éclatante exubérance, et des hauteurs de son ravissement nous montre dans le
lointain les tristesses de la terre.

Les trois parties de la *Maison du Berger*, l'appel
fait à Éva pour qu'elle s'enfuie loin du monde,
l'hymne à la poésie et au rêve, les deux tableaux
d'*Éva* et de la *Nature*, esquissent les trois phases
essentielles de l'évolution affective. Dans les *Nuits
de Mai, d'Août et d'Octobre*, la discussion entre
Musset et la Muse est suivie d'une tirade de celle-
ci d'un caractère général, sur tous les sujets que
peut aborder la poésie, sur la fécondité ou la sain-
teté de la douleur. Le passage final est une image
développée, comme celle du pélican, un hymne de
résignation à strophes régulières, pleines de comparaisons variées, où un chant joyeux d'oubli et
de pardon. L'*Ode à la Malibran* est d'une composition encore plus nette ; à l'oubli auquel est condamnée la cantatrice s'opposent son charme et
son talent ; des pensées générales sur la mort qui
fauche les génies sont suivies d'un retour au
talent de la Malibran que le poète se plaît à décrire
en détail, à expliquer, à comparer avec celui de ses
contemporaines. Dans la *Tristesse d'Olympio*,
Victor Hugo oppose la sereine indifférence de la
nature à l'ineffaçable souvenir des passions profondes. La première phase où la tristesse qui naît
d'un pareil contraste ne cesse de croître, s'étend à
la plus grande partie du poème. Après l'exposition
où l'on nous décrit la nature souriante, et le pèlerinage d'Olympio aux lieux aimés, le personnage
lui-même prend la parole. Il dit la nature chan-
geante où s'efface tout souvenir ; mais est-il pos-

sible qu'à tant d'amour réponde tant d'indifférence?
Le poète alors se recueille et déclare avec un accent
de résignation que c'est là une loi universelle, inévitable :

> Dieu nous prête un moment les prés et les fontaines,
> Puis il nous les retire.

Et les cinq dernières strophes s'ouvrent par un
cri de triomphe douloureux :

> Eh bien, oubliez-nous, maison, jardin, ombrage!...
> Mais toi rien ne t'efface, amour! toi qui nous charmes.

A la fin l'émotion est ravivée par l'image de
l'âme qui descend en elle-même et y trouve, dans
la nuit qu'aucun rayon n'étoile, le souvenir.

L'art oratoire peut se classer avec la poésie lyrique. Tout discours bien fait où ne prédomine pas
la pure démonstration peut être considéré comme
un poème et manifeste la même évolution affective.
L'éloquence de la chaire, qui fait appel plus que
toute autre aux sentiments profonds et lucides, en
offre les meilleurs exemples.

Voyons comment Bossuet expose la solution
chrétienne d'une antinomie bien souvent développée au XVIIe siècle, le néant et la grandeur de
l'homme. Le sujet est traité dans deux discours
également célèbres: le *Sermon sur la mort* et l'*Oraison funèbre de Henriette d'Angleterre*. Dans l'un
et l'autre, suivant l'habitude classique, l'orateur
annonce dès le début la division de son discours en
deux points, ayant trait respectivement à la bassesse et à la grandeur humaines. Ce n'est là que le
plan apparent. S'il était rigoureusement appliqué,
il aboutirait à une froide démonstration. Mais le
grand orateur brise le cadre d'une rhétorique superficielle, et dans l'un et l'autre discours il est

possible de suivre les phases normales de l'évolution affective. L'un est une exposition abstraite, l'autre un exemple concret; mais ni les préoccupations logiques, ni les exigences biographiques n'en modifient le plan général, dicté par le sentiment.

La première phase est naturellement occupée par le conflit des deux éléments opposés; la deuxième par l'exposition d'une doctrine générale et assez vague, satisfaisante sans doute pour l'esprit du métaphysicien, mais insuffisante pour le théologien; il lui faut une solution plus complète et plus concrète, répondant également aux exigences du cœur. La troisième phase est inaugurée par l'énoncé rapide de la solution chrétienne, qui revient sans cesse sous diverses formes jusqu'à la fin.

L'exorde indique déjà la solution. Dans le sermon, comme l'intérêt se porte principalement sur la démonstration générale, la solution n'est qu'entrevue à travers le tableau du Christ au tombeau de Lazare. Dans l'oraison funèbre, comme il s'agit plutôt de l'exemple choisi, la thèse tout entière est exposée en quelques mots. La structure intérieure de la première phase est également différente dans les deux ouvrages. Le sermon commence par montrer le néant de l'existence humaine, dont il offre un tableau de plus en plus saisissant; ensuite l'auteur relève graduellement l'homme, montrant sa science et sa puissance sur la nature, puis le sentiment du devoir plus fort que les passions, et enfin la notion d'infini qui dépasse son existence finie. Dans l'oraison funèbre, Bossuet nous fait au contraire admirer d'abord le rang et les mérites de la princesse, sa grâce, son intelligence, sa modestie; puis, après une habile transition, où il nous prépare par des considérations générales sur le néant de l'homme, éclate l'exclamation célèbre : « O nuit désastreuse !... Madame se meurt, Madame est morte! » Après le tableau de la mort, l'orateur oppose plus directement et en termes toujours plus émouvants le charme et la fragilité de sa personne mortelle. Cette partie offre un exemple très parfait de la première phase, et sa structure intérieure présente même comme une ébauche de l'évolution affective totale, avec la période d'attente qui précède le récit de la mort.

La deuxième phase du sermon expose avec un certain lyrisme l'idée générale que Dieu se reconnaît et se contemple en nous. O Éternité! ô infinité!... Nous apercevons mal cette force suprême qui travaille en nous; nous la sentons. La phase correspondante de l'oraison explique davantage ; son lyrisme est mêlé de plus de démonstration. Car le sermon tout entier est consacré à cette démonstration, tandis qu'il faut profiter du moment de calme que laisse le tableau biographique pour condenser en quelques passages la leçon générale. Cette phase est un commentaire sur le texte, pris à l'Ecclésiaste : Vanité des vanités..., idée générale qui convenait à un sujet concret; Bossuet a, au contraire, choisi une image concrète : « Seigneur, viens et vois », pour un sujet général, et c'est dans la troisième partie qu'il sera commenté.

Celle-ci est préparée dans le sermon par une critique des solutions contradictoires fournies par les philosophes; l'orateur leur oppose subitement la solution chrétienne : « Vous vous trompez, ô sages du siècle!... Ces masures mal assorties avec ces produits magnifiques ne crient pas assez haut que l'ouvrage n'est pas dans son entier!... » Voilà le thème du finale. Il ne faut pas y chercher de preuve ; tout ce qui pouvait être dit en fait de démonstration philosophique est exprimé dans la deuxième partie; ici l'orateur s'adresse directement au sentiment, rappelant la doctrine théologique du péché et de la rédemption, à des personnes qui sont supposées la connaître et y croire. La catastrophe est constituée par l'apparition d'une image frappante, la comparaison de l'homme à une maison mal bâtie que Dieu doit démolir par la mort et reconstruire par le salut. Il vient lui-même la visiter dans la personne du Christ; l'ouvrier vient visiter l'édifice : « Seigneur, viens et vois ! » Tout le reste n'est qu'un développement où l'image revient sans cesse comme un refrain, et qui se termine par l'annonce de la résurrection et de la demeure provisoire réservée au ciel pour chaque croyant.

Dans l'oraison funèbre, après une courte exposition de la doctrine de saint Augustin sur les deux moments de la grâce, l'orateur nous donne comme preuve de cette puissance divine, qui fait la grandeur de l'homme, les faveurs dont Henriette fut l'objet. « Pour la donner à l'Église, il a fallu renverser tout un grand royaume. » Bossuet nous montre les effets de cette grâce divine, dans son enfance, dans les derniers moments de sa vie, dans sa mort même. C'est une série de tableaux exprimant la même idée et se terminant par un avertissement aux fidèles, avertissement dont l'importance pour chaque auditeur relève une dernière fois l'intérêt du discours.

Parmi les œuvres lyriques peuvent aussi se classer les grandes compositions mystiques. Les rapports entre le plan d'une œuvre esthétique et la marche des émotions dans certains cas anormaux, se manifestent clairement dans ces œuvres qui combinent l'étude directe du sentiment avec les préoccupations littéraires.

Le *Château de l'Âme*, par exemple, est le récit

d'une évolution spontanée, mais simplifiée et rendue plus claire pour la communiquer aux autres. Dans les trois premières demeures se déroule la première phase; la deuxième est contenue dans la quatrième demeure, puis se produisent, dans la cinquième, la concentration subite des émotions et leur revirement, dont les conséquences se prolongent jusqu'à la fin de l'œuvre. Dans le combat qu'elle livre au démon, l'âme pieuse commence par l'oraison où se traduit le vague désir du bien; grâce à ce premier effort, elle passe à la connaissance de son état et, guidée par les lumières obtenues, elle arrive à la pratique volontaire de la vertu. Mais, pour la sainte, ce n'est là qu'une préparation; il faut s'élever à la communion avec la personne divine. Parvenue à la quatrième demeure, la sainte se recueille, médite sur « les contentements et les goûts » dont elle est pénétrée; elle cherche Dieu en elle-même et s'absorbe tout entière dans l'oraison de *quiétude;* alors elle sent comme une « dilatation et un élargissement de l'âme qui, entre plusieurs autres effets merveilleux, la rend capable de contenir tant de grâces dont Dieu la comble; de même qu'une source d'où il ne coulerait point de ruisseau, s'étendrait et s'élargirait à proportion de l'abondance d'eau qu'elle produirait ».

Après cet état de recueillement et de grande tension émotive, l'oraison d'*union* porte l'âme jusqu'à Dieu. Tout à l'heure repliée sur elle-même, elle se donne maintenant sans réserve. Elle s'échappe subitement « comme le papillon du ver à soie qui s'échappe de son cocon ». C'est la première rencontre avec l'époux, vision rapide mais complète de la personne divine. « Elle dure si peu que tout ce que l'âme peut faire est de connaître d'une manière ineffable quel est ce divin époux qui veut l'honorer de la qualité d'épouse, et les sens et les puissances ne sauraient en mille années acquérir la connaissance de ce qu'elle comprend dans ces moments. » À partir de cet instant l'âme méprise tous les désirs qui la tourmentaient ; elle est toute remplie de l'amour de Dieu et de l'amour du prochain qui en est la conséquence. Le reste de l'ouvrage ne parlera que dés applications d'un tel esprit à la vie. La suite de ses conséquences pratiques sera ponctuée par la description des divins ravissements de plus en plus fréquents et intenses par lesquels l'âme s'unit à Dieu. A mesure qu'elle s'habitue à ce retour continuel vers l'époux suprême, son intelligence devient plus claire ; la Trinité elle-même lui apparaît et, joignant étroitement la vie active à la vie contemplative, elle travaille au bien avec toujours plus d'énergie et de joie pour l'honneur de Dieu.

Ce ne sont pas là des élucubrations de folle. C'est une étude curieuse des fonctions intérieures, mais que gâte surtout l'erreur commune à tous les chrétiens : la substitution d'un être imaginaire aux objets réels des affections humaines.

Musique.

Le plan habituel apparaît de façon encore plus précise dans la composition musicale. Ses éléments essentiels sont la parole, la mélodie et la modulation, auxquelles il faut ajouter comme compléments l'harmonie et l'orchestration.

Le premier modèle de composition musicale est fourni par la chanson populaire qui combine simplement une mélodie non modulante avec des paroles. Prenons comme exemple *Au clair de la Lune*, qui, quel que soit son auteur, offre un type très commun de chanson populaire. Nous y trouvons quatre distiques et deux phrases mélodiques. Les deux premiers distiques et le dernier se chantent sur la première phrase; la seconde est réservée au troisième distique. On aperçoit déjà les trois parties essentielles de la composition, marquées par le changement de mélodie. Dans la première, la répétition de l'air fait ressortir la différence des paroles ; la seconde comprend des paroles et un air nouveaux; la troisième est un retour à l'air initial avec des paroles différentes. Certaines chansons ramènent également les premiers vers formant ainsi un refrain. Dans ce retour nous voyons une simple application du rythme fondamental, étudié à propos de la mélodie; mais la première répétition de l'air initial et la variété des paroles constituent un élément nouveau, indépendant des lois de l'imagination pure et propre à la composition dramatique. La structure appartient au système moderne ; quoique l'air ne module pas, la seconde phrase pourrait être interprétée comme étant écrite dans le ton de la dominante; mais l'exclusion de la quarte la fait apparaître plutôt comme un autre mode.

Dans la musique instrumentale les paroles sont remplacées par la modulation et les deux éléments sont combinés un peu autrement. C'est la tonalité qui constitue la base du rythme ; la troisième partie est écrite dans le même ton que la première, mais l'air peut être différent. La partie moyenne est caractérisée par un ton et un air différents. Comme on l'a souvent remarqué, la répétition de l'air dans la première partie est accompagnée d'un changement de tonalité (en principe la tonalité de la dominante) remplaçant le changement de paroles.

Issue de cette humble origine, la *fugue* ne fait que nous offrir un développement plus complet du plan primitif. Il s'ajoute ici l'élément des *voix* qui, d'après les règles du contrepoint, restent toujours distinctes. Mais, conformément à l'esprit de toute œuvre dramatique, le caractère collectif ainsi introduit disparaît sans cesse dans l'unité de l'ensemble, qui se ramène au conflit de deux personnages principaux et même de deux tendances à l'intérieur d'une seule âme.

Ici le conflit se décompose de façon particulière. Au *sujet* s'oppose un élément antagoniste double : la *réponse* analogue au sujet, sauf par les premières notes, dans la fugue tonale, et écrite dans le ton de la dominante ; et, d'autre part, le *contre-sujet* qui diffère du sujet par le contour mélodique et le rythme. En termes de drame, l'opposition entre le sujet et la réponse traduit le conflit des tendances contraires dans l'âme du principal personnage, l'opposition entre ce couple et le contre-sujet le conflit réalisé extérieurement par deux personnages différents.

Après l'exposition et la contre-exposition (laquelle est facultative), la fugue se divise en deux parties ; la première constituée par des divertissements pris au sujet et au contre-sujet, est surtout consacrée à la modulation ; la seconde appelée *stretto* ou *strette*, module peu et l'intérêt se porte sur l'enchaînement des lignes mélodiques, sur le jeu du sujet et de la réponse, qui empiètent l'un sur l'autre de plus en plus. La phase modulante, plus émotive, offre quelques-uns des caractères de la partie moyenne dans toute composition. Partant d'un nouveau ton, le ton relatif, qui est d'abord nettement établi, les modulations se succèdent de degré en degré, sans faire surgir aucune opposition entre deux tonalités prépondérantes. Le retour au ton principal abordé

par la dominante, marque le début de la phase
finale. C'est surtout l'imagination qui est intéressée
au jeu du stretto, dont le cours continu est jalonné
d'espace en espace par les retours du sujet et de la
réponse, toujours dans le ton principal. Le tout se
termine par la *pédale*, conclusion majestueuse, qui
résume et ranime les calmes émotions éveillées
par la fugue. Un tel plan garde quelques traces du
chant grégorien, surtout par rapport au rôle spécial de la dominante; on y reconnaît le cycle primitif compliqué d'éléments dramatiques.

La sonate classique, type parfait de toute composition polyphonique, est un dernier développement
de la composition fugale, développement qui épuise
toutes les ressources dramatiques dont est susceptible la musique instrumentale pure. Quand elle
prend la forme d'une symphonie, l'orchestre y introduit l'élément spécial du timbre et fait ressortir le
caractère collectif tout en le combinant étroitement
avec le caractère individuel, inhérent à toute œuvre
bien composée.

La sonate comprend, comme nous l'avons dit,
trois parties principales : l'allégro, le morceau lent
du milieu et le finale. On y ajoute un morceau
épisodique ordinairement avant le finale, et quelquefois entre les deux premières parties. Les trois
grandes divisions correspondent à celles de la fugue,
mais la première renferme elle-même un cycle
complet rappelant l'ensemble de la composition
fugale; elle offre ainsi un tableau encore plus
exact de l'évolution réelle, toujours compliquée de
cycles secondaires.

Prise dans son ensemble, une sonate est caractérisée par la tonalité qui prédomine dans le premier et le dernier morceaux, et souvent par le motif
principal du morceau moyen, écrit dans un ton
différent. C'est au centre qu'il faut chercher l'idée,

et dans les morceaux extrêmes le caractère général des sentiments exprimés. Le mouvement de la première partie est de rapidité moyenne, celui de la deuxième lent, celui de la dernière rapide.

La première partie est la plus intéressante et la plus difficile; c'est d'elle surtout que dépend le succès de l'œuvre, car c'est dans cette partie qu'il s'agit d'éveiller les sentiments éprouvés et voulus par l'auteur, et de suggérer les idées capables de s'y adapter. L'allégro de sonate ramène à deux motifs et deux tons principaux les phrases musicales et les tonalités dont le conflit détermine le drame. Chacun des deux motifs, issus du sujet et du contre-sujet de la fugue, est lié à l'un des tons principaux, celui dans lequel il est présenté pour la première fois. Le premier motif présenté dans le ton principal qui caractérise la sonate entière est très important, mais il frappe moins l'imagination que le second qui est habituellement une phrase très mélodique. Le premier est plus actif, le second plus intellectuel; l'un est par suite plus près de la réalisation du désir, l'autre est plus intérieur. Mais le premier contient en lui-même un élément d'instabilité qui nous fait sentir qu'il ne se réalisera pas et permettra au second de se fortifier à ses dépens. Cet élément est constitué par sa division en deux parties, dont la première forme le sujet proprement dit, et la seconde une sorte de réponse; c'est le conflit déjà organisé à l'intérieur du premier personnage. Le rapport des deux tonalités principales doit être simple, facile à saisir. Dans la sonate-type, le deuxième motif est écrit dans le ton de la dominante, transportant ainsi aux deux motifs l'opposition qui, dans la fugue, est limitée au sujet et à la réponse. On utilise aussi le rapport du ton à son relatif, ou à la dominante de celui-ci.

Après la présentation des deux motifs, chacun

écrit dans le ton qui le caractérise, suit, dans le ton du second, un divertissement, terminé par une coda qui clôt la première *reprise*; le divertissement offre une suite de modulations passagères. L'habitude est de jouer la première reprise deux fois, souvenir de la mélodie primitive. La deuxième reprise débute dans le même ton, celui du second motif, mais développe d'abord à travers de nombreuses tonalités le thème initial, qu'elle ramène enfin dans sa forme et sa tonalité primitives. Enfin nouveau développement du second motif dans cette même tonalité, c'est-à-dire la tonalité principale, nouvelles modulations secondaires et coda. Le plan général est ainsi conçu :

PREMIÈRE REPRISE

Premier motif A.............. ton T.
Court divertissement........ id.
Deuxième motif B............ ton D.
Long divertissement B....... id.
Modulations.
Coda .... id.

DEUXIÈME REPRISE

Long divertissement (A)...... id.
Retour au motif A........... ton T.
Court divertissement........ id.
Repos à la dominanre.
Motif B.................... id.
Long divertissement (B)...... id.
Modulations.
Coda .... id.

C'est habituellement le second motif qui se prête au plus de développements, la première fois dans sa propre tonalité, la deuxième dans le ton principal; entre ces deux divertissements, le premier motif est développé dans le ton secondaire.

Le mouvement lent (Andante, Adagio ou Largo) est écrit dans un ton ordinairement éloigné de celui de l'allégro; mais dans les morceaux classiques le rapport reste assez simple (quarte, tierce, sixte...). Le ton se maintient à travers les modulations passagères pendant tout le morceau; il n'y a également qu'un seul motif important qui reparaît souvent. Il est traité comme simple romance ou comme un thème avec variations. Nouveau thème, nouvelle tonalité, simplicité et unité, tels sont les caractères de la phase extatique dans la composition musicale. La lutte est terminée; il en est résulté un état émotif général, synthèse des tendances en conflit. Il s'exprime par une idée musicale, silhouette de pensée abstraite, idée au rythme bien marqué, au contour nettement déterminé. Pendant que l'esprit se fixe sur cette forme sonore simple, qui persiste à travers les variations et revient sans cesse, l'émotion s'élève, s'élargit, se ramasse, prend conscience d'elle-même, suit de ses nuances infinies les fuyantes modulations qui l'alimentent et la tiennent suspendue. Après ce moment d'extase éclate, précis et rapide, le thème du finale. Écrit dans le ton initial, il saisit vivement l'imagination et met en jeu l'activité, par une mélodie claire où le rythme joue un rôle prépondérant. Dans le morceau lent, la mesure est simple et laisse ressortir le contour mélodique qui se grave dans l'esprit. Ici c'est surtout le rythme qui définit la phrase musicale, condensant subitement le sentiment profond en une inclination vive par l'esquisse d'un acte imaginaire.

Le cycle dramatique est maintenant terminé; le désir est satisfait. L'émotion est revenue à son point de départ, c'est-à-dire à l'état de stabilité relative, mais plus consciente, plus décidée, et sous une forme nouvelle. Le motif du finale est

comme la réalisation du désir ébauché dès la première reprise de l'allégro.

L'évolution musicale entre le premier motif et
celui du finale exprime ainsi avec précision une
évolution morale. Le premier motif, plus rythmique
que mélodique, indique le sentiment qui prédomine
au début, un sentiment à l'état actif et prêt à s'exprimer; le second motif de l'allégro, plus mélodique,
plus intellectuel, indique un sentiment différent
qui se fait jour dans l'âme, qui commence à être
éprouvé. La tonalité secondaire qui l'accompagne
dit nettement que ce sentiment est opposé au premier, et qu'il n'est pas agréé comme lui; il se complique d'une émotion pénible qui détruit le
contentement momentané et peu solide causé par
le premier. Mais il triomphe peu à peu, il est de
plus en plus accueilli jusqu'à prendre possession
de l'âme au détriment du sentiment primitif. Cette
substitution se fait suivant deux phases principales,
à travers bien des hésitations, des triomphes, des
échecs, des retours de douleur que transcrit fidèlement chaque modulation. Dans la première
partie de la seconde reprise, les développements du
premier motif dans le ton secondaire, montrent
que sans accepter directement le second sentiment, l'âme repousse de plus en plus le premier;
il lui paraît à son tour pénible. Il revendique un
moment ses droits en revenant à la tonalité primitive; mais il est trop tard, c'est le dernier effort de
l'âme en lutte; le second sentiment reparaît triom-
phalement dans la tonalité principale. Sa victoire
est cependant loin d'être complète; il est accepté,
subi, sans être approuvé, sans s'incorporer encore
au caractère, que définissait le premier motif; le
contour mélodique du second retient toujours le
sentiment nouveau dans les profondeurs de l'âme.
Alors vient la phase de tristesse et d'aspiration

inactive; le thème, de nature très mélodique, au rythme lent, et écrit dans une tonalité éloignée, dit l'incertitude et l'espérance craintive de l'âme, repliée sur elle-même et contemplant les changements survenus dans ses désirs. Ce moment d'immobilité extatique ne donne que plus de force à l'inclination nouvelle qui s'affirme subitement par le rythme net et rapide du motif du finale. C'est une phrase inattendue, également éloignée des deux motifs de l'allégro, résultat définitif de leur conflit, où la victoire de l'inclination croissante ne saurait être complète que sous une forme nouvelle, entièrement différente de sa physionomie primitive.

Le finale, dont le type parfait est le rondo, ne fait que développer le motif du début qu'il ramène sans cesse comme un refrain sous sa forme primitive, quoique parfois écourtée, et dans le ton principal. Le rondo est donc un développement ; on y chercherait en vain un intérêt dramatique croissant jusqu'à la fin ; mais celui-ci est parfois relevé avant de conclure, notamment par un mouvement plus vif.

Le petit morceau accessoire, Menuet ou Scherzo, qui joue le rôle d'épisode préparatoire, forme contraste avec l'adagio qui le précède ou le suit. Par là il reste extérieur à l'émotion et fait paraître d'autant plus intérieur le reste de la composition. Son objectivité est renforcée par sa nature même qui rappelle la danse. On l'écoute avec l'esprit seulement. C'est comme si l'on assistait à des événements auxquels on n'a aucune part, comme si l'on voyait apparaître des personnages nouveaux étrangers au drame. Ces événements, ces personnages peuvent servir à expliquer le dénouement ; ils peuvent préparer extérieurement la catastrophe. Mais ils n'influent pas, si ce n'est par leur contraste même, sur l'évolution des sentiments. C'est ainsi qu'au milieu des compositions les plus tragiques intervient parfois un scherzo léger, comique, grotesque. C'est le même effet que produit au milieu d'une grande douleur, d'un deuil, la vue de la nature indifférente ou de la gaieté humaine. Pendant que l'oreille observe, l'émotion continue à se développer dans les profondeurs de l'âme, pour éclater subitement dans le thème du final.

La sonate n'a pas toujours conservé sa forme classique, mais ses transformations mêmes ne font que confirmer les lois générales induites de sa structure primitive. Sauf certaines fantaisies, dont le plan tout individuel n'a pas été repris par d'autres, le cadre général de la sonate s'est imposé à toute grande œuvre instrumentale, musique de chambre ou musique d'orchestre.

Le caractère spécial de chaque partie peut varier; mais l'ordre général reste. Presque toute grande composition débute par un morceau de la forme de l'allégro (allégro de sonate ou allégro de concert) que caractérise le conflit entre les deux motifs principaux. Les sonates en ut# et en la♭ de Beethoven (op. 27 et 26) ne sont que des morceaux de sonate commençant à la seconde partie : ce sont des sonates sans tête. Aussi le mouvement lent attaqué au début produit-il un effet léthargique plutôt que l'état de tension extatique préparé par l'allégro. C'est en comparant de pareilles œuvres avec la sonate parfaite que l'on peut saisir la différence entre la léthargie et l'extase. La courte introduction qui ouvre parfois les symphonies et même certaines sonates (la *Pathétique*) n'est qu'une sorte de titre dont le mouvement lent rappelle le morceau moyen, qui caractérise l'ensemble. Elle est comparable à l'exposition brève du sujet dans les grandes épopées. Le premier allégro est la plus régulière des trois parties; néanmoins, on y trouve des irrégularités secondaires : l'introduction de motifs nouveaux, le développement exceptionnel de tonalités nouvelles, ce qui complique le drame sans en·changer la nature.

Le morceau moyen est plus variable; il est parfois très court; mais il est rare qu'il fasse entièrement défaut. Quand il manque, on trouve ordinairement dans un autre morceau la véritable phase extatique dont aucune œuvre émouvante ne saurait se passer. Quand le morceau moyen a la coupe de l'allégro, son caractère n'en persiste pas moins; le premier motif est plus mélodique et le second ne s'y oppose pas avec la même netteté. Le morceau épisodique, en vertu de sa signification même, peut disparaître sans changer profondément l'évolution affective. Mais sa présence est utile et les bons auteurs savent en tirer parti.

C'est le dernier morceau qui admet les modifications les plus profondes. Il prend souvent la forme de l'allégro sans reproduire entièrement les caractères du premier. Il offre ainsi l'ébauche d'une nouvelle évolution qui, de même que dans certains drames, se greffe sur la première sans en arrêter le cours. Une telle modification mérite d'être expliquée spécialement par l'étude des drames complexes à évolution double.

Dessin et Plastique.

La composition d'un tableau manifeste les mêmes lois, mais d'une manière incomplète. Par contre, la base émotive de toute construction esthétique, l'opposition entre l'état extatique et la concentration sur un détail ou groupe de détails, y est mise en relief plus que dans tout autre art, grâce à la simultanéité des deux éléments opposés.

Isoler un sujet très précis, très réel, très vivant, en l'entourant de formes simples, tel est le principe fondamental de tout dessin. Mais il n'est pas impossible dans le reste de la composition de retrouver avec leurs traits essentiels les différentes phases de l'évolution affective.

Dans un tableau complet le personnage, le groupe ou l'objet principal, se trouve habituellement au centre ou à peu près et dans le plan moyen. En explorant le tableau, c'est lui que le regard aperçoit d'abord; il y revient souvent et il s'y arrête en dernier lieu. Mais si le tableau est bien composé, l'effet qu'il produit ne demeure pas le même; à chaque retour du regard explorateur il se transforme, se précise, s'enrichit de tous les détails aperçus autour de lui. Dans l'évolution affective ainsi produite il joue successivement le rôle de scène d'ouverture, de catastrophe principale et d'événement final ravivant l'émotion.

Dans ses pérégrinations, le regard parcourt d'abord, semble-t-il, le plan ou le groupe de plans moyen, celui qui se présente le premier aux yeux; il se promène de gauche à droite et de droite à gauche; là il trouve les personnages secondaires dont les attitudes et les expressions diverses, déterminées par le caractère ou l'action du personnage principal, en précisent la nature. C'est là ce qui constitue le drame proprement dit, la première phase de la composition. Le dualisme auquel le poète réduit le conflit dramatique trouve ici son équivalent dans l'opposition des deux parties du tableau de chaque côté du sujet principal.

Le drame étant devenu plus précis, l'attention est

attirée par le fond. Aperçu vaguement dès le début
comme encadrant le personnage central, il apparaît
maintenant avec netteté; comme la pensée principale d'une épopée, comme la mélodie du mouvement lent dans une sonate, il a aidé à caractériser
l'œuvre entière. Maintenant se déploie la beauté
extatique des longues lignes et des grandes masses
de couleurs sur lesquelles se détache avec netteté
la figure principale rendue plus précise par contraste. C'est alors que l'opposition entre la phase
extatique et la catastrophe subite peut être saisie
directement, grâce à la simultanéité des deux
termes contrastés. Il ne reste plus au regard qu'à
revenir en avant vers les objets plus nets et plus
concrets du premier plan, en remontant souvent
vers le sujet principal qui l'obsède et tend de plus
en plus à le retenir captif.

Il est évident que la volonté peut diriger de la
façon la plus arbitraire l'exploration d'un tableau ;
mais tel nous semble l'ordre spontané suivi par le
mouvement des yeux et de la pensée sous l'influence
de l'émotion produite par une belle peinture.

Dans la fameuse fresque de Léonard, c'est la
tête du Christ, au centre du tableau et encadrée
par la fenêtre du fond, qui attire immédiatement les yeux. L'expression de tristesse et de
douceur nous frappe, mais nous ne savons pas
encore la pensée qu'elle traduit. Les regards se
portent à droite et à gauche sur les groupes de
trois disciples où le parfait équilibre des formes se
marie avec la plus riche variété. L'indignation,
l'étonnement, la crainte, la douleur, la méfiance de
soi-même, le soupçon, tous ces sentiments répandus sur des physionomies si diverses, où les mains
parlent autant que les visages, commentent en
termes éloquents l'angoissante déclaration du maître trahi. La figure du Christ en paraît plus belle,

30

plus émouvante. Pendant que le drame divin
gagne insensiblement l'âme du spectateur, ses yeux
se promènent sur les lignes longues et calmes de
la chambre haute; la pensée tenue un moment
immobile à l'ombre des murs austères, s'élance
dans l'espace où l'appelle une échappée d'azur :
tristesse de la salle nue, sérénité entrevue de l'infini, ces sentiments épanouis dans l'âme se concentrent de nouveau en une émotion intense dans
le regard et le geste douloureux du dieu abandonné.
Dès lors, les yeux fascinés ne le quittent plus que
pour se poser légèrement sur les objets qui l'entourent; ils explorent ainsi la table, remarquent ici
et là des détails nouveaux et reviennent sans cesse
vers la figure divine.

Dans le tableau de Raphaël, appelé *La Grande
Sainte Famille de François Ier*, le centre esthétique
n'est ni la mère ni l'enfant; c'est le lien d'affection
qui les unit et que traduisent les mouvements des
bras et la direction des regards. Tous les visages,
toutes les lignes, toutes les gradations de lumière
nous ramènent sans cesse vers un point imaginaire
entre les deux figures principales. Celles-ci en
pleine lumière attirent d'abord notre attention;
nous allons de l'une à l'autre, nous remarquons les
bras qui commencent à s'enlacer; nous ajoutons
peu à peu les autres personnages; le petit saint
Jean sous le regard baissé d'Élisabeth s'occupe
surtout de l'enfant; mais le geste de l'ange aux
fleurs nous ramène vers la mère, et le regard de
saint Joseph enveloppe le groupe. Le fond de dra-
peries se montre alors avec son échappée sur la
campagne, et les deux anges mettent le lointain
horizon en contraste direct avec le sentiment précis
qui unit Marie et Jésus. L'ange qui dans l'ombre
croise pieusement ses mains sur sa poitrine, nous
entraîne par son regard mystique vers les espaces

infinis, et celui qui descend du ciel les ailes encore
ouvertes nous ramène vers les sourires mêlés de
la mère et l'enfant, sur lesquels il pose comme un
astérisque de fleurs. Alors le regard volette de-ci
de-là, remarque le pied de la Vierge, l'anatomie
parfaite du gamin, le berceau, le coin de coussin et
remonte sans cesse vers le point indéfini où se croisent les élans mutuels des deux êtres qui s'adorent.

Il est évident que tous les tableaux ne se prête-
raient pas à une analyse aussi complète ; beaucoup
sont de nature fragmentaire et, tout comme de
courts poèmes, répondent à une phase particulière
de l'évolution affective. Il y a des paysages qui
ne sont qu'extase pure, des tableaux de genre qui
arrêtent l'attention sur une seule personne ; des
scènes d'intérieur, qui sont de simples épisodes de
comédie ; des processions, qui n'ont pas de centre
esthétique. Mais nous croyons qu'il est toujours
possible de retrouver les phases principales de
l'émotion dans les chefs-d'œuvre où la beauté de
la composition joue un rôle important ; comme,
par exemple : *Les Lances*, de Velasquez, *Sainte
Élisabeth soignant les teigneux*, de Murillo, *Les
Noces de Cana*, de Véronèse (au Louvre), *L'École
d'Athènes*, de Raphaël, etc.

Les œuvres architecturales, dont l'ensemble est
aperçu simultanément, mais dont les parties ne
peuvent être appréciées que par un lent achemine-
ment, tiennent à la fois de la composition dans l'espace et de la composition dans le temps. La proportion des deux éléments varie d'ailleurs beaucoup.

Le temple égyptien avec ses inscriptions idéographiques est presque autant un livre qu'un monument. Néanmoins, son caractère architectural
impose aux divers chapitres du poème un ordre
particulier. D'après le type élémentaire qui reparaît

avec de nombreuses modifications dans la plupart
des temples, on distingue la ou les cours antérieures,
souvent péristyles, ornées de pylônes, et précédées
d'un dromos de sphinx ; — la grande salle hypostyle, — et le temple proprement dit. Les cours et
la salle forment, semble-t-il, la première et la troisième parties, la phase moyenne étant réservée au
vrai temple. Cette disposition est conforme aux
habitudes du sacerdoce théocratique, laissant apercevoir au public les premiers éléments et les résultats du grand poème philosophique, mais lui cachant
la partie centrale qui seule en explique la signification profonde.

On peut dire qu'en principe un temple égyptien
raconte la déification d'un Pharaon. Sur les pylônes,
les murs et les colonnes des cours, le Pharaon
constructeur du temple invoque le dieu comme un
simple mortel, il célèbre sa puissance et sa bonté
en même temps qu'il raconte ses propres exploits,
qui lui mériteront sa déification. La salle hypostyle proclame les bienfaits du Pharaon devenu
dieu, ou du moins devenu la puissance médiatrice
entre le dieu et les hommes; les nomes en longues
processions lui apportent leurs offrandes et leurs
hommages, et le Dieu Pharaonique, principe de
fécondation et de renouvellement, répand la pros-
périté sur la vallée du Nil.

Dans le temple proprement dit se développe le
mystère de la suprême identification avec la divinité. Au centre est le sanctuaire et sur les côtés sont
des chambres ou chapelles; en arrière sont encore
d'autres chambres parfois séparées du sanctuaire
par une seconde salle hypostyle plus petite que la
première. Le sanctuaire comprend non pas une
statue comme le naos grec, mais, comme l'église
catholique, un coffret renfermant le symbole de la
divinité; parfois c'est une simple niche dans le

mur, mais, dans la plupart des cas, c'est un tabernacle, tantôt en bois peint, tantôt en pierre; on a
retrouvé plusieurs de ces petites chapelles mono-
lithes, en granit ou en basalte. Le symbole est
souvent enfermé dans un petit édicule, érigé sur le
bari ou barque sacrée, que l'on promène aux processions. Quelle que soit la forme de son enveloppe, le symbole, que seul le Pharaon ou le
grand-prêtre peut contempler, constitue le noyau du
temple, le centre précis de toute la composition
architecturale. Les chambres latérales antérieures
sont des lieux de dépôt pour les objets de culte, ou
des salles destinées à la préparation des rites. Les
chambres du fond, quoiqu'employées également
pour conserver certains objets sacrés, sont plus
spécialement des chapelles. Ici se trouve la véritable phase moyenne, préparée par la partie antérieure du temple proprement dit. Trois de ces
chapelles sont particulièrement importantes, l'une
d'elles est habituellement dans l'axe du bâtiment, et
les deux autres sont placées de chaque côté. Elles
sont consacrées aux trois personnes de la Trinité
égyptienne; la Mère est à gauche, le Fils à droite,
et le Dieu Suprême occupe la chapelle centrale qui,
d'ailleurs dans certains temples, constitue le véritable sanctuaire et contient la niche avec le symbole. Ces trois chapelles expriment par leurs
tableaux symboliques les idées les plus profondes
de la philosophie égyptienne. On y voit comment le principe suprême, souvent étroitement
uni à la personne de Pharaon, féconde lui-même la
substance maternelle d'où il procède; comment il
engendre le Fils, dans la personne duquel sa vie se
renouvelle sans fin, et par lequel il déploie sur la
terre son activité bienfaisante. Les autres chapelles
de cette partie du temple développent certaines
notions exprimées par la triade. Ce sont souvent

des scènes mythologiques se rapportant à l'histoire
des dieux, par exemple, le mythe solaire qui nous
raconte la naissance, les batailles, les victoires, la
mort et la résurrection d'Osiris ; ce mythe qui
représente également la mort et la renaissance de
chaque individu, se rapporte aussi bien à la transformation du Pharaon déifié.

Ainsi du sanctuaire où seul le prêtre pouvait
pénétrer, nous embrassons comme lui l'ensemble
de la magistrale épopée philosophique qui commence aux deux obélisques du premier pylône et
se termine dans la salle hypostyle où le Roi-Prêtre
recevait ses grands serviteurs et les envoyés des
peuples étrangers.

Une des compositions lapidaires qui se prêtent
le mieux à l'analyse, est le Parthénon, grâce à la
simplicité de son cadre architectural.

L'entrée du temple est tournée vers l'Est, mais
celle de l'Acropole, dont il est le principal monument, est tournée vers l'Ouest. Aussi est-ce le
fronton occidental, à l'arrière du bâtiment, qui en
est le plus important au point de vue du sujet ; la
scène qu'il représente résume la composition entière.
Au voyageur qui entre par les Propylées il explique
le sujet traité ; il sert de titre. Malgré son importance, il semble que les statues fussent moins
achevées, moins fouillées que celles du fronton
oriental, heureusement mieux conservé. C'est que
celui-ci devait surtout être regardé de près, l'autre
était fait pour attirer les regards d'une certaine
distance.

Arrivés au parvis, comment examinerons-nous
le temple, comment lirons-nous l'épopée de pierre ?
La marche est simple. Notre but est d'entrer chez
la déesse, d'aller saluer sa statue dans le naos,
après avoir lu et médité tout le poème sacré où

elle est glorifiée. Nous ne pénètrerons pas immédiatement dans le temple. Après avoir contemplé le fronton oriental et les métopes que l'on aperçoit au-dessous, nous ferons le tour du monument par l'un ou l'autre côté, les yeux toujours fixés sur les métopes qui nous amèneront au fronton occidental. Après avoir contemplé de plus près les statues qui y sont réunies, nous franchirons la colonnade ; aussitôt nous apercevrons la frise et nous la suivrons par l'un ou l'autre côté, jusqu'à la porte du sanctuaire qui s'ouvre vers l'orient. Alors nous serons prêts à entrer chez la déesse. C'est seulement si nous suivons ce chemin, le chemin de la piété athénienne, que nous verrons se déployer dans sa majestueuse unité l'épopée de l'Attique.

Dans cette étude nous nous guiderons sur les reconstitutions les plus vraisemblables et les plus cohérentes. Le Parthénon raconte l'histoire du peuple athénien, en partie symbolisée par celle de la déesse Athéna. La première phase est constituée par le fronton oriental et les métopes, la seconde par le fronton occidental, la troisième par la frise.

Le fronton oriental est un poème d'espérance ; la pierre semble frémir de l'émoi des luttes futures et du triomphe final. C'est l'aurore de l'Attique : à gauche, Hélios se lève radieux ; à droite, disparaît Séléné, reine de la nuit, et le temps s'enfuit entre les mains des heures assises mollement. C'est le printemps de l'Attique : Déméter a retrouvé sa fille, Coré est revenue du pays des ombres ; Thésée encore couché sur le sol maternel va bientôt commencer ses travaux. Au centre, voici la grande scène de la naissance d'Athéna, encadrée par Iris, messagère des dieux, et par une Victoire qui annonce les gloires futures. Athéna n'est pas encore, elle va paraître. Zeus assis sur son trône, entouré de dieux, la porte dans sa pensée ; Héphaestos, de son bras vigoureux, lève sa hache énorme pour que surgisse tout armée la déesse de la sagesse; les dieux, dans l'attente, regardent le bras suspendu.

Développant cet admirable début, les métopes racontent en des groupes de deux personnages, en haut relief, les luttes qui ont enfanté la grandeur d'Athènes. Comme l'histoire de Rome pour Virgile, l'histoire de l'Attique se rattache à celle du monde, elle est l'aboutissant nécessaire du plan universel. Pour qu'Athènes triomphât, il fallut d'abord que les grands dieux renversassent les géants : c'est ce que disent les métopes du fronton oriental. Ensuite les Grecs ont combattu les Troyens, et les Lapithes, alliés d'Athènes, les Centaures : les métopes du nord représentent des épisodes de la guerre de Troie, celles du sud se rapportent à l'autre légende. Enfin, voici sous le fronton occidental les Athéniens eux-mêmes, qui repoussent les Amazones.

Levons les yeux vers les statues du fronton. Gloire à Pallas-Athéna ! La lutte est terminée ; il plane sur toute la scène un sentiment de repos, avec lequel s'accordent les formes plus simples. Athéna, retenant le cheval des batailles, montre l'olivier de la paix ; Poséidon vaincu se retire, mais les Athéniens l'honoreront, car la grandeur d'Athènes, quoique reposant sur les arts de la paix, doit être soutenue par la guerre. Encadrés par le Céphise et l'Ilissos, les divinités de l'Attique et les démons des eaux contemplent la vierge victorieuse. Ici, comme dans toute œuvre plastique, la phase extatique se combine directement avec la crise d'émotion intense dans un seul tableau; les yeux vont sans cesse du geste triomphant d'Athéna à tous les personnages assis ou couchés qui regardent, immobiles d'admiration. La grande figure d'Athéna, que nous apercevons pour la première fois de près, ne nous quittera plus ; nous ne cesserons de penser à elle quand nous marcherons à l'ombre des colonnes.

Pour quelle fête se préparent les cavaliers de la frise? Est-il besoin de le demander? Ne vont-ils pas honorer la déesse? Les uns attachent leurs cnémides, d'autres ont déjà la main sur la crinière de leur cheval, d'autres caracolent en attendant le signal du départ; et, dès que nous tournons le coin, nous voyons se dérouler la magnifique procession des grandes panathénées. Les deux côtés se ressemblent jusqu'à moitié chemin à peu près; nous ne voyons que la cavalerie athénienne; ensuite ce sont des chars, des personnages à pied, des porteurs d'offrandes, des victimes pour le sacrifice. Cependant la dernière partie du côté nord est plus complexe, les groupes se mêlent de façon plus variée; de l'autre côté ils sont plus nettement séparés, presque classés; on voit des chars, puis des porteurs d'offrandes, puis des victimes. Dès le départ, l'artiste semble nous inviter à tourner de préférence à gauche, car c'est dans cette direction que sont tournées presque toutes les têtes des chevaux. Il est peu de personnes qui ne connaissent, au moins en partie, cette chevauchée célèbre; on sait avec quel art admirable chevaux et cavaliers se mêlent sans se confondre, comment les lignes d'un cavalier rejeté en arrière se marient avec celles du cheval qui suit; comment des groupes se forment au sein d'une procession ininterrompue, se détachent comme autant de cycles visuels au sein de la chaîne continue des lignes harmonieuses.

Dépassant les génisses mugissantes et qui résistent à leurs conducteurs, nous tournons le coin; le moment solennel approche. De chaque côté ce sont d'abord les vierges errhéphores à la démarche lente et gracieuse, puis les magistrats appuyés sur leurs bâtons. Le mystère commence. Au-dessus de

la porte du naos se tiennent cinq personnages
dont l'un présente le manteau de la déesse ; et de
chaque côté les dieux olympiens sont assis, témoins
du rite sacré ; à droite, Zeus ayant derrière lui
Héra, Iris et Hermès ; à gauche, Athéna elle-même
avec Héphaestos, Poseidon, Aphrodite et Éros. Le
dieu de tous les Hellènes et le maître de l'Olympe
occupe sur la frise une place aussi importante que
la déesse dont il est le père. Mais c'est ici le temple de la Vierge athénienne ; dans cette fête solennelle honorons-la au-dessus de toutes les divinités ;
pénétrons dans le naos terrible, et voici, entourée
de deux rangs de colonnes superposés, la statue
d'or et d'ivoire, aux yeux étincelants de pierres
précieuses, gardée par le serpent d'Érichtonios.
A cette vue, toutes les émotions qui ont traversé
l'âme pendant le pieux pèlerinage se ramassent ;
l'Athéna victorieuse de Poseidon paraît encore plus
belle ; l'Hellène se prosterne devant la déesse aux
yeux pers et à la pensée rapide. Son histoire sacrée
revient à la mémoire ; sur le piédestal, la déesse
anime Pandore de son souffle divin et les dieux
apportent à la merveilleuse créature tous les dons
que peut offrir l'Olympe ; sur la chaussure est gravé
le combat des Lapithes et des Centaures ; le bouclier, qu'elle tient avec la lance, de la main gauche,
représente en dehors la lutte des Athéniens et des
Amazones, et à l'intérieur celle des dieux et des
géants. Sa main droite porte une victoire ; son casque est surmonté d'un sphinx, emblème de l'intelligence, et de huit chevaux lancés au galop pour
exprimer la rapidité de sa pensée.

Telle est la grande épopée de l'Attique écrite par
Phidias.

Drame à Évolution secondaire.

Pour compléter cette analyse, il faut examiner les œuvres où l'évolution générale se complique par suite de la disproportion entre les phases essentielles et l'adjonction d'une évolution secondaire. Ces tableaux plus concrets sont surtout offerts par le drame proprement dit.

Dans les œuvres épiques, l'ordre moral est souvent dissimulé par les préoccupations intellectuelles. Au contraire, le drame a pour but principal de décrire des sentiments, et les efforts conscients faits par les générations successives d'écrivains pour en perfectionner la composition, pour le rendre plus émouvant, ont manifesté avec précision et certitude les lois humaines constamment suivies et empiriquement appliquées. Mais il en est résulté un certain déséquilibre entre les diverses parties. L'intérêt portant surtout sur la lutte des tendances contraires, la première phase prend souvent un développement excessif, ce qui laisse peu de place pour le finale. Nous nous trouvons ainsi placés dans des conditions plus semblables à celles de la vie réelle où l'émotion aboutit à un acte trop énergique pour lui permettre de s'épanouir intérieurement. On voit un tel déséquilibre dans le drame d'*Othello;* pendant les trois premiers actes s'accumulent les événements qui, suscités ou exploités par Iago, éveillent la jalousie du Maure. Ce sentiment l'emporte définitivement sur la tendresse au quatrième acte; c'est seulement à la fin de celui-ci que les événements font place à la scène profondément pathétique où Desdémone se prépare pour la

nuit terrible ; l'âme du spectateur, pleine de crainte
et de tristesse, est toute suspendue au mélancolique
Chant du Saule. La catastrophe suit de près, et
une scène très longue est consacrée aux conséquences.

C'est aussi là le caractère habituel de la tragédie
classique. Mais le drame n'est pas toujours caractérisé par ce seul déséquilibre ; il nous montre
aussi comment l'évolution secondaire se greffe sur
la première.

Pour emprunter un exemple à la tragédie grecque, l'*Antigone* de Sophocle présente distinctement
tous les éléments constitutifs du drame, accompagnés d'une évolution secondaire qui modifie beaucoup la dernière partie. Les deux sentiments en
lutte sont l'orgueil, représenté par Créon, et la piété,
représentée par Antigone. L'un et l'autre nous intéressent et finissent par se développer en nous-
mêmes, dans les limites compatibles avec la vie
esthétique, celui-ci grâce à la sympathie qu'inspire
Antigone, celui-là grâce aux raisons d'ordre social
et de bien public qui, fondées ou non, semblent le
justifier.

La première phase comprend près de huit cents
vers. L'ouverture s'étend jusqu'au second chant du
chœur. L'exposition est faite dès la première scène,
et les suivantes font entrevoir tout le drame ; la
proclamation de Créon montre que le roi est fermement décidé à faire respecter ses décrets, et le récit
du garde, qu'Antigone n'est pas moins obstinée à
obéir aux ordres divins.

Le conflit s'engage ; à la vérité, il n'y a pas lutte
dans l'âme du principal personnage ; le caractère
d'Antigone est tout d'une pièce, ainsi que celui de
Créon, et reste à peu près le même jusqu'au dénouement. Le conflit est marqué par les événements extérieurs et par les hésitations des personnages secon-

daires et du chœur. Ismène et Hémon représentent
des sentiments voisins de celui qui anime Antigone; devant la résistance de Créon, ils s'affirment
et viennent le renforcer. D'autre part, le chœur qui
partage les sentiments du tyran, tout en condamnant
ses défauts, se laisse attendrir; de sorte qu'à la fin
c'est la piété d'Antigone qui l'emporte. La fermeté
du chef d'État devient, pour le sentiment, la cruauté
du tyran.

La situation se trouve alors tout à fait nette.
Antigone va être conduite au supplice, et c'est avec
elle que nous sympathisons. L'état émotif fixé
par le contraste va prendre pleinement conscience
de lui-même; en même temps se dégage pour l'esprit la pensée philosophique du drame, l'opposition entre les exigences de l'ordre social et la loi
morale écrite dans le cœur individuel. Cette
deuxième phase est tout entière contenue dans le
beau passage lyrique où Antigone exprime ses
regrets et ses nobles convictions et où le chœur,
tout en blâmant sa désobéissance, se lamente sur
son infortune.

La troisième phase s'ouvre par la scène de préparation où Tirésias prédit à Créon de grands
malheurs; c'est là que l'on voit paraître l'ébauche
d'un second drame; le roi, dont les sentiments
sont restés à peu près les mêmes, sauf l'irritation
croissante due à l'opposition de ses sujets, le roi
nous offre le spectacle d'une évolution nouvelle
où l'amour paternel triomphe peu à peu de son
orgueilleuse obstination. Naturellement il est trop
tard; ses hésitations et ses craintes ne font que
renforcer l'effet produit par la catastrophe. Nous
connaissons celle-ci dès les premiers mots du
messager; le récit détaillé des événements survenus, les plaintes de Créon, la mort de sa femme
ne font que prolonger l'état émotif porté à son

plus haut degré d'intensité dès le début de cette dernière partie.

Le *Cinna* de Corneille, comme nombre d'autres tragédies françaises, nous offre un exemple du même genre. Cinna est partagé entre son amour pour Émilie et sa loyauté envers son bienfaiteur. Le conflit devient plus intime parce qu'il se passe dans l'âme même du principal personnage. L'exposition est contenue dans les deux premières scènes ; la lutte s'étend jusqu'à la fin du troisième acte. Les dernières scènes du premier, qui nous font sympathiser avec les conspirateurs, nous montrent sous son jour le plus favorable le dévouement de Cinna à Émilie, et nous sommes enclins à adopter ses sentiments. Le deuxième acte nous fait admirer Auguste et condamner la trahison de son protégé. Dans le troisième, Cinna hésite, et la lutte atteint son apogée dans son dialogue avec Émilie. Elle aboutit à une décision qui caractérise nettement l'état d'âme du conjuré : il tiendra parole à sa maîtresse et ensuite se tuera pour sauver son honneur. Nous sommes arrivés à la deuxième phase ; l'action s'arrête ; et c'est Auguste qui dans son fameux monologue exprime la grandeur tragique de la situation. Immédiatement après, le dénouement se prépare au moyen des révélations faites successivement à Auguste, mais cet épisode prend des dimensions anormales pour permettre le développement d'un nouveau conflit dans l'âme de l'empereur. Le finale véritable est ainsi réduit à quelques vers qui suivent l'hémistiche célèbre marquant la crise : « Soyons amis, Cinna. » Cette action double, que l'on a souvent reprochée à l'auteur, justifie le double titre donné à la tragédie.

Dans certains drames de Shakespeare, l'évolution secondaire est plutôt greffée sur le finale lui-même, qu'incorporée à l'épisode préparatoire.

L'ambition de *Macbeth*, encouragée par sa femme,
l'emporte peu à peu sur « le lait de la bonté humaine »; elle aboutit au meurtre du roi et finalement à celui de Banquo (trois premiers actes).
Nulle part Macbeth ne se recueille et ne cherche à
analyser ses sentiments, mais la phase d'attente, de
retour sur soi, ne se présente-t-elle pas au moins
pour le spectateur dans la fameuse scène du festin,
où apparaît le spectre de Banquo (acte III, sc. IV)?
A partir de ce moment s'ouvre une seconde tragédie, la tragédie du remords et de la frayeur; mais
elle n'a pas les mêmes caractères que la première,
événements et sentiments ne sont que les conséquences de la crise, et la structure habituelle du
finale se laisse entrevoir. Macbeth lutte éperdument pour se maintenir et maintenir sa race sur
le trône où il est monté par le crime : remords et
craintes continuent à le poursuivre, mais sont
toujours refoulés par sa volonté et par la fièvre
d'une lutte désespérée; ils sont ramenés de temps
à autre dans l'âme du spectateur par de rapides
exclamations, par les évocations des sorcières,
par les actes et les paroles d'autres personnages,
telle la fameuse scène du somnambulisme de Lady
Macbeth.

Dans *Jules César*, la troisième phase n'est pas
moins importante. César est tué dès le troisième
acte, et jusque-là nous avons assisté aux événements qui ont décidé Brutus à sacrifier son ami au
bien public, ou à ce qu'il croit l'être. Avec Brutus
nous avons senti notre amour pour le peuple romain se développer au détriment de la sympathie
personnelle que nous inspire César. Après la phase
de recueillement, qui correspond aux réflexions
qu'éveillent chez le spectateur les discours de
Brutus et de Marc Antoine, vient le revirement
subit de l'opinion en faveur de César; voilà la

vraie catastrophe qui transforme le sauveur de
Rome en chef rebelle. Les conséquences du meurtre, désormais inutile, se déroulent sans discontinuité jusqu'à la fin. Brutus persévère dans son
austère dévouement à la cause républicaine, malgré
le peuple, malgré ses regrets, qu'indique, par
exemple, l'apparition de l'ombre de César, et que
laissent deviner ses rapports avec un autre de ses
amis, Cassius.

Dans la comédie, on trouverait des exemples de
composition analogues à ceux qu'offrent les drames,
quoiqu'il ne s'agisse pas d'éveiller des émotions
aussi fortes. Dans *Tartuffe*, la phase moyenne est
contenue dans la fameuse scène où Orgon, sous la
table, écoute la casuistique du faux dévot; puis
vient la catastrophe: « Il faut tout sur le champ
sortir de la maison. — C'est à vous d'en sortir. »
Jusque-là nous avons assisté aux progrès parallèles de la fourberie de Tartuffe et de la bêtise
d'Orgon. Après cette scène nous n'en voyons que
les conséquences et les frayeurs croissantes d'Orgon. Molière se soucie tellement peu de la
conclusion, qu'il n'hésite pas à couper court au
dénouement, en faisant intervenir « le prince ennemi de la fraude ».

Drame et Sonate.

Les règles de la composition étant ainsi généralisées, il semble possible de traiter tout drame
comme une composition musicale, et toute composition musicale comme un drame. Il suffit pour cela
de dégager du drame sa structure générale, dissi-

mulée par l'encombrement des idées, et d'attribuer à la sonate des idées quelconques, mais liées par des rapports fixes.

Le plan de *Phèdre*, transcrit en termes musicaux, pourrait être ainsi analysé.

Il s'agit d'une lutte entre la vertu telle que l'entend le jansénisme, et une passion criminelle. La première est liée au personnage d'Hippolyte, la seconde à celui de Phèdre, mais le lien n'est pas absolu, et les deux motifs, ainsi que leurs développements, peuvent être confiés à d'autres voix ou parties, en d'autres termes, à des personnages différents.

L'allégro, qui s'étend jusqu'au milieu de l'acte IV, développe les deux motifs avec une parfaite régularité. Dès la première reprise (acte Ier), le motif de la Vertu est affirmé par la première scène, les deux scènes suivantes développent le motif de la Passion, que nous condamnons avec Phèdre et dont nous souffrons avec elle.

Deuxième reprise : Thésée est mort ; d'autre part, la farouche vertu d'Hippolyte s'est laissée attendrir par la grâce d'Aricie. Vénus commence à l'emporter sur Arété. Elle n'est pas encore pleinement accueillie, et c'est le motif de la Vertu que développe tout l'acte II, surtout occupé par le personnage d'Hippolyte. Mais ce développement est écrit dans une tonalité secondaire. La Vertu perd notre faveur ; par l'intermédiaire d'Aricie, Vénus lui fait subir un premier échec ; enhardie par ce succès (qui au point de vue janséniste est déjà un péché), elle s'y attaque directement sous le personnage de Phèdre. Malheureuse en fait, elle n'en triomphe que plus aisément du cœur de Phèdre et de notre sympathie :

Ton triomphe est parfait ; tous tes traits ont porté.

31

« Rappelez votre vertu passée », dit subitement
Œnone : Thésée n'est pas mort. Cette passion de
Phèdre est criminelle; aucun des sophismes du
cœur qui ont jusqu'ici plaidé en sa faveur, ne peuvent plus l'excuser. Phèdre se condamne, elle ne
songe qu'à son honneur et à ses devoirs; elle se
rappelle qu'elle est mère; elle tremble pour ses
enfants qui auront à rougir de sa honte : retour du
motif de la Vertu dans la tonalité principale.

Mais le remords est de courte durée. Vénus
affirme ses droits irrévocablement, la lâcheté se
fait sa complice. Phèdre ne se tue pas, elle reste
dominée par sa passion qui se tourne en haine :

> Je le vois comme un monstre effroyable à mes yeux.

Après un moment d'hésitation, elle permet à
Œnone d'accuser Hippolyte. Les trois premières
scènes de l'acte IV ne sont que le développement
de ce triomphe, le développement du second motif
dans le ton principal.

Triomphe fatal, source de tourments nouveaux.
Dans une tonalité éloignée, établie par la scène IV
où Phèdre montre ses remords, chante et gémit le
thème de la jalousie :

> Quel feu mal étouffé dans mon cœur se réveille.

C'est la partie lyrique du drame. Phèdre hésite,
rentre en elle-même, contemple l'étendue de son
crime et de son malheur, se peint l'idylle d'Hippolyte et d'Aricie, rappelle l'histoire de ses ancêtres,
victimes de Vénus. Son tourment porté à l'extase,
prend les proportions d'un fait universel, éternel :

> Le ciel, tout l'univers est plein de mes aïeux!
> Où me cacher? Fuyons dans la nuit infernale.
> Mais que dis-je? Mon père y tient l'urne fatale.

Cette immense douleur est encore incomplète, elle ne peut demeurer dans les profondeurs de l'âme, il faut qu'elle se concentre subitement sur un fait précis, extérieur, le crime terrible auquel a conduit la passion. Pendant que l'émotion continue à gronder dans l'ombre, le morceau accessoire de la première moitié de l'acte V prépare la catastrophe; il prend la forme d'une évolution nouvelle dans l'âme d'un personnage secondaire, mais celle-ci reste à l'arrière-plan; les soupçons et les craintes de Thésée sont comme l'écho du remords de Phèdre.

« Hippolyte n'est plus! » Voilà la catastrophe dont le pompeux récit de Théramène développe à loisir toutes les circonstances. Quels que soient les défauts d'exécution dus au goût de l'époque, ce rondo, dont toutes les descriptions ramènent sans cesse l'image d'Hippolyte, n'est pas déplacé. Vénus a affirmé sa victoire définitive avec toute la vigueur d'un fait réel. Le drame est achevé. Nous n'attendons plus rien; qui pourrait douter du châtiment d'Œnone ou de la mort de Phèdre? D'ailleurs, cela n'offre plus qu'un intérêt relatif; il importe seulement d'entretenir la forte émotion passée, par des divertissements dont la forme surtout soit attrayante, et de la ranimer à la fin en un mouvement plus vif par la scène tragique des aveux de Phèdre.

Faisant abstraction de toutes les modulations secondaires qu'on aurait pu également y relever, tel est le plan simplifié de cette sonate en paroles. Elle ne saurait avoir la régularité absolue de la sonate classique, mais si on compare un tel plan à l'architecture des compositions où le cadre primitif est élargi, tout en conservant les lignes générales, la tragédie de Racine est d'une parfaite correction.

Pour s'en convaincre, il suffit de transcrire en

termes dramatiques une sonate de Beethoven.
Prenons par exemple celle qu'on appelle l'*Appas-*
sionata (op. 57), drame sombre en Fa mineur, plein
de passion et de douleur viriles, et dont la structure, relativement complexe, augmente le caractère
tragique.

Dans une âme forte et passionnée chante un
thème de stoïcisme fier et douloureux; il descend
et il monte par bonds impatients les degrés simples
de l'accord parfait. Tout y est conscient et voulu,
voulu avec désespoir; partant de la quinte incer-
taine, il recule vers la tonique, mais c'est pour
mieux s'élancer; il ne saurait aller plus bas, la
tonique l'arrête et lui donne un point d'appui d'où
il s'élève à une hauteur de deux octaves; mais il
ne peut s'y maintenir, il revient à la première
octave et, remontant à la quinte, hésite et frémit.
Nouveau recul, nouvel élan, mais plus énergique
cette fois, car la ligne mélodique est élevée d'une
seconde mineure, ce qui la transporte dans le ton
de la sixte (ré ♭) et dans le mode majeur. Nouvelles
hésitations, nouveaux frémissements; après une
ligne tourmentée qui serpente à travers cinq octaves
et descend désespérément jusque dans les profondeurs de l'âme, le motif d'énergie douloureuse
reparaît et les lignes ascendantes, où les notes
s'accumulent en accords puissants, montrent l'effort stoïque triomphant; mais c'est au milieu de la
douleur et du désespoir, qu'entretient, à travers des
modulations passagères, la répétition persistante
du mi ♭, et cette note, d'abord élevée, descend d'octave en octave en même temps que son intensité
décroît jusqu'à un *pianissimo*.

Alors, dans le ton du relatif majeur, annoncé par
sa dominante si longtemps répétée, s'élève du fond
de la douleur un chant triste et mélodieux qui parle
de douceur et de tendresse. La double ligne de

notes monte et descend langoureusement, s'élève
à l'octave, parle plus haut, se tait. Une ligne chromatique descendante amène la seconde partie du
motif, dont le développement rapide, dans le mode
mineur, laisse entendre comme un écho du motif
principal.

Tel est le premier acte où les deux motifs, les
deux sentiments sont nettement opposés. Le conflit
a déjà commencé et il ne fera que grandir dans tout
le reste de l'allégro.

La partie moyenne du morceau est consacrée
aux développements du premier motif dans le ton
du second. Mais ici ce ton n'est pas maintenu, et
le second motif joue un rôle assez important, ce
qui accroît l'émotion dramatique. Le motif d'énergie stoïque apparaît dans un ton fort éloigné (mi
majeur) et ses développements reviennent à la♭
par un mouvement rapide à travers d'autres tons.
Mais presque aussitôt s'établit pour quelque temps
la tonalité voisine ré♭. C'est dans ce ton qu'après
une transition modulante, où se répète avec une
effrayante insistance sa dominante la♭, le motif
de la tendresse reparaît. Le chant mélodieux s'élève
avec toujours plus d'assurance, et, après une légère
modulation de douleur, ramène le ton qui lui est
propre (la♭).

L'âme virile s'épouvante de cette force grandis-
sante faite de douceur; elle se redresse contre son
charme pénétrant. L'accord de 9e mineure de dominante, arpégé, rompu, répand son affolement à travers une dizaine de mesures et rappelle comme un
regret poignant un trait tragique du premier motif
(ré♭, ré♭, ré♭, do).

Voici que s'ouvre la dernière partie de l'allégro.
Le premier motif revient tout entier dans sa forme
et son ton primitifs. Mais c'est timidement, craînti-
vement, *pianissimo,* avec un tremblement de tierces

à la basse; il est aussitôt repoussé dans la tonalité de ré♭. Il résiste, il revient, il s'affirme. De nouveau les progressions ascendantes d'accords, plus nombreuses encore qu'au début, se succèdent, s'amoncellent, chevauchent les unes sur les autres, tonnent comme les flots de la marée montante.

Vains regrets, vaines protestations du stoïcisme vaincu. Ce chant de triomphe ne vient pas des profondeurs du cœur; il est faux; c'est bien le ton primitif, mais c'est le ton majeur; l'âme se trompe elle-même; elle exagère, elle veut faire paraître plus définitif qu'au début un sentiment dont le mode mineur avouait l'instabilité primitive. Ingratitude inconsciente : l'âme a adopté, pour affirmer son ancienne foi, le mode de sérénité que seule la foi nouvelle lui a apprise. Aussi la révolte ne dure pas; la dominante se répète éperdument, tombe d'octave en octave et meurt de lassitude. Doucement, délicieusement, à travers le trouble qui frémit obscurément à la basse, s'élève en *crescendo* l'hymne de la tendresse. Il a conservé le mode majeur, mais il n'apporte pas avec lui cette sérénité bête que rien ne trouble; et comme la première fois où il a paru, la suite de l'hymne se développe dans le mode mineur, revenant ainsi entièrement à la tonalité primitive. Il se fait plus pressant, plus bruyant; il sème l'âme de ses notes joyeuses.

Triomphe mal assuré. L'ombre du motif stoïque se profile dans la basse; son chant s'affaiblit, s'éloigne, se rapproche; la mélodie gracieuse recommence, mais c'est dans un autre ton (ré♭ majeur), et sur ce ton se greffent d'autres modulations; cependant, le *crescendo* continue, la ligne mélodique se brise, se disperse en groupes de trois notes, croches et doubles-croches, séparées par des soupirs; l'âme désorientée, attirée par une espérance qu'elle ne comprend pas, se constelle de sons

rapides qui s'élèvent et s'élèvent toujours, et des
hauteurs atteintes au milieu des cris, se laissent
tomber pour remonter encore en festons légers de
gammes chromatiques.

De loin, la vertu stoïque laisse entendre son
avertissement sinistre (ré♭, ré♭, ré♭, do); l'âme se
tait et se recueille un moment, puis éclate comme
pour maudire l'obsession du passé. Tout doucement, cette fois dans le mode mineur du ton principal, la mélodie gracieuse reprend, se répète,
s'impose; l'âme virile l'accueille avec effort, avec
un fracas d'accords haletants, et pendant que s'affirme en *diminuendo* la tonalité principale, dans
la basse gémit le premier motif dont la ligne descend, descend toujours, jusqu'à la note la plus basse
du morceau.

La grande lutte est finie, mais le problème n'est
pas résolu; si l'âme s'est élevée à un point de vue
nouveau, elle ne le comprend pas entièrement, elle
ne s'est pas encore réorganisée sous son influence;
elle cherche à rassembler en faisceau ses éléments
épars. Après l'orage intérieur vient l'heure du calme
et du recueillement. L'émotion immense, accumulée
pendant le conflit, remplit l'âme et l'immobilise.
Lentement, avec une gravité triste, elle chante du
fond de sa détresse un cantique de résignation
pieuse. Le thème, en ré♭, est simple, formé d'une
suite d'accords simples, dont toutes les notes sont
également importantes dans le dessin de la mélodie.
Dans tout le cours de l'andante, l'esprit est fixé
sur cette phrase. Une suite de syncopes, une suite
d'arpèges, une variation où les deux procédés sont
combinés et dont les lignes sont ensuite soumises
à trois différents modes de mouvements, tout cela
a pour effet de nous faire analyser les mouvements
du thème tout en maintenant le sentiment de leur
position dans l'ensemble. Le thème est reconstitué

à la fin, et l'esprit, préparé par les variations, peut l'embrasser tout entier, ce qui élève au plus haut degré l'état extatique surgi au début de l'andante.

L'émotion ne peut s'y maintenir; elle va se concentrer subitement en un acte précis. Il n'y a pas ici de véritable morceau épisodique, de phase préparatoire. Maintenant toujours le caractère passionné du poème, l'auteur ne veut pas de transition; l'andante ne finit même pas; au lieu de l'accord final auquel l'oreille s'attend, apparaît un troisième renversement de neuvième mineure qui, répété, sert de passage brusque au finale en fa mineur.

Celui-ci s'ouvre violemment, *fortissimo*, par une neuvième mineure de dominante (3° renversement), note éperdue qui se répète treize fois dans une mesure à deux temps au rythme accéléré; note retentissante dont une gamme descendante prolonge la sonorité, croît, s'enfle et meurt en *pianissimo*.

Alors commence l'évolution secondaire de l'allégro final. Quoique respectant dans ses grandes lignes l'architecture habituelle, sa forme diffère profondément du premier allégro, et par ce contraste manifeste clairement le rôle du finale dans la principale évolution. Les deux motifs ne s'opposent pas directement, ils n'entrent pas ouvertement en lutte comme d'habitude. Le premier, souligné dès le début par une bruyante introduction, prend une importance exceptionnelle. Il revient sans cesse (surtout sa première partie) comme un motif de rondo, donne naissance à de nombreux développements, à des variations, reparaît à la fin avec netteté et insistance. Le second motif, au contraire, joue un rôle effacé; il ne paraît que dans la main gauche ou se mêle discrètement aux divertissements du premier. Les deux parties de l'allégro qui lui sont régulièrement réservées sont réduites

à leurs plus étroites limites et ne donnent lieu à
aucun développement. Le rôle de ce motif est
encore diminué par la présence de deux autres, au
contour précis, facile à retenir, qui lui font pour
ainsi dire concurrence dans l'imagination. Ces
irrégularités en entraînent d'autres dans la disposition des tonalités. Le ton secondaire (ut mineur)
est limité à la fin de la première reprise ; la seconde
s'ouvre en la♭, ce qui n'empêche pas le premier
motif d'y reparaître bientôt en fa. Puis la tonalité
principale reprend, pour ne plus admettre que des
modulations passagères. Ajoutons que c'est la
seconde reprise que le musicien est censé répéter
au lieu de la première, réduisant ainsi d'autant
l'opposition dramatique établie par la première.

A vrai dire, le finale est loin d'avoir la simplicité
du rondo ; il se mêle au développement imaginatif de la crise émotive certains éléments dramatiques qui aboutissent au presto de la fin. Mais
cette ébauche d'un nouveau drame, au lieu d'être
essentiellement constituée par le conflit des deux
éléments habituels, est surtout marquée par une
suite d'étapes, conforme au caractère continu et
cyclique du finale. On distingue ainsi trois tableaux, caractérisés chacun par un passage au
rythme fortement marqué, suivi immédiatement du
motif principal ; ces passages sont l'introduction de
l'allégro et les deux motifs épisodiques déjà signa-
lés. C'est ainsi que l'on avance de la crise principale du début de l'allégro jusqu'à la catastrophe
secondaire du presto, qui ranime une dernière fois
la violente émotion, entretenue par l'enchaînement rapide des images musicales.

Nous avons remarqué l'absence de morceau épisodique ; mais, comme dans beaucoup de drames
où les événements spéciaux qui amènent le dénouement sont dispersés, il n'est peut-être pas impos-

sible de les retrouver épars dans le cours de la
sonate. Il y a, en effet, surtout un trait qui revient
souvent, c'est l'usage constant qui est fait de la
sixte mineure (ré ♭). Les deux motifs principaux
des deux allégros sont répétés, le premier en totalité, le second en partie, en ré♭ majeur. Ré♭ fournit
également la tonalité du morceau lent et des tonalités importantes dans l'un et l'autre allégro. Enfin,
l'accord de neuvième mineure de dominante (dont
la note caractéristique est ré ♭), fournit tout un
passage du premier allégro et sert de transition
entre l'andante et le finale. Cet intervalle prend
ainsi, dans tout le cours du morceau, une individualité bien nette, soit comme base d'une tonalité
souvent ramenée, soit comme donnant naissance à
l'accord typique qui lui est propre. Se détachant
de l'ensemble harmonique où se projette la marche
de l'émotion, il constitue l'élément extérieur qui
suscite un drame violent et amène la catastrophe.
Il est l'occasion immédiate du dénouement fatal.

Tels sont les éléments dramatiques de la dernière
phase. La nature énergique révélée au début ne peut
rester indéfiniment en proie à l'émotion paralysante de l'andante, une circonstance fortuite la
rappelle à l'activité; mais la tendresse l'a transformée; ce n'est plus l'orgueil stoïque qui parle;
c'est quelque grand acte de dévouement qu'annonce
l'éclatante introduction du finale; il y a de la bonté
active et une joie intime dans le motif rapide qui
suit; les lignes ascendantes y prédominent, l'élévation d'un demi-ton y met plus d'intensité, les
courtes phrases ascendantes de la deuxième partie
montrent une ardeur croissante. La ligne légère
du second motif, accompagnée de notes rapides à
l'aigu, semble descendre d'un ciel bleu sur un
rayon de gaieté. La joie n'est pas sans mélange,
les modulations y glissent leur inquiétude; la pas-

sion y jette des moments de trouble. Mais l'œuvre de bonté énergique et sereine, se répand malgré tout à travers la fantasmagorie de l'existence, et aboutit à quelque sacrifice sublime accompli dans la joie virile d'un renoncement total.

Tel est le beau drame de l'Appassionata. D'autres idées, sans doute, pourraient exprimer les émotions qui s'y succèdent; mais quelle que soit l'interprétation intellectuelle, l'ordre émotif reste le même. Suivant les circonstances et les habitudes de chacun, des émotions identiques peuvent donner naissance à des idées et des images différentes. Il suffit de chercher toujours l'interprétation la plus générale qui, conformément à l'esprit musical, laisse plus de place à l'émotion, et, en vertu de son universalité, est plus propre à satisfaire toutes les intelligences.

Toute composition musicale se prêterait à une semblable analyse. La musique d'orchestre rend l'étude morale d'autant plus facile, que le timbre des instruments y fixe encore mieux la nature des sentiments et y introduit presque des caractères dramatiques. Mais quels que soient ces avantages spéciaux, c'est dans la composition elle-même qu'il faut chercher la source première des émotions. Le véritable avantage des grandes symphonies réside dans leurs dimensions, c'est-à-dire dans le nombre des parties et la durée des morceaux; cette double condition, fondée sur la multiplicité des instruments, offre à l'artiste des moyens plus complets pour faire varier les émotions, et plus de loisir pour amener l'âme progressivement à l'état moral désiré. Est-il poème plus beau et plus profond que la cinquième symphonie de Beethoven en *ut* mineur? Quelle lutte douloureuse entre l'aveugle destin et l'âme libre, chantant sous la griffe

fatale ses espérancesi nfinies! Quel hymne sublime
de confiance et de résignation, invoquant l'existence éternelle à laquelle l'âme vaincue s'est
donnée sans réserve! La nature indifférente raille
en un scherzo grotesque la grandeur tragique de la
lutte intérieure. Mais, réagissant contre l'ironie de
l'existence, le sentiment de la noblesse humaine,
faite de soumission et de renoncement, grandit et
s'affirme. La comédie immense des choses disparaît peu à peu dans la nuit, le silence se fait dans
l'âme et hors de l'âme. Alors éclate le chant de
l'humanité victorieuse jetant à travers l'existence
transfigurée ses notes retentissantes.

Entre le drame et la composition instrumentale
se place le drame musical, opéra, oratorio, opéra
comique, etc. Il participe nécessairement aux caractères des deux genres de composition. Il est tantôt
plus musical, tantôt plus dramatique, suivant l'auteur, ou bien suivant que le compositeur ou le
librettiste y a joué un rôle prépondérant. En général, l'esprit musical domine, et ce caractère est
spécialement indiqué par le développement du
finale. Mais actuellement la préférence pour l'effet
dramatique se traduit par un effort vers le développement d'une évolution secondaire, rejetant la
crise vers la fin. A notre sens, c'est une erreur, car
c'est renoncer volontairement aux avantages de la
musique qui permet l'épanouissement complet de
l'émotion mieux que tout autre art.

Prenons comme exemple une œuvre où les traditions musicales n'ont pas été altérées par l'esprit
de système et où la forme typique de la sonate est
visible. Chaque acte de *Guillaume Tell* correspond
à peu près à l'un des quatre morceaux de la sonate
(y compris l'épisode). L'idylle d'Arnold et Mathilde
et la réunion des cantons pendant la nuit en constituent bien la phase moyenne, phase de mélan-

colie, de recueillement et d'attente. Les scènes et
le ballet du troisième acte, jouant le rôle de menuet, préparent la véritable crise qui est l'explosion
de haine ouverte contre Gessler. L'acte IV ne fait
que développer cette situation en relevant l'intérêt
par la mort de Gessler et la délivrance de la
Suisse.

La véritable évolution affective ressort encore plus nettement de la comparaison avec la
tragédie de Schiller. Pour le poète allemand, la
vraie catastrophe est la mort de Gessler ; mais
obéissant à ses tendances lyriques, plus musicien
d'esprit que dramaturge, il ne peut s'empêcher de
faire suivre cette mort d'un acte entier pour en
développer les conséquences et prolonger l'émotion. Sous l'influence, sans doute, d'une fausse
conception littéraire, le livret de l'opéra absorbe
cet acte dans le précédent et rejette la mort de
Gessler à la fin. Mais les auteurs avaient compté
sans leur hôte, c'est-à-dire sans l'esprit musical,
sans les lois insurmontables de l'émotion. Le plan
se transforme de lui-même, l'explosion de colère
dans le terrible « anathème à Gessler », marque dès
la fin du troisième acte la crise émotive ; l'intérêt
croissant de l'acte suivant ne peut que prolonger
l'émotion et la ranimer à la fin sans atteindre la
même intensité.

On aperçoit le même ordre jusque dans des œuvres complexes comme la monumentale tétralogie
de Wagner. *Siegfried,* poème d'incertitude et d'aspiration qu'accompagne la musique profonde des
forêts, se termine par le duo vibrant du héros et de
Brunhilde. Cette scène, conséquence du drame de
la *Walkyrie,* est reprise sous une nouvelle forme
au début du *Crépuscule des Dieux,* dont elle domine
les fantasmagories bruyantes.

CHAPITRE III

Nous n'avons étudié la composition que dans les arts spécialisés; il reste à l'examiner dans l'art intégral et collectif, le seul art véritable, qui combine dans une grande manifestation sociale toutes les branches esthétiques élaborées séparément.

Dans une telle composition, quoique tous les arts puissent et doivent suivre l'évolution entière, chacun s'adapte plus complètement à une phase spéciale. La poésie est surtout utile à la première, où, étant plus intellectuelle, elle est mieux faite que les autres arts pour montrer les idées et les images dont le conflit doit éveiller et accroître l'émotion. La musique, plus purement émotive, est particulièrement adaptée à la phase extatique; l'art de la vue convient surtout à la crise qui doit amener subitement devant l'esprit l'événement auquel aboutit le conflit dramatique. Par les formes décoratives et architecturales qui encadrent l'objet évocateur, il se lie également à la musique et même peut accompagner utilement, pendant la phase de formation, l'œuvre poétique. Celle-ci peut, à son tour, s'ajouter discrètement à la musique de la phase moyenne. La dernière partie constitue une synthèse des trois, où l'image visuelle ponctue l'effusion en marquant

le rythme, tandis que la musique assure la pleine
continuité du développement.

Par suite de l'absence totale d'art collectif et
intégral, ces considérations exigent des exemples
historiques. Nous ne saurions en trouver de meilleurs et de plus faciles à étudier que l'art chrétien,
car, grâce à sa date relativement récente, nous dis-
posons des documents les plus complets, et malgré
les tendances destructives de la pensée moderne,
on peut dire qu'il n'est pas encore très éloigné de
nos habitudes mentales et morales.

L'art collectif et intégral du christianisme est
constitué essentiellement par la cérémonie religieuse de la messe. Mais, pour en saisir toute la
beauté, il ne faut la séparer ni des monuments
architecturaux qui lui servent de cadre, ni des
œuvres mystiques qui en expriment la signification
profonde.

La messe sert de base à toutes les fêtes religieuses
et autour d'elle gravite tout l'art chrétien. La messe
est une épopée, l'épopée chrétienne par excellence,
ayant pour cadre un drame semi-historique, la
mort de Jésus-Christ. Autour de ce drame primitif,
la chrétienté a lentement construit une œuvre
d'une grande beauté, représentant ses dogmes et
ses aspirations morales.

Traduisant les vieilles croyances théologiques en
langage positif, nous avons dit que le chrétien
considère le sacrifice de l'Homme-Dieu comme
l'unique fait capable de le tirer de son égoïsme
naturel. Mais il ne lui suffit pas de croire que ce
fait s'est accompli dans le passé: il doit l'avoir
bien présent à l'esprit, il est même indispensable
que ce souvenir revête une intensité hallucinatoire.
Il doit croire que le sacrifice s'accomplit encore
en sa présence. La cérémonie de la messe a pour
objet à la fois d'exprimer cette croyance et de la

fortifier, en y élevant l'âme par tous les moyens esthétiques dont l'homme dispose.

Mais avant de l'analyser, replaçons-la dans son cadre naturel, choisissant comme exemple un des plus beaux spécimens de l'architecture des XIIᵉ et XIIIᵉ siècles, la cathédrale de Chartres.

L'ordre de composition d'une église gothique n'est pas aussi facile à suivre que celle d'un temple grec. Il faut combiner le voyage double indiqué par celui-ci, avec les allées et venues du regard dans la contemplation d'un tableau. Cette complication provient tout d'abord du grand développement donné à la façade. L'église gothique est faite surtout pour être vue par devant et sur les côtés, le temple grec est construit de façon à faire valoir toutes ses faces. De plus, l'église n'est pas seulement la niche monumentale d'une statue, elle est faite pour contenir les fidèles, ce qui complique l'ordre intérieur.

Comme nous l'avons dit pour le Parthénon, il est évident que la marche naturelle consiste à explorer d'abord le dehors, puis le dedans. Mais au lieu de faire le tour et d'entrer par derrière, il faut, après avoir contemplé la façade, puis les deux portails latéraux, revenir encore à la façade; c'est le même ordre que celui qui est suivi par le regard, allant du sujet central aux personnages secondaires et revenant au point de départ. Pénétrant ensuite sous la nef, ce qui attire notre attention, c'est l'autel. Nous y allons, puis nous levons les yeux et regardons les vitraux de l'abside et du transept; ayant tout vu de ce côté, nous nous retournons; nous avons alors devant nous la rosace principale, nous nous dirigeons vers elle tout en jetant nos regards à droite et à gauche sur les grandes verrières des côtés.

Cette marche assez naturelle à première vue nous paraîtra la seule possible quand nous aurons

examiné le sujet traité et la disposition des divers
tableaux.

L'église gothique est la maison de Dieu, comme
le Parthénon le temple d'Athéna. Mais le Dieu
monothéique n'a pas d'image ; ce n'est pas une
statue chryséléphantine qu'abrite le naos. Le Dieu
c'est l'hostie, cachée dans une petite armoire ou tabernacle. Ce n'est pas un Dieu abstrait; c'est le Dieu
fait chair, caractérisé par deux grands faits : son
sacrifice et sa résurrection; son sacrifice est représenté par le crucifix et par l'autel parfois en forme
de sarcophage; la lampe toujours allumée dit
l'éternelle victoire de la lumière divine. Tel est
l'autel dans ses éléments essentiels que complètent
d'autres symboles. L'autel, voilà le point central
de toute la composition architecturale. Raconter
les événements qui ont abouti au grand sacrifice
et au grand miracle, développer les conséquences
de ce sacrifice et de ce miracle, telle est la double
tâche du sculpteur et du peintre verrier.

Avec cette idée bien nette, allons admirer Notre-
Dame de Chartres. Dans cette église, comme dans
la plupart des plus beaux monuments gothiques, le
sujet est plus complexe, grâce à l'apparition d'un
autre personnage presque aussi important que le
Christ : la cathédrale est dédiée à la Vierge Marie.
Le manque d'unité théorique ne fait que mieux
ressortir l'effort de l'artiste pour obtenir l'unité
esthétique. Le Parthénon offre un peu la même
incertitude. On n'ose pas oublier complètement
Zeus pour Athéna; mais la tâche de Phidias est
plus simple; il n'hésite pas à sacrifier le roi des
dieux à la vanité nationale ; le polythéisme anar-
chique de la Grèce le permettait. L'artiste du
XIIe siècle aimerait bien aussi sacrifier le Dieu
martyr à un idéal plus complet et plus humain,
qui se prête mieux au développement esthétique;

mais le sacrifice reste toujours le centre de
l'œuvre chrétienne ; il ne peut ôter le crucifix
de l'autel. S'inspirant de la fusion plus ou moins
habile réalisée par l'Église, il arrivera à maintenir
à peu près l'unité esthétique ; il fera plus : de l'opposition même des deux tendances il dégagera le
principal ressort du drame.

Tout le monde connaît cette gracieuse cathédrale
avec sa claire façade et ses deux flèches d'une
harmonieuse asymétrie. Dès l'abord apparaît tout
en haut une statue colossale de la Vierge entre
deux anges, et au-dessus d'elle, sur le pignon, le
Christ bénissant le monde. Tel est le titre. Le
long de la galerie supérieure s'alignent des statues de rois ; sur le clocher neuf, aux coins des
quatre pinacles, se tiennent des apôtres et des
saints ; aux piliers des porches, vingt-quatre grandes statues de saints et de saintes, aux corps
amincis, spiritualisés, aux traits d'un réalisme
sincère qui font croire à des portraits de contemporains. Ce sont les pouvoirs, spirituels et temporels, ce sont les puissances de la terre et les âmes
des bienheureux, qui peuplent la façade, sous le
regard aimant de la Mère et le geste calme du Fils.

Approchons. Les figures des trois tympans attirent d'abord le regard. Le tympan central glorifie
le Christ, que nous apercevons assis sur son trône
céleste avec les quatre animaux évangéliques à ses
pieds ; au-dessus les douze apôtres debout, des
livres ou des rouleaux à la main, causent entre
eux deux à deux, quoique groupés trois à trois
dans des niches trilobées. Tout autour, sur les trois
cordons des voussures, 12 anges et les 24 vieillards de l'Apocalypse adorent le maître des cieux.
Ce Christ, ce dieu à figure humaine, résume toute
une philosophie dont l'esprit cherche à analyser
les éléments ; il les trouve symbolisés sur les deux

autres portails. Celui de droite est dédié à Marie,
celui de gauche au Christ terrestre. Les tympans
rappellent quelques scènes de leurs vies légendaires, et dans leurs parties supérieures montrent,
d'un côté, l'ascension du Christ, de l'autre, Marie
assise sur un trône avec l'Enfant dans ses bras.

Les voussures des baies expliquent les idées que
représentent les deux symboles. Le Christ, personnification des forces naturelles, âme du monde qui
domine l'homme, est entouré des mois et des signes
du zodiaque; on voit les divers travaux que la
terre impose à l'homme, et les signes des constel-
lations rappellent l'étroite union des légendes chrétiennes avec les vieux mythes solaires. La Vierge
Marie, dont la notion revêt, en vertu même de ses
origines féodales, un caractère beaucoup moins
théologique et moins chrétien, représente l'humanité, sa vie morale et intellectuelle. Les six
archanges qui l'environnent portent la navette et
l'encensoir, emblèmes du travail et de la contemplation. Sept statues de femmes représentent les
sept arts libéraux : dialectique, rhétorique, géométrie, arithmétique, astronomie, grammaire, musique; et sept statues d'hommes alternant avec
elles, les génies qui ont cultivé chacun d'eux :
Aristote, Cicéron, Euclide, Nicomaque, Ptolémée,
Priscien, Pythagore.

Si nous regardons de plus près, nous voyons cou-
rir tout le long des chapiteaux, d'abord du centre à
l'extrémité gauche, puis du centre à l'autre extrémité, toute la légende de Marie et de Jésus, depuis
l'offrande de Joachim et sainte Anne, jusqu'à l'Assomption ; cet évangile est disposé de telle sorte
que la partie qui concerne surtout Marie est du
côté du portail dédié au Christ, et celle qui a surtout trait à l'évangile du Christ du côté de l'autre
portail.

Tel est le premier acte du grand drame philosophique; nous en connaissons les principales notions et les symboles. N'entrons pas encore dans le
temple; pour voir plus complètement l'opposition
et les rapports des deux éléments fondamentaux, il
faut visiter les façades latérales. La disposition est
inverse de celle des trois portails. C'est à gauche
que nous trouvons la façade dédiée à Marie et, à
droite, celle qui glorifie le Christ. Le septentrion
convient à la déesse de la pureté, le dieu-soleil
doit regarder vers le midi.

La façade septentrionale, si souvent admirée,
présente au milieu d'un peuple de statues et de
statuettes une certaine simplicité de composition.
Au-dessus de la grande statue de sainte Anne avec
Marie dans ses bras, le tympan du portail central
rappelle la mort, l'assomption et le couronnement
de la Vierge; le portail de gauche décrit ses vertus,
le portail de droite commémore ses ancêtres et les
événements qui ont préparé sa venue; à gauche,
c'est une philosophie morale; à droite, une philosophie de l'histoire, toutes deux condensées dans
le type virginal et maternel, la plus haute expression de la beauté morale, et la fin dernière de
l'histoire humaine. Autour du tympan de gauche,
représentant la nativité du Christ et l'adoration
des Mages, des anges et des dragons, les vierges
sages et les vierges folles, les vertus écrasant les
vices, des reines, des scènes de la vie contemplative et active de Marie, les Béatitudes, couvrent
la baie d'un frémissement de vie et de pensée. A
droite, c'est l'histoire d'Israël dans son long enfan-
tement de la mère virginale, histoire que l'artiste
rattache tout comme Virgile, tout comme Phidias,
au plan général du monde; car les deux cordons
extérieurs qui l'encadrent représentent des anges
portant des astres et les principaux corps célestes,

ainsi que les douze mois et les signes du zodiaque.
On y voit les hauts faits des juges d'Israël, de
Samson et de Gédéon, les légendes des élus de
Jéhovah, Esther et Judith, des scènes de la vie de
Tobie, type de miséricorde qui a préparé la venue
de la vierge compatissante. Tout ce passé d'aspirations et de luttes revit dans la pierre, autour des
deux scènes symboliques du tympan : le jugement
de Salomon et la misère de Job, la justice humaine
et la volonté divine. Car il fallait ce lent achemi-
nement, nous dit le pieux artiste, pour qu'un jour
s'élevât au-dessus de la justice des hommes, au-
dessus de l'inscrutable volonté divine, qui la dédaigne, la pitié maternelle. Le plein épanouissement de
l'idéal moral et sa préparation historique se réunissent dans la baie centrale, où, sur les cordons
moyens, entre les scènes de la création, et reliant
sur quatre cordons les ancêtres de Marie, par un
merveilleux arbre de Jessé, quarante-quatre personnages tenant des banderoles ou des livres
représentent le genre humain adorant la Vierge
éternelle. Sur les piliers qui soutiennent cette
frondaison de pierre vivante, on voit encore les
prophètes de la nativité miraculeuse, des scènes
de la vie de Marie, des rois, et les arts libéraux disposés suivant une classification nouvelle.

Contrastant avec ce poème de tendresse et de
pardon, le portail du sud, en un style plus vieux et
plus sévère, représente le divin justicier. Au-dessus
du trumeau auquel s'adosse une statue colossale
de Jésus-Christ, le tympan central représente le
jugement dernier. Le Christ est assis sur son trône,
entre Marie et saint Jean, qui intercèdent pour les
mortels ; au-dessous de lui, saint Michel pèse les
âmes et sépare les bons des méchants. Les six
cordons des voussures ne font que développer le
même sujet, et nous montrent les châtiments des

réprouvés, la résurrection des justes, des chœurs
d'anges, des prophètes et des vierges; sur les
parois sont les douze apôtres portant les instruments de leurs supplices et foulant aux pieds leurs
persécuteurs. Le portail de gauche célèbre les
grands martyrs, celui de droite les grands confesseurs. Les voussures des baies, représentant leur
hiérarchie dans le royaume des cieux, encadrent,
d'un côté, l'histoire de saint Étienne, de l'autre,
celles de saint Martin et .de saint Nicolas. Aux
murs des piliers ce sont encore des statues de
confesseurs et de martyrs avec des scènes de leurs
vies. Les pignons des arches rappellent l'autre
façade, comme les pignons de celle-ci rappelaient
la façade septentrionale par des figures représentant le Christ et des évêques. Ici l'on voit au pignon du milieu la Vierge et l'Enfant, à gauche
sainte Anne, à droite Marie et l'archange Gabriel,
figures plus clémentes laissant planer au-dessus
des scènes de châtiments et de souffrances un peu
de la douceur du poème maternel.

Lorsqu'enrichis par cette double contemplation
nous revenons devant le portail occidental, nous
comprenons mieux comment se résout l'antinomie
entre la justice divine et la tendresse maternelle.
La pureté de Marie lui a mérité la grâce de recevoir dans son sein le Dieu tout-puissant; c'est là
ce que racontent les scènes des chapiteaux. Et,
comme l'expliquent les figures symboliques des
portails, l'humanité en s'élevant vers un idéal de
tendresse et de pureté est devenue à son tour une
force dans le monde, l'inflexible volonté de la
puissance universelle s'est transformée en partie
en volonté humaine, et par cette incarnation s'est
soumise à la loi de l'amour. Le Christ ressuscité
retourne dans son royaume, mais sa justice sera
vaincue par les prières de Marie, l'humanité aura

sa place à côté du trône de Dieu; en termes plus
rationnels, les hommes ne prendront plus pour
de la justice les événements amenés par une irrésistible fatalité, ils jugeront d'après le haut idéal
d'amour péniblement atteint.

Voilà ce que laisse apercevoir l'extérieur de la
merveilleuse cathédrale. La lutte est terminée, l'antinomie est résolue, mais seulement en principe;
il faut encore pour chaque pécheur le fait précis
qui doit amener pour lui la solution réelle.

L'incarnation, la mort et la résurrection dans le
passé ne suffisent pas. Pour que Dieu ait pitié, il
faut que l'homme lui-même soit régénéré par la
pitié; il faut que le Dieu périsse aujourd'hui encore
de mort misérable pour éveiller l'amour endormi,
pour attirer dans la pleine lumière de la conscience
l'idéal de tendresse et de pureté qui sommeille dans
l'obscurité de chaque âme; il faut que l'humanité
soit sans cesse réveillée par la compassion, il faut
que Marie pleure au pied de la croix.

Pénétrons dans l'église et assistons à la mort du
Dieu. Sous la haute nef nous marchons vers l'autel;
une lumière brille devant le tabernacle où repose
le corps divin. Pour comprendre ce que signifie
cette lumière, il faut que l'esprit soit préparé par
le récit de la mort. A mesure que nous avançons,
de chaque côté de nous, suspendus aux piliers,
défilent les quatorze tableaux du chemin de la
croix, et pour bien nous pénétrer des faits qui ont
abouti au sacrifice, nous admirons de plus près
sur la clôture célèbre du chœur toutes les scènes
aperçues sur les chapiteaux du portail. Maintenant
nous en savons assez, il faut sentir la grandeur du
sacrifice.

Debout devant l'autel, levons les yeux : nous
sommes entourés de vitraux resplendissants de
lumière. Toutes les scènes, tous les symboles que

nous avons vus dehors sculptés dans la pierre, reparaissent, mais dans un autre ordre, et sous forme de figures aériennes, aux couleurs éclatantes. Les images surgies de la pierre reviennent simplifiées et plus émouvantes, leurs reflets nous enveloppent d'une atmosphère d'extase.

A gauche, vers le nord, c'est encore Marie que célèbrent la rosace du transept et les cinq fenêtres ; à droite, c'est Jésus-Christ, non pas le juge sévère, mais plutôt le Dieu dans sa gloire, tel qu'il apparaît sur le portail principal. Au centre, sur les verrières de l'abside, c'est encore Marie qui est glorifiée. Des deux forces en conflit c'est ici la Mère, c'est l'humanité bienveillante qui l'emporte et impose son unité à la phase extatique ; c'est elle qui va unir le dieu à la terre, préparer dans les cœurs comme dans la légende le sacrifice divin.

Soulevé par l'émotion pénétrante, qui tremble dans l'atmosphère illuminée, le fidèle fixe ses regards sur l'autel, et l'angoisse de l'immortel martyre palpite à l'ombre du tabernacle. Mais la flamme sainte étincelle ; dans la même pensée éclate la gloire de la victoire divine, dont les bienfaits vont se répandre sur le monde, régénérant toute la vie humaine.

Le fidèle se retourne vers la porte où viennent mourir les rumeurs de la ville ; et voilà que devant lui la grande rosace déploie ses pétales multicolores. Elle traduit en figures de rêve le mystère de l'autel. Jésus est assis sur des nuages, au centre d'une auréole quadrifoliée, entouré de chérubins, des quatre animaux évangéliques, d'anges et d'apôtres ; le sang rédempteur coule de ses cinq plaies, pendant que quatre messagers célestes sonnent le jugement dernier, que les morts ressuscitent et que saint Michel pèse les âmes.

Le fidèle s'avance lentement, attiré par la rose

du salut; les yeux ramenés sans cesse vers la fleur resplendissante, il regarde à droite et à gauche, et aperçoit les grandes verrières où est écrite l'histoire de la vie humaine transformée par le grand sacrifice. Au-dessous d'un cortège de figures colossales représentant des saints, des prophètes, des rois, se déroule en images multicolores une longue suite de récits et de légendes. C'est ici la dernière partie du poème; c'est un développement, la conséquence naturelle du drame eucharistique. Offerts par les grands seigneurs, les riches bourgeois et les corporations de la ville, ces vitraux sont disposés plutôt d'après l'ordre des offrandes que d'après celui des sujets. Mais de cet assemblage mal classé se dégage le magnifique tableau de toute une société que domine une foi commune. Les imagiers du moyen âge ont étroitement uni aux souvenirs pieux la description exacte et naïve des occupations et des métiers contemporains, laissant aux historiens futurs les plus précieux documents : un boucher abat un bœuf, un drapier étale ses draps, des charpentiers scient et rabotent des planches ; on travaille, on vend, on achète, on marchande. C'est tout à la fois la vie intérieure et extérieure du XII° et du XIII° siècles qui, jusqu'à nos jours, est restée captive aux vitraux de la vieille cathédrale.

Maintenant nous saisissons la pensée profonde de cet immense poème. Nous allons d'un vitrail à l'autre, et nous regardons la rosace, ravis de nous promener au milieu d'un monde disparu; la réalité vivante du sacrifice eucharistique palpite encore, vraie de toute la foi d'une civilisation qui fut.

Cependant avant de sortir, allons examiner l'autel de plus près. Là se dresse en guise de retable le groupe en marbre de l'Assomption. N'est-ce donc plus au Dieu martyr que cet autel est érigé? N'est-ce pas à la Mère, à la Mère qui a souffert et qui sort triomphante du tombeau? Ce groupe fut ajouté au XVIIIᵉ siècle au milieu du scepticisme général. A-t-il détruit l'harmonie du poème chrétien? Non. Il n'a fait que souligner l'imperfection due au manque d'unité théorique. La lutte entre l'idéal humain et le type divin est plus qu'une antithèse dramatique; c'est un conflit réel qui s'est poursuivi après la conclusion incomplète du poème. Il eût fallu que l'un des éléments succombât, qu'il fût entièrement absorbé par l'autre. Le poème sera achevé quand la Mère, frêle et sans tache, aura pris sur l'autel la place du Dieu martyr.

La Messe.

Pour les modernes, habitués à l'art individuel et partiel, la cathédrale de Chartres présente un ensemble magnifique. Et ce n'est qu'un cadre. L'art chrétien dédaigne ces œuvres incomplètes et mortes tant qu'elles ne sont pas animées par les cérémonies religieuses qu'elles doivent abriter. La beauté de la cathédrale de Chartres est faite en partie de tous les rites, de toutes les prières dont la pierre a fixé le souvenir vivant. Si nous voulons l'apprécier à sa valeur, nous devons regarder cette immense épopée comme le simple accompagnement du culte chrétien. Celui-ci, comme nous l'avons dit, se ramène essentiellement à la messe. Rentrons donc dans la cathédrale du XIIIᵉ siècle et assistons à la cérémonie eucharistique, en tâchant de retrouver les états d'âme des croyants de l'époque.

La messe est à la fois une représentation symbolique du fait légendaire de la mort du Christ et le développement des idées et des sentiments qui doivent l'accompagner. L'événement à représenter est double. Il s'agit en même temps de la passion, de l'ascension au calvaire, la crucifixion et la mort, et aussi des événements contemporains qui symbolisaient cette mort, c'est-à-dire des faits qui se rapportent à la cène. L'événement capital, la catastrophe, rappelle donc à la fois l'institution de la communion par le Christ et la crucifixion elle-même.

Dans ce drame synthétique, les mouvements et les gestes du prêtre peuvent être interprétés comme rappelant l'une et l'autre des deux séries d'événements parallèles.

Le prêtre entre dans l'église suivi de son clergé, comme le Christ entre dans la chambre haute accompagné des apôtres. Le Christ donne un exemple d'humilité en se baissant pour laver les pieds de ses disciples, et puis reprend sa place à la table : le prêtre descend s'agenouiller au pied de l'autel et remonte après les prières de la préparation. Le Christ instruit ses disciples, leur donnant un sommaire de ses enseignements, comme il est écrit dans le récit de saint Jean : le prêtre lit l'épître et l'évangile et instruit les fidèles. Le Christ offre le pain et le vin : c'est l'oblation. Alors il fait sa grande déclaration que répète le prêtre en consacrant les offrandes. Si, d'autre part, on rapporte les rites à l'ensemble des événements qui ont mené à la crucifixion, le *confiteor* récité par le prêtre au pied de l'autel symbolise la passion dans le jardin de Gethsémani; le prêtre monte à l'autel comme le Christ monta à Jérusalem; il va d'un côté à l'autre de l'autel, instruisant le peuple, comme le fit le Christ quand il fut mené d'un tribunal à l'autre ; enfin, l'élévation de l'hostie représente l'élévation sur la croix, et la fraction du pain la mort du Christ.

La représentation historique se réduit ainsi à quelques actes très simples. La messe est très peu un spectacle dramatique; le prêtre n'est pas un acteur au même titre que les personnages des jeux de la passion ou les Christs d'Oberammergau. La messe est surtout une épopée théologique, doublée d'un drame intime, l'expression collective d'une évolution de sentiments individuels. Sa composition remplit admirablement toutes les conditions requises pour faire un drame émouvant.

La messe peut se diviser, comme toute grande œuvre esthétique, en trois phases principales : la première s'étend jusqu'au *Credo;* la deuxième, précédée de l'*Oblation* comme épisode préparatoire, comprend la *Préface,* le *Sanctus* et les cinq premières prières du *Canon.* La catastrophe est représentée par la *Consécration,* et toute la troisième phase en développe les conséquences.

Les deux éléments essentiels, les deux personnages principaux auxquels se ramènent les tendances contraires, sont le Dieu et le pécheur, le premier tout-puissant, parfaitement bon, le second misérable et indigne d'approcher de lui. C'est le Christ qui, grâce à son sacrifice partagé moralement par le pécheur, réconcilie les deux antinomies; et le Christ est personnifié par le prêtre qui tantôt parle au nom de Dieu, tantôt fait cause commune avec le pécheur. Mais c'est un drame collectif; il ne s'agit pas d'un seul fidèle; aussi la foule, habituellement réduite au chœur qui exprime les sentiments de tous, tantôt parlera collectivement, tantôt sera représentée par un ou plusieurs ministres du culte.

Le drame divin s'ouvre par un dialogue que Chateaubriand admire fort. C'est le psaume *Judica nos* détourné de son sens primitif et accompagné de l'antienne *Introibo.* On y voit nettement opposées

la grandeur divine et la misère de la créature ; il
dit la tristesse de l'âme pécheresse, il demande la
lumière divine, il glorifie Dieu, il exprime l'espoir
que Dieu accordera au pécheur la faveur d'approcher de son autel. C'est tout le drame en substance
annoncé dès le début. Il est d'ailleurs résumé, à
l'ouverture même de la messe, par les gestes du
prêtre ; celui-ci se prosterne : indignité de la créature ; il se relève : grandeur du Dieu qu'il représente ; il fait le signe de la croix : symbole prophé-
tique du grand miracle qui va permettre l'union
de la créature avec Dieu. C'est comme le titre de
l'épopée.

Les scènes suivantes de ce premier acte vont
accentuer le contraste des deux tendances opposées.
Par le *Confiteor* le pécheur s'humilie, et l'*Introit*
annonce que le prêtre, représentant de Dieu, monte
à l'autel qu'il encense. La partie musicale prend
alors un plus grand développement. Le *Kyrie
eleison*, neuf fois répété en un mouvement qui s'ac-
célère et que marque un crescendo inquiet, lance
jusqu'aux voûtes ses appels désespérés. Au cri de
l'âme répond le *Gloria in excelsis*, exaltant la grandeur de Dieu et annonçant l'Agneau qui doit effacer
les péchés du monde. Ici se termine le premier
acte, qui est l'acte de l'espérance.

Dans le second, le prêtre uni au peuple récite
la *Collecte* ou prière collective spécialement
adaptée à la fête du jour, demandant la grâce de
s'unir au Dieu. Changeant ensuite de rôle, il proclame la loi divine, en lisant ou en faisant lire
l'épître et l'évangile. Les deux lectures sont reliées par le chant des psaumes du *Graduel* et de
l'*Alléluia;* l'épître contient la parole des prophètes ou des apôtres ; dans l'évangile, c'est le Christ
lui-même qui parle. Le Dieu annoncé par les anges
dans le *Gloria* s'approche de plus en plus ; main-

tenant le fidèle entend sa voix. Dans le prône,
Dieu, personnifié par le prêtre, vient encore
plus près de l'âme pécheresse, en exprimant sa
loi en langue vulgaire et en la mettant à la
portée de tous par des explications simples, des
conseils et des exhortations. Encouragés par cet
acte de bonté condescendante, les fidèles chantent avec conviction le *Credo* que règle un mouvement d'allégro modéré. Les deux tendances opposées sont ainsi plus intimement mêlées; c'est
le pécheur lui-même qui affirme l'existence et la
grandeur divines.

Les fidèles, qui osent désormais espérer l'union
avec Dieu, suivent les préparatifs que fait le prêtre
en vue du sacrifice. Après le chant de l'*Offertoire*,
simple verset exécuté en antienne et que l'orgue
accompagne, un délégué présente au prêtre au
nom de tous une offrande de pain que le prêtre
bénit. Le ministre du Dieu fait alors l'oblation du
pain destiné à l'hostie, il mélange un peu d'eau
avec le vin, symbole de l'union du peuple avec le
Christ, et il offre le calice. Dans l'oblation du pain,
il se tient debout et s'exprime à la première personne du singulier, tout en priant pour les fidèles
aussi bien que pour lui-même. Mais dans l'oblation
du calice, s'identifiant avec le peuple, il dit « nous »
et s'agenouille. Après une prière générale faisant
ressortir le caractère moral des offrandes, il lève
les bras et invoque le Saint-Esprit. Ayant béni
l'encens et encensé l'autel, s'étant lavé les doigts
en signe de purification, il fait une dernière fois
l'oblation pour tous en invoquant la Trinité et se
tourne vers le peuple pour lui rappeler qu'il doit
participer à cette offrande du cœur.

C'est ici que commence la deuxième phase, la
période d'attente, pendant laquelle l'émotion atteint
sa plénitude et sa lucidité. Le moment du miracle

approche; les fidèles vont contempler, toucher le Dieu, s'unir physiquement à lui. Le prêtre prend congé du peuple, il n'en fera plus partie, il est désormais identifié avec la divinité qu'il va faire descendre sur la terre. *Per omnia secula seculorum*, dit le prêtre, entraînant les âmes vers l'extase par la pensée de l'éternité. — *Amen*, dit le peuple. — *Dominus vobiscum — Et cum spiritu tuo — Sursum corda — Habemus ad Dominum*. Et, les mains étendues, le prêtre évoque toute l'armée céleste, les anges, les dominations, les puissances, les cieux et les vertus des cieux, les bienheureux séraphins; il demande que toute l'Église terrestre puisse se joindre à leurs concerts de louanges.

Puis, à voix basse et les mains levées, il sollicite la miraculeuse transsubstantiation du pain et du vin, et la transformation, non moins miraculeuse aux yeux du chrétien, du cœur des fidèles. Le dos tourné vers l'assemblée, il récite avec elle la *Préface* où sont énumérés les bienfaits de la divinité. Le premier coup de clochette retentit; vers l'autel montent les ministres du culte portant les cierges et l'encens. Le prêtre se prosterne et adore, pendant que le chœur chante le *Sanctus,* aux notes graves et lentes; il se relève et se signe, plein de la confiance sereine que lui inspire le chant éthéré du *Benedictus*. Ce chant est le dernier avant le sacrifice; l'adagio de la messe se poursuit en un pianissimo troublant, les cœurs recueillis frémissent de crainte et d'impatience, pendant qu'à voix basse le prêtre récite les cinq premières prières du Canon. Présentant avec humilité les dons sacrés, il demande la paix divine, au nom de l'Église, du Pape, de l'Évêque, du Roi, au nom de tous les croyants; que le Dieu se souvienne de tous les adorateurs dans le monde à venir. L'acte de solidarité s'élargit en s'étendant à l'Église pas-

sée, à l'Église triomphante, en réunissant autour
du sacrifice la Vierge, les apôtres, les martyrs et
tous les saints. Au nom de toute l'Église, le prêtre
demande que l'oblation soit bénie, admise, ratifiée,
spirituelle et agréable, afin qu'elle devienne pour
tous le corps et le sang de Jésus-Christ.

Le moment solennel, le moment terrible et doux,
est arrivé. Aucune parole, aucun chant ne le proclame. Seul le retentissement de la clochette fixe
l'attention des fidèles. L'acte suprême, la réalisation subite et imprévue du désir intense, s'exprime
dans l'espace par un fait visible (ou du moins par
une image visuelle pour ceux qui, par un raffine-
ment esthétique, baissent les yeux). La vue est, en
effet, le sens de l'objectivité et de la discontinuité ;
elle est sujette aux apparitions soudaines ; la parole
et la musique participent trop à la continuité subjective. Récitant, toujours à voix basse, les paroles
sacramentelles attribuées au Christ, le sacrificateur
s'incline pour rendre grâces, fait le signe de la
croix qui bénit le pain, se prosterne devant le Dieu
incarné, et, en un geste dont la beauté n'a pas été
surpassée, élève et promène l'hostie au-dessus de
l'assemblée à genoux. Ayant de même consacré le
calice, il le présente à l'adoration des fidèles. L'incarnation du Dieu est complète.

Les conséquences du grand sacrifice sont ensuite
développées dans la dernière partie, pendant
laquelle l'attention est attirée de temps à autre par
un retour rythmique sur le pain et le vin divinisés.
Après les dernières prières du Canon, récitées à
voix basse pour prolonger l'effet du geste visible,
le prêtre découvre le calice, fait au-dessus le signe
de la croix avec l'hostie et élève de nouveau un
peu le calice avec l'hostie posée dessus. C'était là
primitivement la seule élévation ; l'Église a institué
la première au commencement du XIIe siècle pour

protester contre les doutes de Bérenger au sujet
de la présence réelle. C'était en même temps un
perfectionnement esthétique. L'art a gagné ce que
la foi a perdu; fait assez naturel d'ailleurs, puisque dans une religion théologique, plus la foi est
vive, moins elle a besoin d'artifices esthétiques
pour l'entretenir. De nouveau l'attention se porte
sur les espèces transsubstantiées, lorsque le prêtre
accomplit le rite de la fraction de l'hostie au-dessus
du calice, symbole de la mort du Christ, et en mélange une partie avec le vin, symbole de la résurrection. La pensée y revient une dernière fois et
s'y fixe, pendant la communion du prêtre et des
fidèles.

Les prières de cette troisième partie ont pour
objet de demander l'efficacité pour chacun du
sacrifice accompli. Les cinq dernières prières du
Canon, terminées par la petite élévation, rappellent
la passion, la résurrection et l'ascension, procla-
ment l'hostie pure, sainte et sans tache, demandent
à Dieu qu'il regarde favorablement l'oblation morale, et réunissent dans leurs supplications les
vivants et les morts. Ensuite l'*Oraison domini-
cale* est un acte de confiance en Dieu, le *Libera
nos* développe la dernière demande de cette prière
à laquelle s'est joint le peuple: « Délivrez-nous du
mal. » Après la fraction de l'hostie, l'*Agnus Dei*
déroule avec une joie calme et pieuse les complexités d'un contrepoint savant, et la prière *Domine Jesu* demande à Dieu la paix; cette paix est
symbolisée par le baiser que le prêtre dépose sur
l'autel et sur les instruments de paix, petites tables
de métal représentant le Sauveur crucifié et le
Sauveur ressuscité. Primitivement, le clergé se
donnait le baiser de paix et l'on présentait au
peuple l'osculatoire.

La communion correspond à la crise secondaire

33

des tragédies où l'émotion est un moment ravivée.
Ce qu'il y a d'intéressant, d'attachant dans la messe
au point de vue de l'œuvre collective, c'est l'incarnation et le sacrifice du Dieu qui s'unit ainsi à
l'humanité entière. La messe n'est pas nécessairement suivie par la communion immédiate des
fidèles. Mais, pour chaque croyant, l'émotion collective est ranimée lorsque vient le moment de son
union personnelle avec la divinité; aussi la communion est-elle la conclusion naturelle du drame
eucharistique, et comme cela arrive souvent après
la crise secondaire finale, le retour d'émotion est
encore prolongé par quelques actes qui en sont la
conséquence, oblations, oraisons, actions de grâces,
bénédiction.

L'unité esthétique de la messe est plus grande
que celle du cadre architectural étudié plus haut;
c'est un drame essentiellement chrétien, la Vierge
y paraît très peu. Mais ce que la messe gagne en
homogénéité, elle le perd en richesse et en profondeur de pensée. Le type masculin du Dieu martyr
n'arrive jamais à représenter un idéal moral aussi
complet; il est également incapable de personnifier
la société humaine et de résumer une philosophie.
La messe, quoique collective en fait, reste individuelle quant à sa signification; elle ne saurait nous
offrir le tableau de la société qu'elle a aidé à constituer. La Vierge reprend cependant une place
importante dans les fêtes assez nombreuses qui lui
sont consacrées, et alors reparaît l'antithèse qui
modifie le rôle du Christ en le rendant plus conforme à la nature virile.

L'Imitation.

Avons-nous maintenant saisi l'art chrétien dans
sa richesse? Pas encore. L'œuvre collective de la
messe nous en donne une vue trop extérieure; nous
n'en pénétrons pas assez la poésie, faute de pouvoir
suivre de près l'enchaînement des sentiments dans
l'âme de chaque croyant, et principalement dans la
conscience qui résume les pensées et les aspirations de l'assemblée, dans la conscience quasi-
collective du célébrant. Les fonctions cérébrales,
nous le répétons, sont sociales. C'est chez ce prêtre
du Moyen-Age, qui parle et qui pense, qui aime et
qui tremble au nom de tous, que l'émotion commune atteint son maximum d'intensité et de lucidité. Nous avons entendu les chants, vu le geste
sublime du sacrificateur. Que se passe-t-il dans son
for intérieur pendant qu'il monte les marches de
l'autel, pendant qu'il reçoit entre ses mains le
corps palpitant du Dieu? Ce drame intime, ce
poème de sentiments profonds, est écrit tout au long
dans l'*Imitation de Jésus-Christ,* dont le nom primitif, mille fois plus approprié, était *Musica theo-
logica.* C'est en effet une sonate d'émotions théologiques admirablement composée.

Œuvre collective et individuelle tout ensemble,
l'*Imitation* a été écrite par un homme pieux, très
vraisemblablement le moine Thomas A Kempis,
avec la collaboration de toute la chrétienté; elle
est en effet un recueil de passages dont un très
grand nombre, comme on l'a montré, se retrouvent
dans les écrivains dits sacrés et les Pères de
l'Église. Mais tout cela a été refondu, digéré, assi-

milé dans le calme de la cellule monastique par
une âme très soumise et d'une individualité très
marquée, deux caractères qui ne sont nullement
incompatibles. Dans le cours de l'ouvrage, les sentiments collectifs individualisés se déroulent suivant les lois affectives que manifeste toute grande
œuvre esthétique.

Dans ce drame de la messe appliquée à l'individu, la même lutte s'engage entre le pécheur et
le Dieu parfait; elle est terminée par le même
sacrifice et aboutit à la même communion avec le
Dieu. Mais, drame individuel, il est plus subjectif
et plus complexe que le drame collectif. Il est peu
question du sacrifice historique, il s'agit surtout
du sacrifice intérieur, de l'immolation morale que
le mystique regardait comme un sacrifice de la
personne divine accompli dans l'âme même du
pécheur. Le drame est plus complexe, parce qu'à la
misère morale s'ajoute la misère intellectuelle. Le
fidèle est en proie au doute, et il est capable de
perdre par là le seul moyen de régénération morale,
la croyance au sacrifice réel du Christ. La messe
n'en parle point, parce que dans la vie sociale l'intelligence se subordonne spontanément aux besoins
moraux. Dans le culte public, les fidèles, entraînés
par l'émotion commune, ne doutent pas; la question intellectuelle ne se pose point. Mais dans
l'âme solitaire, l'intelligence est toujours aux
aguets, prête à renforcer les tendances de la personnalité, car elle est la fonction cérébrale la plus
personnelle.

Comment le pécheur échappera-t-il à sa misère
et s'élèvera-t-il jusqu'à l'amour de Dieu? La lente
ascension présente trois étapes; l'idée du Dieu la
domine dès le début; mais elle devient de plus en
plus nette au cours des réflexions du moine, et
finalement le Dieu même prend la parole. Dans le

premier livre, le point de vue reste assez négatif ;
il s'agit d'échapper au trouble des passions et au
doute, et d'obtenir la paix. Ce n'est qu'une préparation. Au deuxième livre, la personne du Dieu
devient vivante ; le moine songe au plaisir supérieur qu'on éprouve à l'aimer. Mais comment y
arriver ? Par la souffrance, en portant la croix du
Christ. C'est là cette phase préparatoire, l'oblation
intérieure du fidèle, qui, bornée aux deux derniers
chapitres du second livre, amène la proclamation de Dieu comme fin suprême et l'explosion de
joie du croyant (III, 9, 10). Entre ces deux passages se déploie le majestueux largo où le Dieu
explique ce qu'est l'amour. Du chapitre XI jusqu'à la fin, le livre III développe toutes les applications à la vie de l'idéal supérieur atteint par
le moine. Mais cette communion, purement intérieure, avec Dieu n'est pas suffisante ; il faut à l'intensité des affections du fidèle une communion
réelle, et c'est par la description des sentiments
qu'inspire le saint sacrement que se termine le
poème.

Chaque phase, malgré le désordre apparent des
chapitres et des paragraphes, offre dans son ensemble une structure éminemment esthétique.

Plaisirs, richesses, honneurs, tout est vanité —
vanité aussi toute science terrestre. Il n'y a qu'une
vérité : aimer et servir Dieu. Tel est le début qui
résume le poème (I, 1 à 5). Que faut-il faire pour
obtenir la paix (6 à 11), pour la conserver (12 à 16) ?
Les préceptes généraux ne suffisent pas ; il faut une
protection matérielle, les murs du cloître (17 à 19),
mieux encore, la solitude de la cellule (20 à 25). —
Livre II. Il faut plus que la paix, il faut l'amour
de Dieu, la présence du Dieu personnifié, du
Christ. Prépare-lui une place digne de le recevoir
(II, 1 à 6). Silence, il va venir ; quand il viendra,

efforce-toi de le garder, car avec lui tout est paix et
sérénité (7 à 10). Mais il faut préparer cette venue,
il faut être crucifié avec lui, il faut porter sa
croix[1].

Cependant sur le mur nu de la cellule le Crucifié
a tressailli; vers le moine en extase, il se penche :
« Heureuse l'âme qui écoute ma voix. — Parle, Seigneur, ton serviteur écoute, que se taisent les
bruits du dehors, que se taisent docteurs et prophètes, parle seul à mon cœur ! » C'est dans cette
solitude extatique que la voix intérieure chante,
non le Dieu lui-même, mais le sentiment qui l'unit
à la créature. L'âme ne peut demeurer dans cette
contemplation de l'amour abstrait. Alors le Dieu
proclame qu'il est la fin suprême, l'existence unique, et l'hymne de louange du fidèle sera le thème
de tout le reste du poème. Ici le Dieu n'apparaît
pas sous forme concrète, car le moine s'attache à
la signification subjective de l'union sainte; il n'a
pas besoin du symbole que réclame la pensée collective. D'autre part, ce n'est pas, comme le *Château
de l'Ame*, la description d'une ascension mystique;
c'est un poème philosophique, et l'apparition du
Dieu concret, toujours nécessaire au sentiment,
est subordonnée à sa conception abstraite; elle se
rattache à la crise secondaire de la fin. .

La troisième phase, caractérisée par l'enchaînement imaginatif des réflexions et le retour périodique à l'acte de confiance en Dieu, présente de
plus, au milieu de digressions nombreuses, un certain ordre logique qui permet de classer les principaux groupes d'idées. Du nouveau point de vue
de piété sereine où il s'est élevé, le moine comprend plus clairement comment il faut résister aux
passions (III, 11 à 17) et supporter l'adversité (18 à

1. Voyez le passage cité.

22), comment on peut conserver la paix et la liberté
ainsi acquises (22 à 34), comment on peut dédaigner toute préoccupation éphémère, les honneurs
et les vaines connaissances (35 à 46), bonheur supérieur qui atteindra sa plénitude dans la vie future
(46 à 49). Maintenant il peut acquérir la vraie
science, celle du cœur, de la nature et de la grâce
(49 à 59). Voilà résolue la grande question du doute
qui, dès le début, a été encore plus que celle des
passions un sujet de trouble. Cette conclusion est
aussi une transition au dernier livre plus concret,
plus vivant, une préparation au mystère de l'Eucharistie.

Enflammé d'amour, le moine s'approche de la
table sacrée; son âme désire le corps du Christ,
mais il hésite, en est-il digne? Prêtre, il marche
vers le grand mystère, il doit porter aux pieds du
Christ les péchés de tous ses frères. Le Dieu semble l'appeler, il s'avance, il s'arrête encore; il
redouble d'ardeur, d'humilité, de renoncement;
dans un élan d'amour immense il reçoit le corps
divin, et pendant qu'il s'unit à lui, la voix du
Bien-Aimé enlève ses derniers doutes et proclame
au fond de son âme que « la raison et toutes les
recherches naturelles doivent suivre la foi et non
la précéder ni la combattre, car la foi et l'amour
s'élèvent par-dessus tout ».

Art collectif et individuel tout à la fois, ensemble
de cérémonies auxquelles tous participent, poème
intime qui chante au fond de chaque âme, synthèse de tous les arts, l'art chrétien nous laisse
entrevoir, malgré ses imperfections dues au
dogme monothéique, la vraie beauté intégrale.
Quand nous en avons embrassé les splendeurs,
nous comprenons combien sont futiles tous les
efforts des artistes modernes pour perfectionner

leurs moyens d'exécution. Ce ne sont que des artisans. Même ceux qui font preuve de culture générale et de pensée synthétique, ne peuvent approcher
de la beauté des œuvres collectives. Donnez aux
hommes une foi et un idéal communs, alors vous
aurez de l'art.

CONCLUSION

La Logique Intégrale

Nous avons rattaché la composition à l'évolution affective, et c'est en effet le sentiment qui fournit l'impulsion première et imprime une direction générale à tout développement esthétique. Mais l'artiste n'a pas seulement à tenir compte de ses propres émotions, il veut les communiquer aux autres par l'intermédiaire des idées et des images. La communication peut même constituer le principal objet de certaines œuvres, sans leur enlever leur caractère esthétique. En effet, la structure générale du drame est éminemment favorable à l'exposition claire d'une idée ou d'un système d'idées. Pour développer les conséquences et les applications d'un principe, il faut d'abord présenter celui-ci sous ses divers aspects, de manière à en fixer nettement la nature et la portée. Pour en établir la réalité et même en faire saisir toute la signification, il faut en présenter préalablement les éléments divers, discuter leurs rapports mutuels ; cette première phase de la pensée s'accomplit naturellement, en posant d'abord le sujet, puis en considérant séparément les thèses contraires, enfin en rapprochant les divers principes contenus dans chacune.

Le *Discours de la Méthode* offre un exemple

assez frappant d'œuvre théorique composée sur le
modèle du drame. Dans le premier chapitre et la
moitié du deuxième, le doute et l'amour de la
vérité se disputent l'âme du philosophe, et de leur
opposition naît une méthode fondée sur l'évidence,
et dont le simple exposé constitue la phase moyenne
de ce drame de la pensée. Mais comme Descartes
n'a jamais perdu de vue les besoins généraux de la
vie humaine dans son ensemble, il faut se mettre
en règle avec l'existence pratique, avant d'appliquer
librement la méthode nouvelle. De là ces considérations sur la morale provisoire qui ne font qu'augmenter notre impatience et donnent plus de relief
au *Cogito ergo sum*, première application du principe logique. Ensuite se déploie le tableau majestueux de tout le système : philosophie générale,
cosmologie, physiologie, psychologie, pour aboutir
aux considérations d'utilité et aux moyens d'exécution qui, dans le chapitre final, en relèvent encore
l'intérêt.

La conformité de la composition esthétique et de
l'exposé théorique n'a rien de fortuit. Car pour le
philosophe il s'agit autant de persuader que de
faire comprendre, c'est-à-dire qu'en s'adressant à
l'esprit, il ne dédaigne pas de faire appel au cœur.
Quand même il s'efforcerait de soumettre ses
théories dans toute leur crudité au jugement impar-
tial du lecteur, l'exposé théorique ne saurait
demeurer exclusivement intellectuel. Il avorterait
dès le début, s'il ne faisait indirectement appel aux
autres facultés. Il entre dans tout effort mental
prolongé deux éléments d'une importance considérable : l'*attention* et la *mémoire*. La première,
comme on l'a souvent remarqué, est un phénomène en grande partie affectif ; la seconde obéit
aux lois de l'enchaînement des images, qui sont en
partie du domaine de l'activité. Dans tout exposé

théorique, il importe de soutenir l'attention et de faciliter les opérations mnémoniques, par des exemples concrets, des images vives, etc. La séche-resse peut devenir une cause d'obscurité.

Guidée par l'évolution affective et destinée à la communication, la composition esthétique revêt pour le philosophe une signification d'une portée plus générale encore. Elle présente un tableau des lois logiques sous leur forme la plus complète.

Suivant une acception fréquente du mot, la logi-que ne concerne que les conditions de la certitude, indépendamment de l'ordre de succession des idées. Mais si l'on s'en tient à ce point de vue, on tombe dans d'inextricables difficultés que l'ancienne métaphysique n'a jamais réussi à surmonter. Il faut renoncer à chercher dans un système logique des preuves *a priori* de la certitude de nos rai-sonnements. Stuart Mill et d'autres ont remarqué que le syllogisme ainsi considéré n'est qu'une pétition de principes, et l'on a renoncé à prouver la légitimité des procédés inductifs autrement que par leurs résultats.

En fait, la certitude n'est ni un phénomène pure-ment intellectuel, ni le résultat de la pensée indi-viduelle. Elle implique le concours des trois classes de fonctions intérieures et la collaboration du milieu social. La croyance est un acte de volonté qui implique un désir et une disposition à agir, ou un commencement d'activité dans le sens indiqué par la pensée. L'intelligence mal soutenue par les autres facultés n'aboutit qu'au scepticisme. De plus, la croyance est impossible, si elle n'est pas appuyée par d'autres, soit en fait, soit par antici-pation. Quand l'esprit n'attend pas l'assentiment exprimé d'autrui, il ne peut cependant adopter une idée que quand il l'a rendue communicable, quand il a rendu la croyance d'autrui possible. C'est sur

cette possibilité, sur cet espoir de la voir partagée,
que s'établit sa conviction, tant la pensée est un
fait social. Les esprits sont malheureusement trop
disposés à se contenter de la perfection de l'expression, comme preuve des principes exprimés. Bien
des paradoxes, bien des théories à la mode n'ont
pas d'autres bases. Mais même les esprits les plus
scientifiques n'arrivent à se convaincre d'une vérité générale que quand ils l'ont rendue suffisamment communicable. C'est que par là ils se sont
donné la sanction du langage, œuvre collective
qui, dans le silence de l'âme individuelle, représente la collectivité créatrice. L'homme croit quand
il sent qu'il pense avec le groupe social dont il
n'est qu'un organe.

La composition esthétique, étant destinée à la
communication et impliquant l'emploi de toutes
les facultés, a ainsi une signification logique qu'on
ne saurait négliger. Elle nous offre un tableau de
la pensée complète, où le sentiment prédomine sur
les autres fonctions. Loin de considérer une telle
disposition comme une organisation spéciale des
fonctions psychiques, nous y voyons l'état normal
de la pensée qui, seul, permet une systématisation
définitive de la vraie logique.

Auguste Comte distingue dans la logique intégrale trois logiques partielles, celles des sentiments,
des images et des signes. Les trois sont inséparables de tout acte de la pensée, mais l'une ou l'autre
peut prédominer, et il s'agit pour le vrai logicien
d'en assurer l'harmonieux concours.

La logique des signes, dont les mathématiques
offrent le développement le plus complet, préside
à la déduction; la logique des images assiste l'induction qui repose sur la comparaison de phénomènes généraux abstraits de la réalité concrète. La
logique des sentiments est propre à la construction,

qui, utilisant les deux méthodes préliminaires, en synthétise les résultats.

Dans la composition esthétique, il est possible de retrouver les lois fondamentales des trois logiques et leurs relations normales. Chacune suppose au moins deux termes distincts et un lien entre les deux. Pour le sentiment, ces deux termes sont le désir intérieur et la réalisation extérieure. La logique affective est fondée sur la satisfaction du désir, c'est-à-dire sur le passage de l'un à l'autre terme ; l'étude de la composition nous a montré comment se fait ce passage ; graduellement croissant jusqu'au moment critique, le désir se convertit en satisfaction réelle par un saut brusque que rend nécessaire le contraste entre le subjectif et l'objectif.

La logique des images se confine spontanément au domaine subjectif ; ses deux termes essentiels, ainsi que le rapport qui les unit, restent intérieurs. La pensée imaginative simplifie, mais ne pousse pas la simplification plus loin que la dualité. Elle tend à réduire ses représentations à deux images principales dont elle cherche sans fin des rapports de ressemblance toujours plus nombreux.

Tout au contraire de la précédente, la logique des signes se pose comme ayant une valeur essentiellement objective ; elle regarde ses combinaisons comme correspondant à des rapports existant réellement entre les choses ; en outre, elle tend à l'unité, cherchant à simplifier toujours ces rapports et à les réduire finalement à un rapport unique.

La pensée scientifique, la pensée pratique et la pensée esthétique se servent des trois logiques suivant des proportions différentes.

La première a toujours pour but de trouver des rapports réels et généraux, réductibles à des signes. Mais c'est seulement dans les domaines les plus

simples qu'elle arrive à des résultats satisfaisants.
Plus le domaine est complexe, plus il exige l'emploi de la logique des images et même des sentiments; incapable d'arriver à la précision nécessaire, la pensée se contente de déterminer les
limites de la certitude relative dont jouissent ses
inductions et ses constructions.

La pensée pratique est essentiellement guidée
par le sentiment et a toujours pour but un objet
concret. Mais, sous la poussée du désir, elle accomplit rapidement au sein de la réalité, infiniment
complexe, une série d'inductions et de déductions
spéciales qui lui sont indispensables pour la réalisation de son objet.

Enfin, la pensée esthétique s'appuie principalement sur la logique des images; mais, comme nous
l'avons vu, elle ne saurait s'y confiner. Elle implique souvent de vraies déductions, et, le but de
l'art étant l'expression et la culture des sentiments,
elle cherche à se conformer toujours plus exactement aux lois affectives.

Chacune de ces trois logiques a successivement
servi à la connaissance des conditions auxquelles
est soumise la vie humaine. Les peuples primitifs
ne possèdent guère que la méthode affective, qui,
utile dans la vie journalière, est incapable de fournir les connaissances générales nécessaires à l'organisation de la société et à l'établissement d'une
activité continue. Les gens simples et d'un esprit
purement pratique en sont encore à cette forme
spontanée de la pensée; leurs généralisations hâ-
tives et arbitraires et leurs déductions spéciales
n'ont aucune valeur pour l'humanité : elles ne sont
utiles que pour l'individu et envers le cas précis
qui les a fait surgir. Les vieilles cosmogonies polythéistes semblent fondées presque entièrement sur
la logique imaginative, et bien des esprits, encore

aujourd'hui, se contentent d'images; une comparaison heureuse leur suffit comme solution des
problèmes les plus difficiles. Ils s'en repaissent,
s'efforçant de consolider l'analogie par des rapports
toujours plus nombreux. N'est-ce pas là le principal caractère des systèmes théologiques et métaphysiques? La logique des signes, complètement
élaborée par les mathématiciens, est celle qui convient à la pensée positive; mais elle ne fait en réalité que poser un idéal dont la pensée scientifique
cherche toujours à se rapprocher sans pouvoir
jamais l'atteindre. Aussi ne peut-elle offrir une
pleine efficacité que quand le savant reconnaît
dans quelle mesure il continue, malgré tout, à travailler sur des images sous l'impulsion des sentiments. Même avec ces réserves, la logique des
signes ne convient pleinement qu'aux recherches
spéciales des sciences inférieures. Celles qui portent sur des données plus complexes exigent une
attitude mentale différente.

La pensée complète et vraiment féconde suppose
la combinaison des trois logiques sous la prépondérance du sentiment. La composition esthétique
nous en fournit un modèle simplifié.

Le développement d'un drame manifesté tout
d'abord, comme nous l'avons vu, la logique du
sentiment; mais on peut en dégager les deux autres
et par la distinction des trois phases et par la simplification de l'ensemble.

C'est la phase moyenne qui manifeste les lois
essentielles de l'évolution affective, tendance infinie vers les plus vastes généralisations et concentration subite sur un fait très précis, un objet très
concret. La première et la dernière phases ne sont
que la préparation et la conséquence de cette opération fondamentale. La première, prise séparément, montre, en plus de la poussée affective, la

marche de la pensée imaginative, ramenant les représentations multiples à deux images principales, dont les rapports se multiplient à mesure qu'elles prédominent. La troisième phase laisse apercevoir à travers le développement de l'émotion un enchaînement d'idées qui, débarrassé des éléments affectifs, deviendrait une série de théorèmes déduits d'un même principe.

Si, d'autre part, nous simplifions l'ensemble, nous voyons apparaître tout d'abord la logique imaginative, telle qu'elle se manifeste quand elle est normalement subordonnée au sentiment. Elle suit sa pente naturelle vers la dualité tant que le sentiment est encore à l'état naissant. Ensuite, sous son influence, l'une des images prédomine; mais, aussitôt après, elle suscite d'autres images. Dès ce moment, aucune d'elles ne pouvant s'élever au même degré d'importance que l'image fixée par l'émotion, il s'ensuit, au lieu de la dualité simultanée, un rythme d'origine affective.

Par un second degré de simplification, nous arrivons à la logique rationnelle, à la logique proprement dite, et dont le nom de *logique des signes* exprime la véritable nature. Réduite à ses éléments rationnels, la seconde phase se ramène à l'énoncé d'un principe général, la phase accessoire à celle d'un fait spécial; la crise résulte de leur combinaison : majeure, mineure et conclusion; c'est purement et simplement le syllogisme. La première phase correspond alors à la préparation inductive de la majeure sous l'influence de l'imagination; la troisième, aux applications spéciales de la conclusion.

Telle est la véritable signification du syllogisme; il indique l'ordre de la pensée abstraite subordonnée à la logique intégrale de l'âme. Le syllogisme suppose, en effet, trois degrés de généralité, et les enchaîne ainsi : A contient B, B contient C; donc, A contient C. Comme démonstration, le syllogisme est absurde, puisque c'est seulement si A contient C qu'il contient B; c'est seulement à condition que Pierre soit mortel que tous les hommes sont mortels. Comme type de déduction, le syllogisme est beaucoup trop complexe et trop spécial pour être utile aux opérations mentales. C'est seulement en mathématiques qu'on trouve des formules utilisables, surtout grâce au signe =. La double égalité $A = B$, $B = C$, donc $C = A$, est déjà plus simple, puisqu'elle s'applique à la quantité pure et fait abstraction du degré de généralité. Mais les mathématiciens simplifient encore leurs opérations au moyen de signes généraux qui permettent de former des équations complexes. Avec de pareilles conventions, on est arrivé à des déductions multiples, classant les divers modes d'enchaînement des idées et montrant leurs diverses combinaisons. Les classifications de syllogismes, avec toutes les considérations de qualité qui les encombrent, sont un jeu d'enfant si on les compare au tableau splendide des diverses applications du principe d'identité que nous offrent les mathématiques. Aussi est-il impossible de connaître la vraie déduction en dehors des mathématiques, et le nom de *logique des signes* est bien le seul qui convienne à la logique déductive. Loin d'être un type de logique pure, le syllogisme montre l'ordre de la logique des signes lorsqu'elle est réintégrée dans la logique de l'âme, lorsqu'elle est subordonnée à la logique des images et, avec celle-ci, à la logique des sentiments.

Combinant les trois logiques suivant leur hiérarchie naturelle, la composition esthétique montre les conditions fondamentales de toute pensée. Partant d'une hypothèse préalable, inspirée par le désir et modelée sur les données imparfaites immé-

diatement saisissables, elle poursuit toujours un
but pratique en s'adaptant progressivement à la
réalité extérieure. C'est méconnaître étrangement
le rôle de l'intelligence dans l'économie de l'âme
que de parler de méthode exclusivement objective
ou de spéculation pure. Toutes nos théories n'ont
de valeur que comme guides de notre activité, et
toutes portent inévitablement la marque de nos
désirs. De toutes l'on peut dire ce que Pascal disait de Dieu : « Je ne te chercherais pas si je ne
t'avais déjà trouvé. » La pensée est un drame dont
le développement, vaguement esquissé dès le début,
se précise en s'adaptant au monde extérieur jusqu'à
ce que l'harmonie soit assez complète pour aboutir
au dénouement pratique. C'est là la méthode que
nous avons posée dès le début, et qui en fait a guidé
les grands philosophes français, depuis Descartes
jusqu'à Auguste Comte.

Les lois de la logique intégrale, subordonnée au
sentiment, ne se manifestent pas seulement dans
chaque recherche momentanée. Ne les observe-t-on
pas également dans chaque vie individuelle où il
s'agit ordinairement moins d'idées que de désirs et
d'actes? Aux vagues et troublantes aspirations de
l'adolescence succède une période de recueillement
où l'idéal, haut ou mesquin, s'affirme et se définit.
Puis chaque homme ayant résolu pour lui-même
le problème du sens de la vie, ayant atteint un
point de vue qui ne se déplacera plus que très
peu, organise son existence d'après le principe
adopté, principe plus ou moins conscient, plus
ou moins volontairement fixé, plus ou moins imposé par l'éducation, les circonstances et le milieu
social.

Comme moteur constant de ce cycle général,
se laisse peut-être apercevoir un cycle purement
affectif, où les aspirations nombreuses et incer-

taines se précisent peu à peu et se concentrent
en un attachement unique pour se déployer de
nouveau sous forme d'amour paternel ou maternel. Une vie normale est un poème bien composé.

Dans cette étude, conformément aux traditions
françaises, nous n'avons jamais perdu de vue le but
pratique. Nous serions récompensé de notre peine
si elle pouvait servir de base à un manuel d'esthétique générale, pour guider les efforts de quelques
artistes vers des créations plus hautes et pour
permettre à quelques profanes de les comprendre
et d'en profiter moralement.

Quelque infime que soit le résultat, nous vou-
drions au moins indiquer la voie. La science pour
la science, l'art pour l'art, ont tous deux fait ban-
queroute; la consécration de la science et de l'art
à la connaissance et à la culture des sentiments
sociaux les réhabilite. Dans cette noble entreprise,
ils doivent travailler de concert. Loin de s'en-
traver mutuellement, ils empruntent l'un à l'autre des forces nouvelles; car, dans le domaine
suprême de la pensée, leurs intérêts coïncident.
L'art fournit à la science la base de ses théories et
lui emprunte en retour le principe de sa systématisation.

Le but de cette collaboration est de contribuer à
l'éducation morale de tous en les éclairant sur
leur propre nature et en leur fournissant les
moyens de l'améliorer journellement. Ses bienfaits
ne se borneraient peut-être pas aux âmes normales; ne serait-il pas possible d'y puiser aussi
des méthodes utiles pour le traitement des maladies mentales?

Quoi qu'il en soit, il faut à l'individu et à la
société des principes de vie morale qui n'existent

plus. Seule, la science est incapable de remplacer la foi morte; seul, l'art ne saurait satisfaire les hautes aspirations du cœur humain. Les vieilles religions persistent, malgré l'art et malgré la science. Mais qu'ils s'unissent étroitement dans l'œuvre de régénération, et rien ne saura leur résister.

Vu le 24 février 1910 :

Le Doyen de la Faculté des lettres
de l'Université de Paris,

A. CROISET.

Vu et permis d'imprimer :

Le Vice-Recteur de l'Académie de Paris,

L. LIARD.

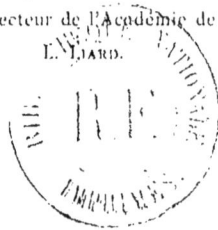

BIBLIOGRAPHIE[1]

DOCUMENTS PSYCHOLOGIQUES ET PHYSIOLOGIQUES

BEAUNIS .... *Les Sensations internes.*
Id............... *Recherches expérimentales.*
BINET............. *Le Fétichisme dans l'amour.*
BROUSSAIS......... *L'Irritation et la Folie.*
DARWIN........... *The Expression of the Emotions.*
G. DUMAS......... *Les États intellectuels dans la mé-*
　　　　　　　　　　lancolie.
Id............... *La Tristesse et la Joie.*
L. DUMONT........ *Théorie scientifique de la sensibilité.*
Id............... *Le Sentiment du gracieux.*
Id.............. *Des causes du rire.*
ESQUIROL.......... *Des maladies mentales.*
Id............... *Des passions considérées comme cau-*
　　　　　　　　　　ses de l'aliénation.
FÉRÉ .... *La Pathologie des émotions.*
Id............... *Sensation et Mouvement. — Travail*
　　　　　　　　　　et Plaisir.
GODFERNAUX .... *Le Sentiment et la Pensée.*
J. GRASSET........ *L'Hypnotisme et la Suggestion.*
GRIESINGER........ *Pathologie mentale.*
HÖFFDING.......... *Esquisse de psychologie.*

1. Cette liste comprend les ouvrages auxquels nous avons surtout de-
mandé des données scientifiques ou des détails techniques. Elle omet
nécessairement beaucoup d'ouvrages généraux se rapportant aux principales questions abordées dans le présent volume.

534

PIERRE JANET....... *Automatisme psychologique.*
Id............. *État mental des hystériques.*
Id............. *Névroses et Idées fixes.*
W. JAMES......... *Principles of psychology.*
KRAFFT EBING...... *Lehrbuch der gerichtlichen Psycho-pathologie.*
MANTEGAZZO........ *Physiologie de la Douleur.*
MEYNERT.......... *Klinische Vorlesungen über Psy-chiatrie.*
MOSSO............ *La Paura.*
PINEL............. *Traité médico-philosophique de l'alié-nation.*
PAULHAN.......... *Les Phénomènes affectifs.*
P. RICHER......... *Études cliniques sur la grande hys-térie.*
CH. RICHET........ *L'Homme et l'Intelligence.*
Id............. *Essai de Psychologie générale.*
RIBOT........... *Psychologie de l'Attention.*
Id............. *Psychologie des Sentiments.*
Id............. *Logique des Sentiments.*
Id............. *Essai sur l'Imagination créatrice.*
SCHUELE.......... *Handbuch der Geisteskrankheiten.*
J. SULLY.......... *Psychology.*
WUNDT.......... *Éléments de psychologie physiologi-que.*
Id............. *Nouveaux éléments de physiologie.*

ESTHÉTIQUE GÉNÉRALE

BARTHEZ.......... *Théorie du Beau.*
CHAIGNET.......... *Principes de la science du Beau.*
DIDEROT.......... *Recherche sur l'origine et la nature du Beau.*
FECHNER.......... *Vorschule der Æsthetik.*
GUYAU.......... *L'Art au point de vue sociologique.*
Id............. *Problèmes de l'esthétique contempo-raine.*
CH. HENRY........ *Éléments d'une théorie générale de la dynamogénie.*

KANT..............   *Critique du jugement.*
CH. LÉVÊQUE.......   *La Science du Beau.*
SÉAILLES..........   *Essai sur le génie dans l'art.*
SOURIAU..........   *La Suggestion dans l'art.*
     Id..............   *La Beauté rationnelle.*
SULLY PRUDHOMME..   *L'Expression dans les beaux-arts.*
ZIESING...........   *Das Normalverhältniss der Propor-*
                        tionen.
     Id..............   *Neue Lehre.*

ARTS DE L'OUÏE

BEAUQUIER........   *Philosophie de la Musique.*
BECQ DE FEUQUIÈRES.   *Traité général de versification fran-*
                        çaise.
H. BERLIOZ........   *Traité d'instrumentation moderne.*
     Id..............   *Les Musiciens et la Musique.*
BLASERNA..........   *The Theory of sound.*
C. COLOMB........   *La Musique.*
COMBARIEU........   *Rapports de la Musique et de la Poésie.*
     Id..............   *Théorie du Rythme.*
DAURIAC..........   *Essai sur l'esprit musical.*
GEVAERT..........   *Traité d'instrumentation.*
     Id..............   *Cours méthodique d'orchestration.*
GRÉTRY..........   *Mémoires sur la Musique.*
GURNEY..........   *Power of sound.*
HANSLICK..........   *Du beau dans la Musique.*
HELMHOLTZ........   *Théorie physiologique de la Musique.*
M. JAËLL..........   *La Musique et la Psychophysiologie.*
LAUGEL...........   *La Voix, l'Oreille et la Musique.*
A. LAVIGNAC.......   *La Musique et les Musiciens.*
MATHIS LUSSY......   *L'Expression musicale.*
     Id..............   *Le Rythme musical.*
C. SAINT-SAËNS.....   *Harmonie et Mélodie.*
SCHUMANN.........   *Gesammelte Schriften über Musik.*
TARTINI..........   *Trattato di Musica.*
WALLASCHEK.......   *Æsthetik der Tonkunst.*
WESTPHAL.........   *Elemente des Musikalischen Rhyth-*
                        mus.

ARTS DE LA VUE

Ch. Blanc.........	*Grammaire des arts du Dessin.*
Bruecke..........	*Principes scientifiques des Beaux-Arts.*
Chevreul..........	*Des couleurs et de leurs applications.*
Id...............	*De la loi de contraste simultané des couleurs.*
Dauzats..........	*La grammaire des peintres.*
Helmholtz........	*Optique physiologique.*
Laugel............	*L'Optique et les Arts.*
Leonardo da Vinci .	*Trattato della Pittura.*
Rood	*Théorie scientifique des couleurs.*

DOCUMENTS SOCIOLOGIQUES

Bücher............	*Arbeit und Rhythmus.*
Brough Smyth.....	*The Aborigenes of Victoria.*
Baratono..........	*Sociologia estetica.*
E. Durkheim.......	*L'Année sociologique*, passim.
C. Groos..........	*Les Jeux de l'homme.*
Id...............	*Les Jeux des animaux.*
E. Grosse	*Les Commencements de l'Art.*
G. Tarde..........	*Les Lois de l'imitation.*
Id...............	*La Logique sociale.*

Chaignet..........	*Pythagore.*
Confucius........	*Yi-King. — Li-Ki.*
J.-Ch. Gerson	*Theologia mystica.*
F.-J. Lecourtier ...	*Manuel de la Messe.*
Migne............	*Encyclopédie*, passim.
Sainte Thérèse.....	*Le Château de l'Ame.*
Vacherot..........	*Histoire de l'École d'Alexandrie.*

HISTOIRE DES ARTS

Castil Blaze.......	*La Danse et les Ballets.*

Compan ....   Dictionnaire de la Danse.
Blasis et Lenôtre...   La Danse.
Desrat ....   Dictionnaire de la Danse.
M. Emmanuel ......   La Danse grecque antique.
Lafage ....   Histoire de la Musique et de la Danse.
Noverre...........   Lettres sur les arts imitateurs; — sur
                          la Danse.

Van Aalst.........   Chinese Music.
Coornaert.........   Traité du plain-chant sacré.
Gevaert ....   Histoire et théorie de la musique dès
                          l'antiquité.
Id...............   Les Origines du chant liturgique.
Kiesewetter ....   Die Musik der Araber.
Kraus ....   La Musique au Japon.
L. Laloy..........   Aristoxène de Tarente.
Mac Leod.........   Hindu system of Music.
Parisot ....   Rapport sur une mission en Turquie
                          d'Asie.
Riemann et Dufour.   Rythmique et Métrique grecques.
R. Rolland........   Origines du théâtre lyrique.
S. Thakura ....   The seven musical notes of the Hin-
                          dus.
Id...............   Hindu Music.
N. Torfs ....   Archéologie musicale.
Villoteau ....   L'Art musical en Égypte.
Wallaschek ....   La Musique primitive.
                          Oxford History of Music.

M. T. Bulteau .....   Cathédrale de Chartres.
A. Clerval ....   Chartres, sa cathédrale, etc.
Mariette ....   Denderah. — Karnak.
Gayet ....   Temple de Louxor.
Perrot et Chipiez ..   Histoire de l'Art dans l'antiquité.

TABLE DES MATIÈRES

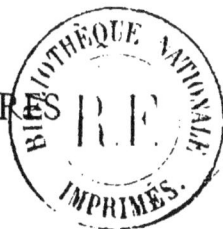

INTRODUCTION

L'ESTHÉTIQUE ET LA SCIENCE MORALE

L'Art et le Sentiment......................... 7
L'Art et la Science du Sentiment 19
Les deux Vies 35

PREMIÈRE PARTIE

ESTHÉTIQUE CÉRÉBRALE

CHAPITRE Ier. — *Données générales*................ 55
Principes généraux 56
Le Sentiment et l'Intelligence.................. 62
Le Sentiment et l'Activité imaginative.......... 83

CHAPITRE II. — *L'Art individuel*.................. 96
L'Art et l'Intelligence 96
L'Art et l'Activité imaginative................. 131

CHAPITRE III. — *L'Art social*.................... 152
Origine sociale et développement des arts....... 152
L'Art et la Vie sociale 169
L'Art et les Sentiments sociaux................ 189

DEUXIÈME PARTIE

ESTHÉTIQUE VITALE

Première Section. — Technique esthétique 211

CHAPITRE Ier. — *Principes d'idéalisation* 211
    Le Nombre 216
    Espace et Continuité 223

CHAPITRE II. — *Esthétique de la Motricité* 237
    La Danse 237
    Métrique et Dessin 242
    Plastique et Poésie 261

CHAPITRE III. — *Esthétique de la Sensibilité* 280
    Musique 280
    Peinture 301
    Plastique et Poésie 314

Deuxième Section. — Arithmétique esthétique 320

CHAPITRE Ier. — *Principes d'harmonie* 320
    Conditions extatiques 320
    Détail imitatif 342

CHAPITRE II. — *Principes de mélodie* 359
    Mélodie métrique 361
    Mélodie musicale 368
    Mélodie et harmonie 379

CHAPITRE III. — *Arithmétique des Sentiments* 386
    Notation esthétique des Sentiments 386
    Notation esthétique des Sentiments sociaux 402

TROISIÈME PARTIE

LA COMPOSITION

CHAPITRE Ier. — *Principes généraux* 413
    Caractère individuel et social de l'œuvre d'art. —
    Sa subjectivité pour le public. — Pathologie
    mentale.

Chapitre II. — *Arts individuels*..................... 437
Poésie : épopées et œuvres lyriques............ 437
Musique : chanson, fugue, sonate............... 453
Dessin et Plastique : tableaux, monuments ar-
   chitecturaux.................................... 463
Drame à évolution secondaire.................. 475
Drame et Sonate............................... 480

Chapitre III. — *Art collectif et intégral*.......... 494
Notre-Dame de Chartres.
La Messe...................................... 506
L'Imitation de Jésus-Christ.................... 515

Conclusion. — *La Logique intégrale*.............. 521

Bibliographie 533

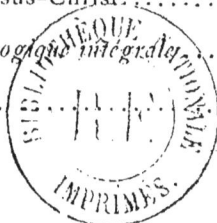

MONTAUBAN

IMPRIMERIE COOPÉRATIVE

3, AVENUE GAMBETTA, 3

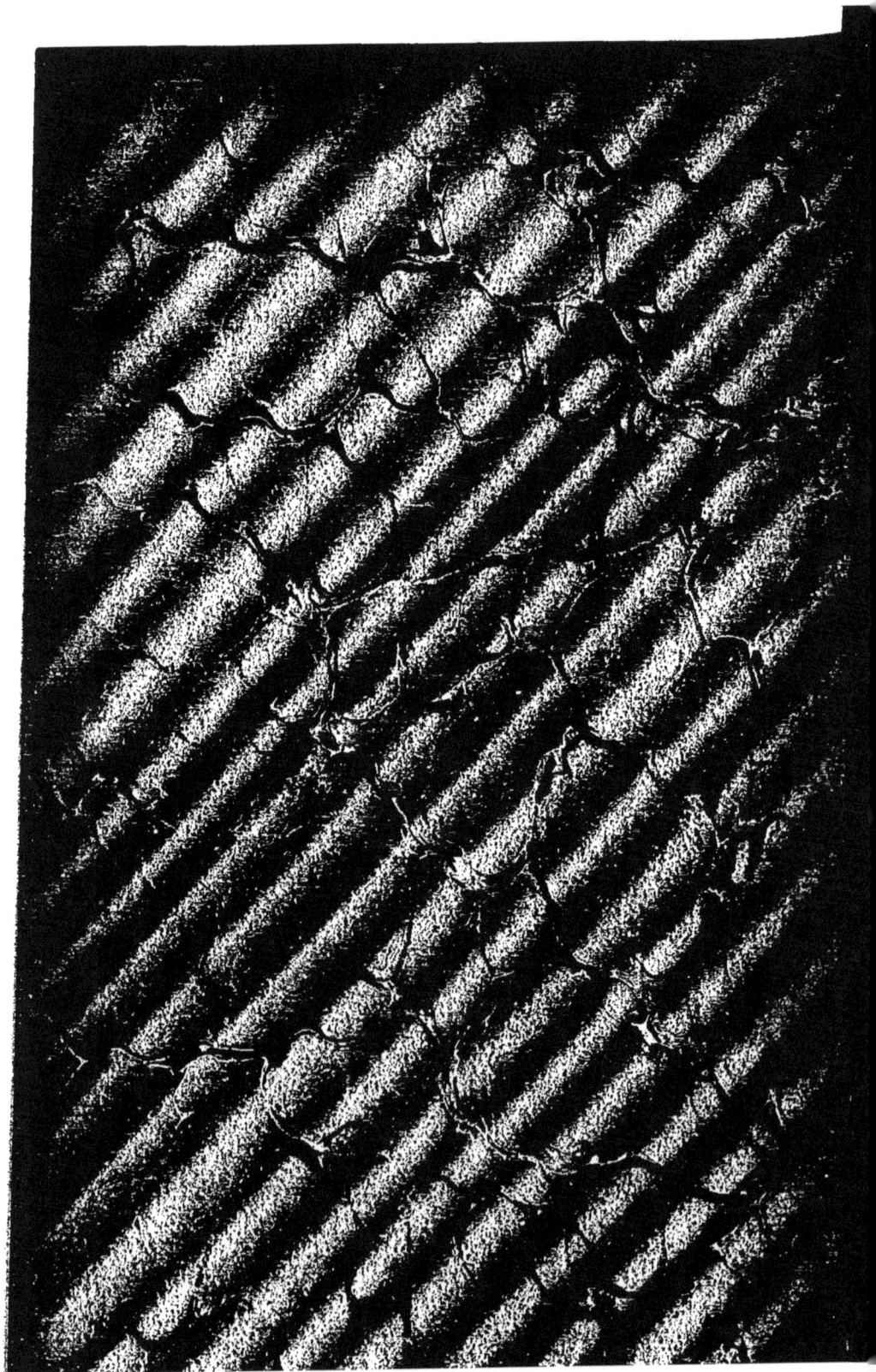

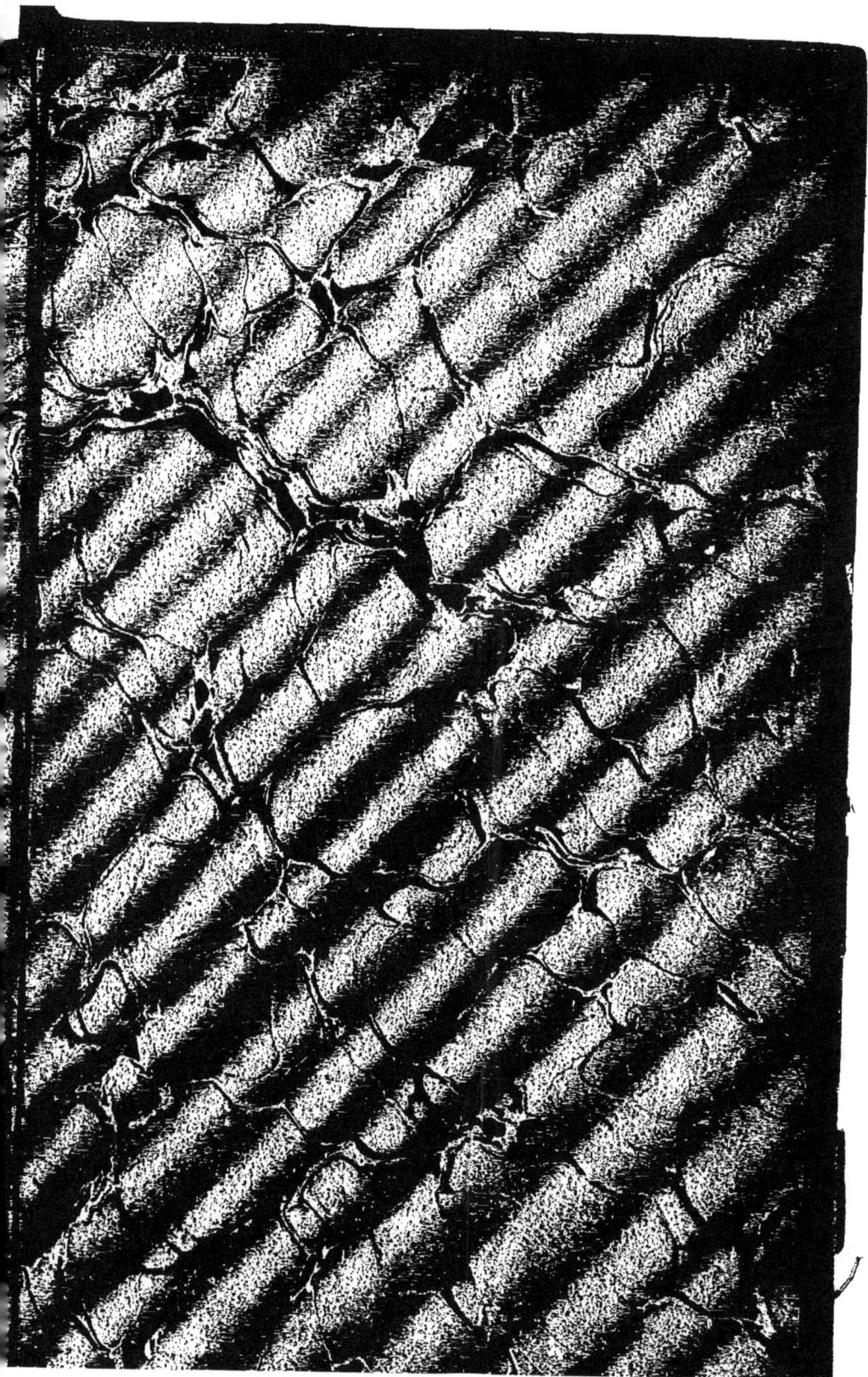

www.ingramcontent.com/pod-product-compliance
Lightning Source LLC
Chambersburg PA
CBHW031351210326
41599CB00019B/2732